CHIRURGIE IN EINZELDARSTELLUNGEN

BAND 23

G. JORNS / BAUCHSPEICHELDRÜSE

DIE CHIRURGIE DER BAUCHSPEICHELDRÜSE

VON

PROF. DR. GERHART JORNS

LEITENDER ARZT DES STÄDTISCHEN KRANKENHAUSES

ARNSTADT / THÜRINGEN

Mit einem Geleitwort von

Prof. Dr. N. Guleke

Direktor der Chirurgischen Universitätsklinik Jena

Mit 34 Abbildungen

1954

WALTER DE GRUYTER & CO.

vorm. G. J Göschen'sche Verlagshandlung, J. Guttentag, Verlagsbuchhandlung,

Georg Reimer, Karl J. Trübner, Veit & Comp.

BERLIN W 35

vorm. G. J. Göschen'sche Verlagshandlung, J. Guttentag, Verlagsbuchhandlung, Georg Reimer, Karl J. Trübner, Veit & Comp.
Berlin W 35
Archiv-Nr. 515254/23 Printed in Germany
Druck: Ernst Hedrich Nachf. Leipzig

Vorwort

Der Aufforderung Prof. Rostocks, des Herausgebers der „Chirurgie in Einzeldarstellungen“, einen Überblick über den gegenwärtigen Stand der Pankreas-Chirurgie zu geben, bin ich mit dem vorliegenden Buch um so lieber nachgekommen, als die letzten $1\frac{1}{2}$ Jahrzehnte bedeutende Fortschritte in der Kenntnis und Behandlung fast aller chirurgischer Pankreaserkrankungen gebracht haben. Diese Fortschritte sind nicht nur in chirurgischen Großleistungen auf operativ-technischem Gebiet, sondern auch in der klinisch-diagnostischen und physiologisch-chemischen Feinarbeit zum Ausdruck gekommen. Bei der Abfassung des Buches war es mir jedoch darum zu tun, nicht allein die Wandlungen und Fortschritte hervorzuheben, sondern, entsprechend der Absicht des Herausgebers, auch eine in sich geschlossene Darstellung der gesamten Chirurgie der Bauchspeicheldrüse zu geben. Ich hoffe, daß mir dies trotz der großen Schwierigkeiten, das einschlägige Schrifttum zu beschaffen, gelungen ist.

Arnstadt, Februar 1954 G. Jorns.

Geleitwort

Rund 40 Jahre sind vergangen, seitdem ich als junger Chirurg durch experimentelle und klinische Untersuchungen mich um die Klärung der Wirksamkeit der einzelnen Pankreasfermente, der Pathogenese der akuten Pankreasnekrose und der daraus für die Praxis sich ergebenden Folgerungen hinsichtlich der Behandlung der Pankreaserkrankungen bemühte, und es ist reizvoll, nach längerer Frist die Weiterentwicklung der Forschung auf diesen Gebieten zu überprüfen. Hierzu ist die Arbeit von Herrn Prof. JORNS, den ich lange Jahre zu meinem Mitarbeiter zählen konnte und der mehrfach wertvolle Beiträge zu dem Gebiet der Pankreaschirurgie geliefert hat, ausgezeichnet geeignet. Sie gibt eine kurze, aber umfassende Übersicht über alle den Chirurgen angehende Fragen und zeigt, wie sich nach einer weitgehenden Klärung der außersekretorischen Arbeit der Bauchspeicheldrüse sowie deren krankhaften Störungen in neuester Zeit das Interesse immer mehr den innersekretorischen Leistungen der Bauchspeicheldrüse und deren chirurgischen Beeinflussung beim Hyper- und Hypoinsulinismus zugewandt hat. Die schlagartige Heilung des schweren Krankheitszustandes beim Hyperinsulinismus durch die Exstirpation der Inseladenome gehört zu den eindrucksvollsten Erfolgen, die die Chirurgie überhaupt zu verzeichnen hat!

So kann man die vorliegende Arbeit, die klar und flüssig geschrieben und mit einer Anzahl instruktiver Abbildungen ausgestattet ist, nur mit Genuß und Gewinn lesen, denn sie gibt neben wertvollen historischen Hinweisen einen vorzüglichen und vollständigen Überblick über den neuesten Stand der Pankreaschirurgie.

GULEKE

Inhalt

Meinem verehrten Lehrer

Herrn Prof. Dr. Nicolai Guleke

in Dankbarkeit gewidmet

Geschichtlicher Rückblick

Als *Πᾶν Κρέας*, ganz aus Fleisch, bezeichneten die Ärzte des Altertums das Organ, das von den deutschen Anatomen des Mittelalters *Rücklein* oder *Krösdrüse* genannt wurde. In J. J. WOYTS „Schatz-Kammer medizinischer und natürlicher Dinge" (3. Auflage 1722) heißt es: „das Rücklein, die Krös-Drüse, ist von einer Zungen des Hundes Gestalt, doch etwas länger, liegt mit seinem dicken Ende am Zwölffinger — langen Darm, von da erstreckt sich's gegen die Milz, die es aber nicht berühret". Die spätere Bezeichnung Bauchspeicheldrüse wurde zuerst von SIEBOLD (1797) gebraucht und bürgerte sich rasch ein.

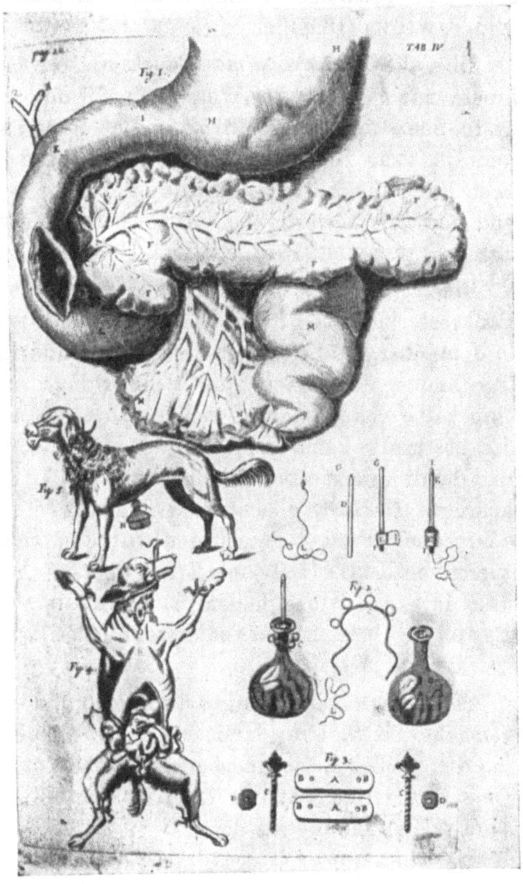

Abb. 1.
Transduodenale Anlegung einer Pankreasgangfistel beim Hund. (Nach einer alten Darstellung.)

Angaben über Erkrankungen des Organs finden sich bereits in der Universitas Medizina des FERNELIUS, deren 6. Ausgabe 1561 in Hannover erschien. Aber erst fast 100 Jahre später wurde durch die Entdeckung des Ausführungsganges das Wesen der Drüse erkannt. „Der Ductus pankreaticus, der Krös-Drüsen-Gang, erstrecket sich so lang, als das Drüslein ist; diesen hat WIRSUNG 1642 entdecket. Das Amt dieses Ganges ist, daß er, vermittels seiner Aestlein, die Feuchtigkeit aus dem Krös-Drüslein nehme und sie in die Gedärme bringe", schreibt der Verfasser der erwähnten Schatz-Kammer. Die Entdeckung des Nebenausführungsganges der Bauchspeicheldrüse erfolgte erst viele Jahrzehnte später durch SANTORINI.

Über den *Saft der Drüse und seine Beschaffenheit* berichtete erstmalig 1671 de GRAAF Näheres. 1682 führte JOH. KONRAD BRUNNER bereits die nahezu völlige Entfernung des Pankreas an Hunden aus und zeigte, daß der Eingriff von den Tieren vertragen werden kann; er unterband auch den Ausführungsgang der Drüse und behauptete, daß ihr Sekret nichts mit der „Fermentation des Chymus" zu tun habe, wie vor ihm de GRAAF und de le BOE vermutet hatten. Erst das 19. Jahrhundert brachte weitere experimentelle Ergebnisse.

EBERLE stellte 1834 die emulgive Wirkung des Bauchspeichels auf Fette, PURKINJE und PAPPENHEIM 1839 seine eiweißspeichernde Fähigkeit und VALENTIN 1844 die diastatische Wirkung auf Stärkemehl fest. Der Speichel für die Untersuchung wurde vom Fistelhund (Abb. 1) gewonnen. CLAUDE BERNARD, der sich Ende der 40er Jahre eingehend mit der äußeren Absonderung der Bauchspeicheldrüse zu beschäftigen begann, konnte 1856 die drei wichtigsten Fermente des Bauchspeichels sicher nachweisen. An seine Untersuchungen schlossen sich die bekannten Forschungen HEIDENHAINS (1883) und PAWLOWS (1898) an.

Über die *Krankheiten der Bauchspeicheldrüse* bestanden bis in das 19. Jahrhundert hinein nur ganz unklare Vorstellungen, obwohl schon 1760 v. STÖRCK eine Pankreaszyste, SCHMACKPFEFFER 1817 das Bild einer akuten Pankreasentzündung beschrieben und DRAVERS 1826 bei einer Leichenöffnung eine Pankreasruptur festgestellt hatte. Erst durch die kritische Sichtung der älteren Beobachtungen durch CLAASSEN (1845) und durch Bearbeitung des Sektionsmaterials von ROKITANSKY, VIRCHOW und KLEBS durch FRIEDREICH (1878) wurde auf diesem Gebiete größere Klarheit geschaffen.

Eine *Chirurgie des Pankreas* war erst recht nicht vor der genaueren Kenntnis der Pankreaserkrankungen, wie sie namentlich FRIEDREICH vermittelt hat, denkbar. Noch in dem über 400 Seiten umfassenden Grundriß der Chirurgie von C. HUETER (4. Auflage Leipzig 1887) nimmt die Behandlung der chirurgischen Pankreasaffektionen nur eine halbe Seite ein. Erst wenige Jahre zuvor (1882) hatte GUSSENBAUER eine vorher diagnostizierte Pankreaszyste durch Einnähen in die Bauchdecken zur Heilung gebracht und damit als erster bewußt eine Operation an diesem Organ ausgeführt. Ein Jahr später operierte N. SENN gleichfalls erfolgreich eine Pankreaszyste. Die akute Pankreasnekrose mit Fettgewebsnekrosen wurde erstmalig 1882 von BASLER beschrieben und zuerst von KÖRTE (1894) mit Erfolg operativ angegangen. Dem Rätsel ihrer Entstehung und ihres Verlaufes haben R. LANGERHANS, HILDEBRANDT, PAYR und MARTINA, BUNGE, N. GULEKE, HESS u. a. zahlreiche Tierversuche und klinische Untersuchungen gewidmet.

Seit dieser Zeit hat die Chirurgie der Bauchspeicheldrüse ungeahnte Fortschritte gemacht. Sie förderte damit die allgemeine Kenntnis der Pankreaserkrankungen, wie aus den großen Erfahrungsberichten von KÖRTE und OSER in Deutschland (1898), von OPIE in Amerika (1903), VILLAR in Frankreich und ROBSEN und MOYNIKAN in England (1903) hervorgeht.

Im Jahre 1912 berichtete N. GULEKE, der besonders wertvolle Forschungsarbeiten auf dem Gebiet der Pankreas-Chirurgie geleistet hat, zusammenfassend über den Stand der Lehre von den akuten und chronischen Erkrankungen der Bauchspeicheldrüse; er brachte vor allem in die verworrene Begriffsfassung der akuten Pankreasnekrose Klarheit; 1924 erschien sein zusammen mit GROSS verfaßtes, grundlegendes Buch über die Erkrankungen des Pankreas.

In den beiden folgenden Jahrzehnten ist neben Fortschritten der Fermentdiagnostik und der Erkennung namentlich der leichten Schäden des Organs, an denen die Innere Medizin durch G. KATSCH und G. v. BERGMANN maßgebend beteiligt war, insofern ein Wandel der Anschauungen zu verzeichnen, als das Gallensteinleiden als Hauptquelle fast sämtlicher Pankreasschädigungen erkannt wurde. Zugleich trat ein Umschwung in der Einstellung zur Therapie der akuten Pankreasnekrose ein. Besonders FELSENREICH,

O. NORDMANN und P. WALZEL sprachen sich für eine weitgehend abwartende Behandlung im Gegensatz zu der bis dahin üblichen Frühoperation aus.

Obwohl schon COWLEY (1788) und BOUCHADAT (1851) auf Grund von Leichenbefunden die Ursache der Zuckerkrankheit in Veränderungen der Bauchspeicheldrüse vermutet hatten, nimmt doch die *Geschichte der inneren Sekretion des Pankreas* ihren Ausgang erst von der grundlegenden Entdeckung v. MERINGs und MINKOWSKIs (1889), daß die wirklich vollständige Entfernung der Bauchspeicheldrüse beim Hund zum Auftreten eines echten Diabetes mellitus führt. 1910 erbrachten SCHULZE und SSOBOLEW den einwandfreien Beweis für die antidiabetogene Funktion der LANGERHANSschen Inseln des Pankreas. Schon vorher hatten LAGUESSE u. a. derartige Zusammenhänge vermutet.

Mit der Entdeckung des Pankreas-Diabetes setzten vielfache Versuche zur Darstellung des Inselhormons ein. Sie wurden erst im November 1920 durch die Arbeit von BANTING und BEST von Erfolg gekrönt, doch sei nicht vergessen, daß bereits 14 Jahre zuvor der deutsche Forscher ZUELZER ein wirksames Pankreaspräparat hergestellt hatte, daß den Zustand pankreas-diabetischer Hunde wesentlich zu bessern und hypoglykämische Krämpfe hervorzurufen vermochte.

Die weitere Erforschung der anatomischen und physiologisch-chemischen Grundlagen der hormonalen Leistung des Pankreas gipfelte in der Entdeckung eines zweiten Kohlehydratstoffwechselhormons, des Glucagons (MURLIN, BÜRGER) und eines pankreogenen Fettstoffwechselfaktors (DRAGSTEDT).

Diese Fortschritte eröffneten nicht nur eine neue Ära in der Behandlung der Zuckerkrankheit, sondern rundeten auch die Lehre von den Erkrankungen der Bauchspeicheldrüse in diagnostischer und therapeutischer Hinsicht ab. Die Zuckerkrankheit selbst, wie das ihr entgegengesetzte Krankheitsbild des Zuckermangels auf der Grundlage von Inselzellgeschwülsten, wurden Gegenstand der chirurgisch-operativen Behandlung, die sich in wenigen Jahrzehnten von einem kaum beachteten zu einem der fesselndsten und dankbarsten Aufgabengebiete unseres Faches entwickeln konnte.

Die letzten 1½ Jahrzehnte brachten einen weiteren Aufschwung der Pankreaschirurgie namentlich in operativ-technischer Hinsicht, vergleichbar fast den Fortschritten auf dem Gebiet der Thoraxchirurgie. So führte die Ausrottung des Ampullen- und Pankreaskopfkrebses in der Fortentwicklung der Duodenopankreatektomie durch WHIPPLE, BRUNSCHWIG u. a. zu bedeutenden Erfolgen, desgleichen die Teilentfernung der Bauchspeicheldrüse bei chronischer Pankreatitis, Pankreolithiasis und organischem Hyperinsulinismus. Ganz neues Erfahrungsgut ergab die Erforschung der angeborenen Pankreasveränderungen. Auch die Diagnostik als Voraussetzung für die Frühoperation des Pankreaskrebses wurde vorangetrieben. Und zwangsläufig ergaben sich aus dem Studium der Ausfallserscheinungen nach totaler Pankreatektomie neue Grundlagen für die Substitutionstherapie.

Erster Teil

Bau und Leistungen der Bauchspeicheldrüse

Regelrechtes Verhalten

Entwicklung

Die Bauchspeicheldrüse des Menschen geht aus Knospungen des Vorderdarmepithels im Gebiet des späteren Zwölffingerdarmes hervor. Hier bilden sich zwei voneinander getrennte *Anlagen*, eine größere dorsale und eine kleinere ventrale (Abb. 2a und b). Erstere entwickelt sich aus dem dorsalen, letztere aus dem ventralen Wandepithel des Zwölffingerdarmes. Beide Anlagen bilden sich zu epithelialen Schläuchen um, deren Wandungen zahlreiche Sprossen treiben, die zu Drüsengewebe werden. Die ventrale Anlage liegt dabei in dem Winkel, den der Abgang des Gallenganges mit dem Zwölffingerdarm bildet (Abb. 3a). Aus den zentralen Hohlräumen beider Anlagen entstehen die Ausführungsgänge. Der Ausführungsgang des ventralen Anteils wird nach der Vereinigung beider Anlagen zum Ductus Wirsungianus oder Hauptausführungsgang, während der Gang des dorsalen Anteiles zum Nebenausführungsgang (Ductus Santorini) wird oder ganz zugrunde geht. Der Nebenausführungsgang mündet, wenn er bestehen bleibt, ohne Schließmuskel oberhalb der Papilla Vateri in das Duodenum ein. Die Verschmelzung der beiden Bauchspeicheldrüsenanlagen zu einer einheitlichen Drüse (Abb. 3b und c), deren Hauptmasse, nämlich oberer Kopfteil, Körper und Schwanz, aus der dorsalen Anlage stammt, ist eine so innige, daß man beide später nicht mehr voneinander trennen kann.

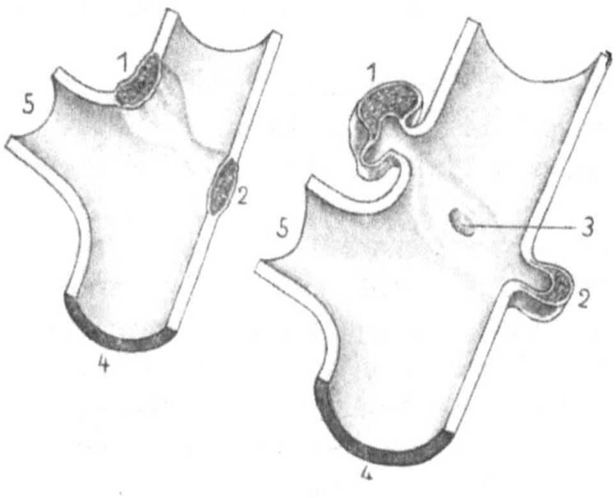

a *b*

Abb. 2a und b.
Schematische Darstellung der Entwicklung von Leber, Gallenwegen und Bauchspeicheldrüse aus dem Magen-Darmkanal.

1 Leber — Gallenwegsanlage
2 Dorsale Pankreasanlage
3 Ventrale Pankreasanlage
4 Duodenum
5 Duktus omphalo-enterikus.

Dieser Entwicklungsgang macht es verständlich, daß zahlreiche Abweichungen vom normalen Aufbau des Organs zur Beobachtung gelangen. Von ihnen seien hier in erster Linie die zahlreichen *Anomalien des Gangsystems* genannt. Klinisch wichtig ist vor allem die nicht selten gemeinsame Einmündung des Gallenganges und des Hauptausführungsganges der Bauchspeicheldrüse in den Zwölffingerdarm an der Papilla duodeni. Sie rührt daher, daß die ventrale Anlage häufig in das Endstück des Gallenganges einmündet.

Weitere Abweichungen finden sich in Form einer oder mehrerer *Nebenbauchspeicheldrüsen* (S. 13). Ihre Entstehung ist auf die ursprüngliche Fähigkeit des ganzen Zwölffingerdarmes, Drüsengewebe zu bilden, zurückzuführen. Auch die wechselnde Größe und Ausbildung des Pankreaskopfes, der gelegentlich das Doppelte des normalen Umfanges erreicht und dann ausgesprochene Hammerform annimmt, steht mit der Entwicklung im Zusammenhang. Ein verschiedenes Ausmaß besitzt ferner häufig die Umgreifung der Pars descendens duodeni durch den Pankreaskopf. Die vollständige Umfassung dieses Darmabschnittes durch die Drüse wird als *Pankreas annulare* oder *Ringpankreas* bezeichnet und auf eine Fehlentwicklung oder Verlagerung der ventralen Pankreasanlage zurückgeführt. Bisher wurden etwa 50 derartige Beobachtungen mitgeteilt. Ihnen kommt insofern praktische Bedeutung zu, als diese Anomalie zu einer Einengung des Zwölffingerdarmes mit nachfolgen-

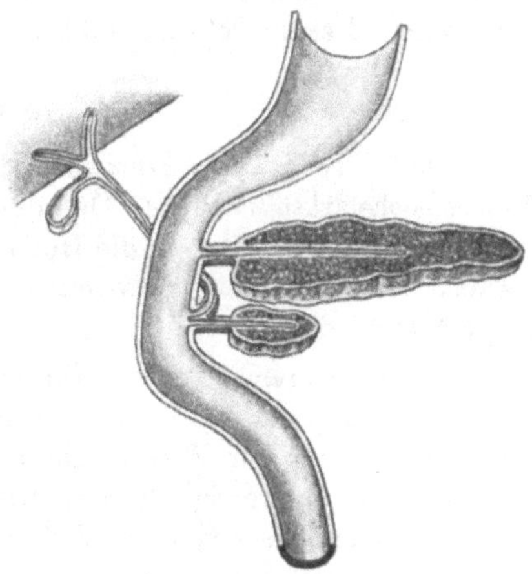

a

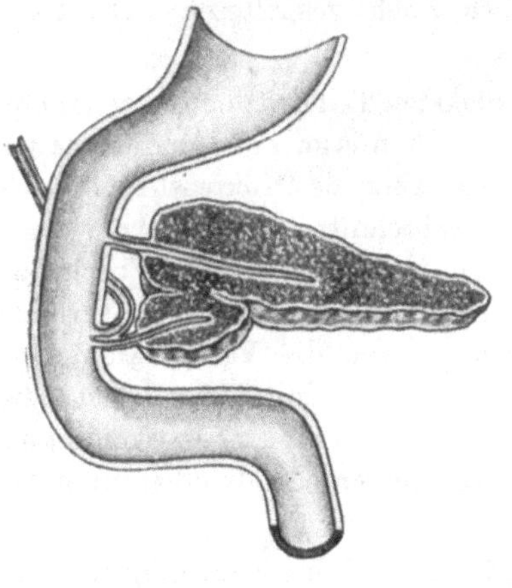

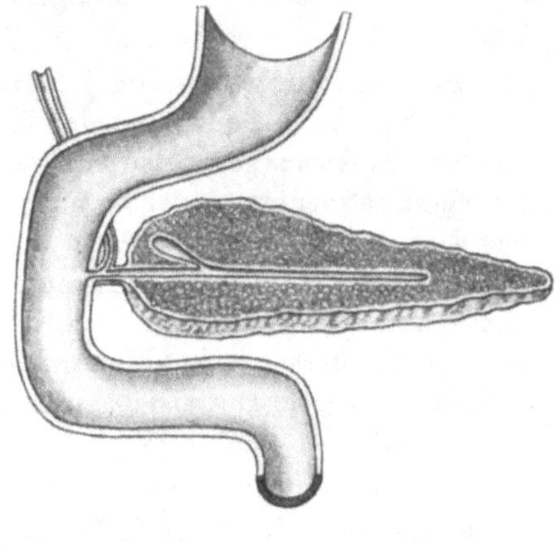

Abb. 3 a—c.

Schematische Darstellung des Entwicklungsvorganges und der Verschmelzung der kleineren, ventralen und der größeren, dorsalen Bauchspeicheldrüsenanlage. Der Ausführungsgang der ventralen Anlage wird zum Haupt-, der der dorsalen Anlage zum Nebenausführungsgang des Organs.

der Magenerweiterung Veranlassung geben und bei der Abtastung des Organs von der eröffneten Bauchhöhle aus eine Pankreaskopfgeschwulst vortäuschen kann.

Die *Anlage des endokrinen Gewebes* der Bauchspeicheldrüse geht gemeinsam mit der des drüsigen Anteiles des Organes aus dem endodermalen Epithel des Zwölffingerdarmes hervor. Während die Hauptmasse der wuchernden Epithelsprossen eine Lichtung erhält und sich in Drüsenschläuche umwandelt, lösen sich von ihnen, vom 4. Keimlingsmonat an, solide Epithelsprossen ab, die keine Lichtung besitzen und in besonders enge Beziehungen zur Blutgefäßversorgung des Pankreas treten. Sie bilden den hormonalen Anteil der Bauchspeicheldrüse, die LANGERHANSschen Inseln. Bemerkenswerterweise gehen die Inseln fast ausschließlich aus der dorsalen Pankreasanlage hervor. Das ist auch der Grund dafür, daß Inselgewebe im Kopfteil der Bauchspeicheldrüse fast völlig vermißt wird, während es im Schwanzteil besonders reichlich vorhanden ist.

Gestalt und Lage

Die *endgültige Lage des Pankreas* ist ebenfalls entwicklungsgeschichtlich bedingt: Die Bauchspeicheldrüse macht die Drehung des Magens und oberen Zwölffingerdarmes aus der anfänglichen Sagittal- in die Horizontalebene mit. Diese Stellungsänderung bewirkt die spätere, größtenteils retroperitoneale Lage des ursprünglich intraperitoneal angelegten Organes.

Das Pankreas reicht von der Umfassung des Pankreaskopfes durch die Zwölffingerdarmschleife bis zum unteren Rande der Milz. Es zieht in Höhe des 1. oder 2. Lendenwirbelkörpers quer zur Wirbelsäule von rechts nach links und leicht schräg aufwärts. Der nahezu hammerartig geformte Kopfteil der Bauchspeicheldrüse füllt die Schlinge des Zwölffingerdarmes voll aus (Abb. 4). Im Bereich des Anfangsteiles des Zwölffingerdarmes geht der Pankreaskopf ohne scharfe Grenze in den weniger mächtig entwickelten und gleichmäßiger gestalteten platten Pankreaskörper über, der allmählich in den schmächtigeren, meist zungenförmigen, gelegentlich auch gespalteten Schwanzteil ausläuft.

Der *Pankreaskopf* stellt mithin den größten und dicksten Teil des deutlich gelappten Organs dar und ist besonders mit der Pars descendens et inferior des Duodenums fest verbunden. Als Grenze gegen den Pankreaskörper ist die, auch als Pankreashals bezeichnete Stelle zu betrachten, an der der horizontale Verlaufsabschnitt beginnt und das Organ dünner wird. Dieser Stelle entspricht auf der Hinterseite des Pankreas eine Furche, die durch die hier verlaufende Vena mesenterica superior gebildet wird. In ihrem Verlaufsabschnitt auf der Vorderfläche des Pankreaskopfes grenzen die Vasa mesentericae superiores durch die sogenannte Incisura pankreatica einen nach dorsal zu gelegenen Bezirk ab, der als *Processus uncinatus* bezeichnet wird. Eine weitere Furchung kommt auf der Hinterfläche des Pankreaskopfes nahe der Pars descendens duodenalis durch den hier verlaufenden Ductus choledochus zustande.

Nach *Boldwin* verläuft der Gallengang zu 80% in einem 1 bis 3 cm langen Kanal innerhalb der Bauchspeicheldrüse, bevor er in den Zwölffingerdarm einmündet (Abb. 4). Infolge dieser Verlaufsform, bei der der Gallengang im Kopfteil des Pankreas eine Strecke weit völlig von Drüsengewebe umgeben ist, kommt es bei Erkrankungen des Organs (chronische Pankreatitis, Krebs) nicht selten zum Auftreten einer Stauungsgelbsucht. Röntgenkontrastdarstellungen der Gallenwege haben diese Tatsache wiederholt bestätigt (Abb. 25).

Der *Pankreaskörper* hat die Gestalt eines flachgedrückten Prismas mit einer vorderen, unteren und hinteren Fläche. Er überragt mit seinem Tuber omentale häufig die kleine Kurvatur des Magens. Seiner Rückfläche liegen in ganzer Länge Art. und Vena lienalis an. Die Milzgefäße bilden mehr oder weniger tiefe Längsfurchen im Drüsenkörper, der nur wenig verschieblich mit dem praevertebralen Gewebe und den, der Wirbelsäule seitlich anliegenden großen Gefäßen zusammenhängt.

Der *Pankreasschwanz* ist stärker abgeplattet und in seiner Lage vor der linken Niere und Nebenniere verhältnismäßig gut beweglich. Das Gleiche gilt für das zungenförmige Schwanzende, das, zwischen die beiden Blätter des Ligamentum gastrolienale eingebettet, bis nahe an den Hilus der Milz heranreicht.

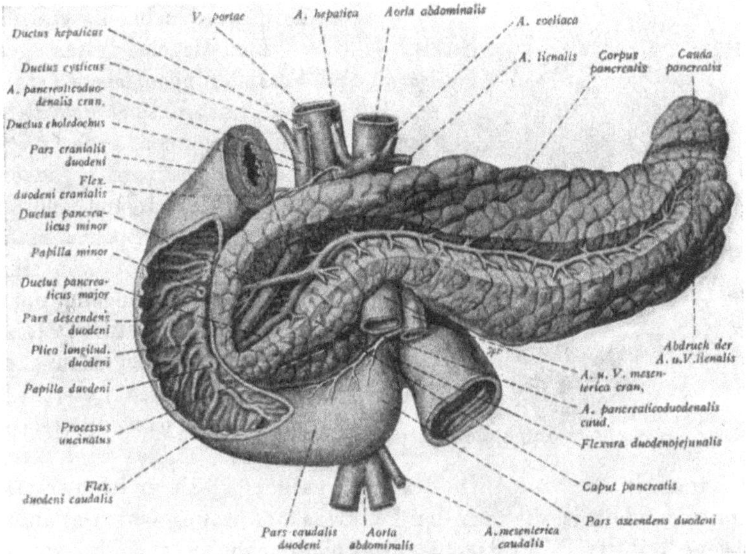

Abb. 4.

Anatomie der Bauchspeicheldrüse und des Zwölffingerdarmes. (Die ventrale Wand des Zwölffingerdarmes und Teile der Bauchspeicheldrüse sind entfernt, um die Ausführungsgänge und ihre Einmündung in den Zwölffingerdarm zu zeigen.) (Aus Waldeyer, Anatomie I.)

Fast die gesamte Vorderfläche der Bauchspeicheldrüse ist locker vom hinteren Bauchfell überzogen, welches hier die Hinterwand der Bursa omentalis bildet. Die Rückfläche des Organs ist dagegen völlig frei von Bauchfell.

Die für das gesamte Organ festgestellten *Maße und Gewichte* sind sehr unterschiedlich. Namentlich das Gewicht schwankt in den verschiedenen Lebensaltern erheblich, es liegt zwischen 60 und 80 Gramm und ist bei Frauen durchweg geringer. Die größte Länge beträgt im Durchschnitt 14—18 cm, die Breite 3—5 cm und die Dicke 2—3 cm.

Lagebeziehungen und operative Zugänglichkeit

Die innigen *Beziehungen der Bauchspeicheldrüse zu den benachbarten Baucheingeweiden* machen nicht nur die häufige Mitbeteiligung dieser Organe an den Erkrankungen des Pankreas, sondern ebenso das Übergreifen letzterer auf Nachbarorgane verständlich. Sie erschweren außerdem die operative Zulänglichkeit, die durch die geschützte und im wesentlichen retroperitoneale Lage des Pankreas in der Tiefe des Epigastriums und des linken Hypochondriums schon schwierig genug ist (Abb. 5).

Die unmittelbare Anheftung des Organs an der hinteren Bauchwand gefährdet namentlich die am Übergang vom Kopf zum Körper gelegenen großen venösen Gefäße,

V. cava und V. portae. Geschwülste der Bauchspeicheldrüse führen leicht zu Stauungserscheinungen, die diagnostisch verwertbar sind. Im Bereich des Schwanzteiles werden auf Niere und Nebenniere übergreifende krankhafte Veränderungen beobachtet. Die engen Beziehungen des Pankreaskopfes zum Gallengang und zum Zwölffingerdarm wurden bereits gestreift.

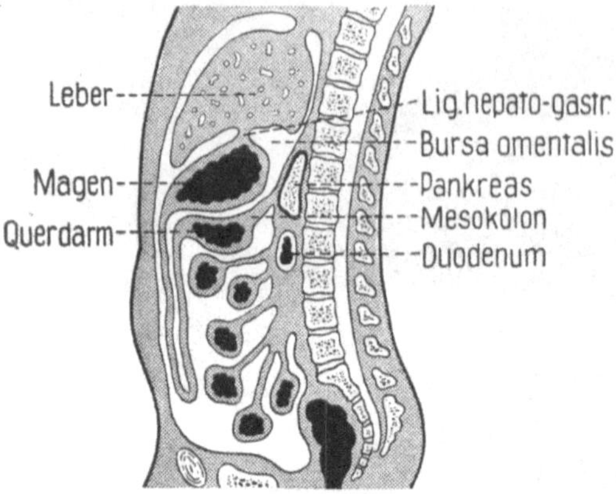

Abb. 5.
Schematischer Längsschnitt durch die Bauchhöhle.

Der Magen, dessen geschwürige Veränderungen ebenso wie die des Zwölffingerdarmes das Pankreas beteiligen können, bedeckt die Bauchspeicheldrüse fast in ganzer Ausdehnung. Beide Organe sind nur durch den schmalen Spaltraum der Bursa omentalis (Abb. 6) von einander getrennt, deren Zugang das Foramen epiploicum Winslowi darstellt und deren untere Begrenzung durch das an der vorderen unteren Kante des Pankreas ansetzende Mesocolon transversum gebildet wird. Nach rechts reicht die Bursa bis etwa zur Mitte des Pankreaskopfes. Sie endet hier meist neben der Art. gastroduodenalis, die über den Pankreaskopf hinwegzieht. Der außerhalb der Bursa gelegene Teil des Pankreaskopfes liegt oberflächlicher und wird von einem Teil des Ligamentum gastrocolicum bedeckt.

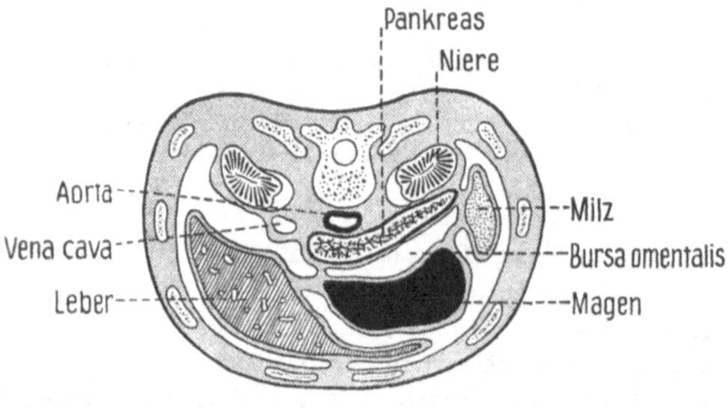

Abb. 6.
Schematischer Querschnitt durch den Leib in Höhe der Bursa omentalis.

Da die Bedeckung der Bauchspeicheldrüse durch die ihr vorgelagerten Organe — Magen und Zwölffingerdarm, Teile der Leber und des Querdarmes — eine nahezu vollständige ist, kommen Verletzungen des Organs von vorn her nur verhältnismäßig selten zustande. Aus dem gleichen Grunde ist das gesunde Pankreas nur bei mageren Menschen oder bei erheblicher Magensenkung durch die Bauchdecken hindurch tastbar.

Von nicht geringerer Bedeutung sind die topographischen Verhältnisse für alle Eingriffe, die an der Drüse selbst oder an ihrem Nachbarorganen ausgeführt werden. In dieser Hinsicht stehen die Beziehungen des Pankreas zu den großen Gefäßen obenan (Abb. 7).

Die bereits erwähnte Art. gastro-duodenalis, die über die Vorderfläche des Pankreaskopfes hinwegzieht, teilt sich in die Art. gastro-epiploica dextra und die Art. pankreatico-duodenalis superior, deren Äste sich teils an den Zwölffingerdarm verzweigen, teils in das

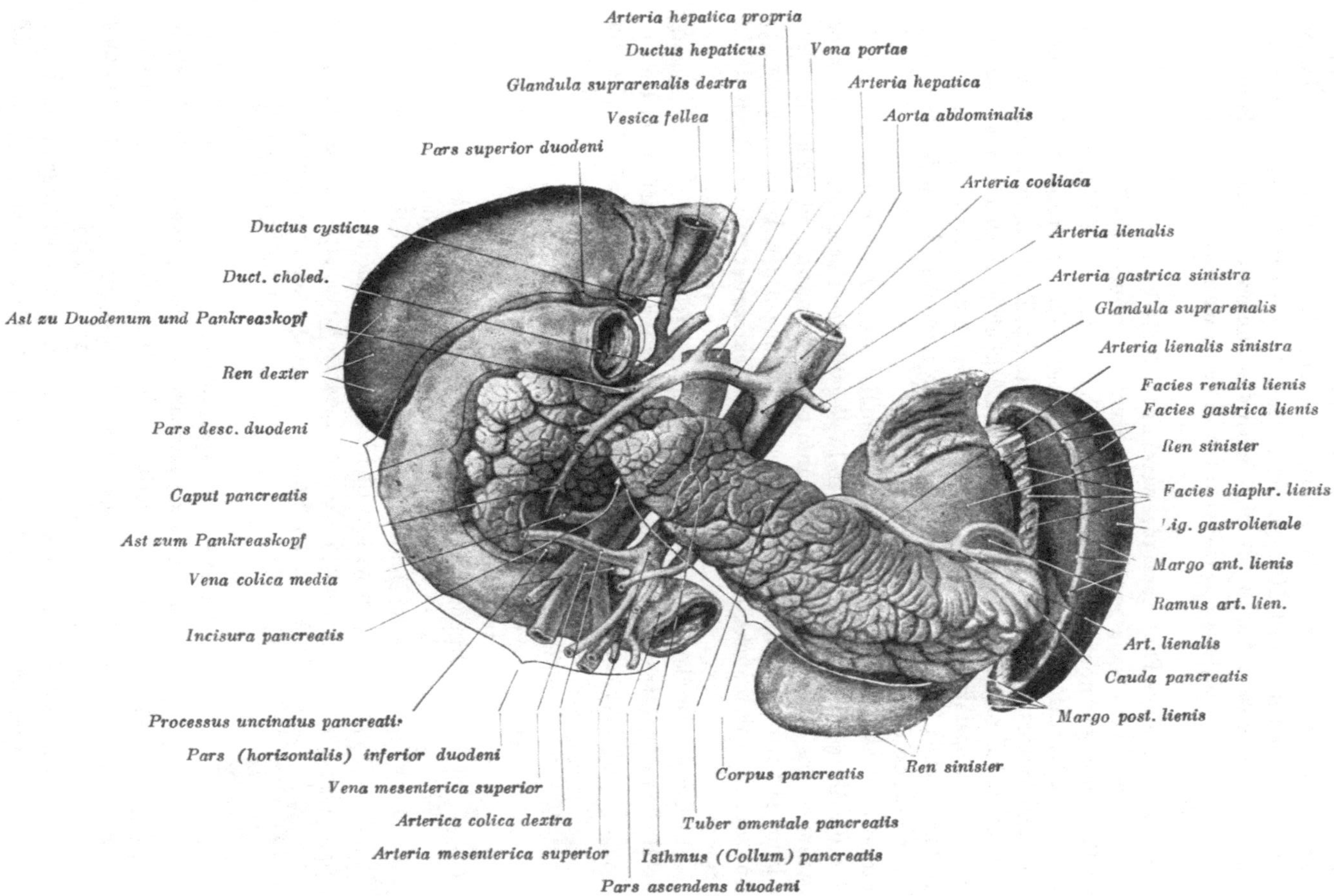

Abb. 7.
Die Bauchspeicheldrüse in ihren Lagebeziehungen zu den Nachbarorganen, in der Ansicht nach vorn. (Aus Sobotta.)

Pankreasgewebe eintreten und durch Anastomosen mit der Art. pankreatico-duodenalis inferior die Arkaden gleichen Namens an der Rückfläche des Pankreaskopfes bilden. Die letztgenannte Arterie entspringt größtenteils aus der schon früher genannten Art. mesenterica superior, die mit der begleitenden Vene gleicher Bezeichnung am unteren Rande des Pankreaskopfes, in dem Winkel zwischen Kopf und Hals des Organs, von hinten oben nach vorn unten heraustritt. Hier gibt sie in wechselnder Höhe die Art. colica media ab, so daß diese bei hohem Abgang durch Eingriffe am unteren Rande des Pankreaskopfes leicht verletzt wird, was unweigerlich die Gangrän eines Teiles des Querdarmes nach sich zieht.

An der Rückfläche des Pankreaskopfes vereinigt sich die Vena mesenterica superior mit der Vena linealis zur Vena portae, die nach rechts oben zum Leberhilus zieht. Hier liegt der Pankreaskopf ferner mit seiner ganzen Höhe der unteren Hohlvene an. Weiter links kreuzt die Bauchschlagader die Rückfläche des Pankreaskörpers. Beide Gefäße sind von der Bauchspeicheldrüse nur durch die Lamina Treitzii getrennt, welche Duodenalring und Pankreas gemeinsam an dessen Rückfläche einscheidet und dadurch deren gemeinsame operative Lösung von der lateralen Bauchwand zuläßt. Innerhalb oder vor dem Treitzschen Bande verläuft die Vena portae sowie der hier an den Pankreaskopf herantretende Ductus choledochus.

Hinter dem Pankreaskörper zieht die Vena renalis vorbei. An seinem oberen Rande verlaufen die Milzgefäße. Sie treten bei der Freilegung der Bauchspeicheldrüse nach Durchtrennung des kleinen Netzes zutage. Infolge der unmittelbaren Nähe der Milzgefäße kann es bei Eingriffen am Pankreas zu Verletzungen der Art. oder V. lienalis kommen. Dies Ereignis braucht jedoch nicht zu einer Nekrose der Milz zu führen, da die Blutversorgung dieses Organs noch von anderen Gefäßen gespeist wird.

Wesentlich größer ist die Gefahr der unbeabsichtigten Verletzung oder Teilabtragung des dem Milzhilus unmittelbar anliegenden Pankreasschwanzes gelegentlich der Herausnahme der Milz oder der Unterbindung ihrer Gefäße. Die Beschädigung des Pankreasschwanzes kann eine akute Pankreasnekrose zur Folge haben.

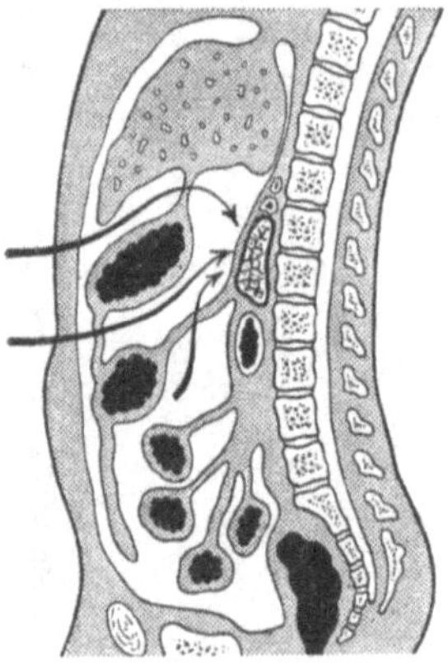

Abb. 8.
Die operativen Zugangswege zur Bauchspeicheldrüse.

Die operative Freilegung des Pankreas hat den Schwierigkeiten und Gefahren, die sich aus der Lage der genannten Organe ergeben, Rechnung zu tragen. Das Pankreas läßt sich — nach Mittelschnitt oberhalb des Nabels — von vorn her durch *drei Zugangswege* (Abb. 8) zu Gesicht bringen.

Den besten Überblick erhält man durch Eröffnung der Bursa omentalis vom Ligamentum gastro-colicum aus. Wenn der Magen nach oben und der Querdarm nach unten verzogen wird, läßt sich fast das ganze Organ gut übersehen und abtasten.

Der zweite transperitoneale Zugang führt durch das Ligamentum hepato-gastricum und gestattet zumindest einen ausreichenden Überblick über den größten Teil des Pankreaskopfes, bei eingetretener Senkung der Eingeweide aber auch über Pankreaskörper und -schwanz (Abb. 9).

Stumpfes Eingehen durch das Mesocolon gewährt drittens einen Zugang zur Unterfläche der Bauchspeicheldrüse. Dieser u. a. von N. Guleke empfohlene Weg bietet sich bei manchen Fällen von akuter Pankreasnekrose mit starker Vorwölbung des Mesocolons geradezu an. Er ist jedoch den beiden erstgenannten und in der Regel bevorzugten Verfahren gegenüber wegen der möglichen Verletzung der Art. colica media und der Vasa mesentericae superiores zweifellos gefahrvoller.

Eine weitere Möglichkeit, von unten her zum Pankreas zu gelangen, besteht darin, das große Netz hochzuschlagen, den Querdarm nach abwärts zu verziehen und durch einen queren Einschnitt in das sich anspannende Bauchfell dicht am oberen Rande des Querdarmes das hintere Blatt des großen Netzes stumpf von der Vorderfläche des Mesocolons transversum abzuschieben. Auf diese Weise wird das Pankreas fast unblutig und ohne Gefahr einer Verletzung großer Gefäße in großer Ausdehnung erreicht. Dieser bisher nur wenig beschrittene Weg wurde von MARION und WARBASSE als retro-omentaler Zugang beschrieben.

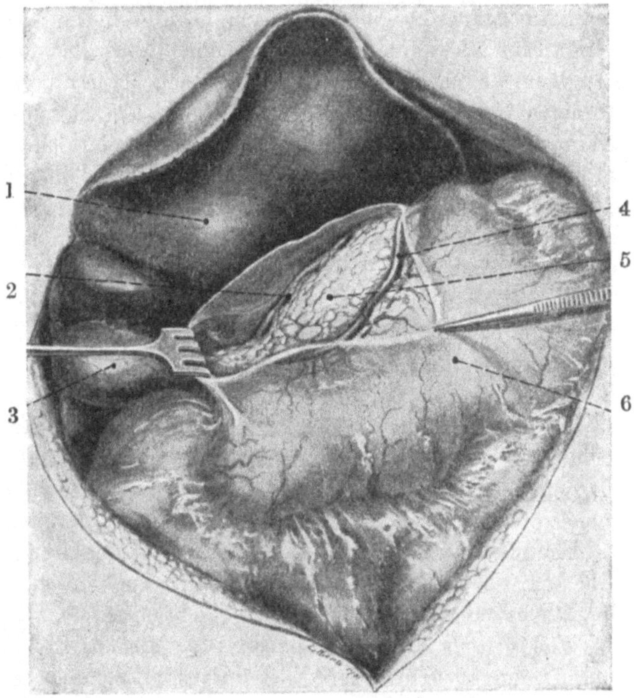

Abb. 9.

Operationssitus.

Freilegung der Bauchspeicheldrüse nach Durchtrennung des Lig. Hepatogastricum bei mäßiger Ptose. Der Drüsenkörper wird oberhalb der kleinen Kurve des Magens gut sichtbar. (Aus GULEKE in Stich-Makkas.)

1 Leber
2 Art. lienal.
3 Gallenblase.
4 Art. coron. ventr. sin.
5 Pankreas.
6 Magen.

Die Rückfläche des Pankreas kann durch Mobilisieren und Abdrängen des Zwölffingerdarmes von rechts her und im Zusammenhang mit dem Pankreaskopf nach dem Vorgang von KOCHER gut zur Darstellung gebracht werden.

Schließlich sei die von BARDENHEUER vorgeschlagene retroperitoneale Aufsuchung des Pankreas zwischen Wirbelsäule und linker Niere (vgl. Abb. 6) von einem lumbalen Schrägschnitt aus erwähnt. Sie kommt nur ausnahmsweise in Frage, am ehesten zur Eröffnung gut zu lokalisierender Abszesse im Pankreasbereich, die auf diese Weise sehr günstige Abflußbedingungen erhalten.

Ausführungsgänge

Die Kenntnis des normalen Verlaufes der Pankreasausführungsgänge und ihrer zahlreichen, entwicklungsgeschichtlich bedingten Abweichungen ist nicht nur zum Verständnis der operativen Gefahren, sondern auch der Entstehung und Ausbreitung vieler Erkrankungen des Pankreas und seiner Nachbarorgane von größter Bedeutung.

Der *Hauptausführungsgang* — Ductus Wirsungianus — erstreckt sich vom Schwanzende, wo er mit einer feinen Lichtung beginnt, bis zum Kopf der Bauchspeicheldrüse. Er verläuft im Schwanz und Körper ziemlich gestreckt und annähernd zentral, im Halsteil des Pankreas macht er einen starken, nach vorn konvexen Bogen, wodurch er sich der vorderen Oberfläche des Organs stark nähert. In seinem ganzen Verlauf nimmt der Hauptausführungsgang, der die Stärke eines Federkiels besitzt und im Gegensatz zu der rötlich-gelben Färbung des Drüsengewebes von weißlicher Farbe ist, seitliche, teils recht-, teils spitzwinklig einmündende Verzweigungen auf. Im Pankreaskopf liegt er dem Ductus choledochus an, von dem er normalerweise getrennt in der Papilla Vateri des Zwölffingerdarmes ausmündet.

Der *Nebenausführungsgang* — Ductus Santorini — ist in der Regel wesentlich schwächer entwickelt und nur bei 60% der Menschen überhaupt vorhanden. Er durchsetzt lediglich den Kopfteil der Drüse und mündet etwa 2½ cm oberhalb des Hauptausführungsganges an der Papilla minor des Zwölffingerdarmes.

In ihren *Beziehungen zueinander* weisen die beiden Ausführungsgänge ein sehr wechselndes Verhalten auf. Das gleiche gilt für ihre Ausmündung im Duodenum sowie für die Beziehungen des Ductus Wirsungianus zum Ductus choledochus. Die für gewöhnlich angetroffenen anatomischen Verhältnisse gibt Abb. 5 wieder.

Haupt- und Nebengang stehen innerhalb der Drüse in unmittelbarer Verbindung. Die Art, wie sie miteinander kommunizieren, schwankt jedoch erheblich. Clairmont hat 10 verschiedene Abweichungen beschrieben.

Wichtiger als diese Variationen ist die Tatsache, daß der Nebenausführungsgang mitunter ganz an die Stelle des Hauptausführungsganges tritt. Clairmont fand einen Haupt- und einen Nebenausführungsgang unter 35 Fällen nur 2mal; 20mal mündete der Ductus Santorini als Nebengang in den Ductus Wirsungianus ein, 4mal war das Verhalten umgekehrt.

Wenn der Ductus Santorini den einzigen Ausführungsgang darstellt, kann seine unbeabsichtigte Verletzung oder Unterbindung bei einem Eingriff unberechenbare Folgen nach sich ziehen. Als Gangunterbindungsfolgen wurden außer Sklerosen des Drüsengewebes auch akute Pankreasnekrosen beobachtet. Da man bei einer Operation, z. B. einer Magenresektion, die anatomischen Verhältnisse unmöglich übersehen kann, wird man jede Gangverletzung und -unterbindung, auch die des Nebenausführungsganges, der nur 6—8 cm unterhalb des Magenpförtners in den Zwölffingerdarm einzumünden pflegt, nach Möglichkeit zu vermeiden suchen.

Nicht weniger wechselnd ist das *Verhalten der Mündungsstellen*. Für gewöhnlich liegen Papilla major und Papilla minor 2—3 cm auseinander; sie können aber auch bis zu 3 mm aneinander heranrücken und sogar ihre Lage vertauschen. Verziehungen, die im Bereich der Gangausmündungen bestehen, können die Lage der Papillen noch stärker verändern und sie in Nähe des Magenausganges und damit in die unmittelbare operative Gefahrenzone bringen.

Ebenso unterschiedlich verhalten sich die *Endstrecken des Ductus Wirsungianus und des Ductus choledochus* zueinander. In der Regel mündet der Pankreashauptausführungsgang in die ampullenartige Erweiterung ein, die der Gallengang bei der Durchsetzung der Duodenalwand bildet und die von der duodenalwärts vorspringenden Papilla Vateri abgeschlossen wird. Abweichend davon findet sich nicht selten eine getrennte Mündung beider Gänge an der Spitze der Papilla Vateri. Weniger häufig wird die Einmündung des Ductus pankreaticus in den Choledochus an höherer Stelle oder eine völlig getrennte Ausmündung beider Gänge beobachtet. Letzteres pflegt dann der Fall zu sein, wenn der Ductus Santorini den einzigen Ausführungsgang der Bauchspeicheldrüse bildet. Auch eine getrennte Einmündung aller drei Gänge in den Zwölffingerdarm kommt gelegentlich vor. Die wichtigsten Abarten und ihre Häufigkeit gibt Abb. 10a—d wieder. Sie sind

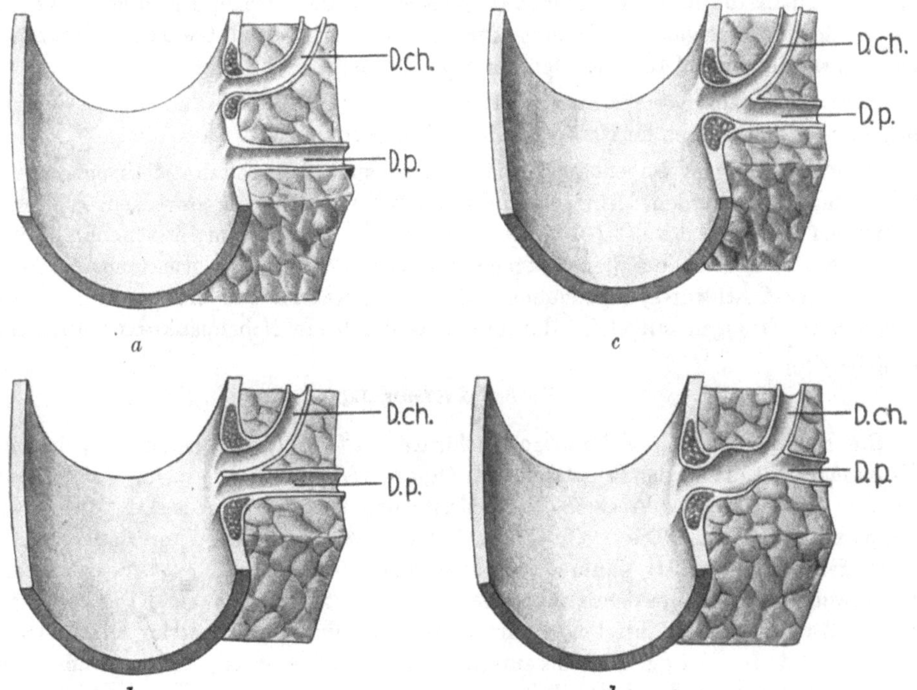

Abb. 10a—d.

Schematische Darstellung der anatomischen Variationen der Pankreas- und Gallengangsmündungen.

a: völlig getrennte Mündungen; Häufigkeit nach MEHNEN: 4%.

b: getrennte Mündungen, gemeinsame Papille; Häufigkeit nach MEHNEN: 34%.

c: gemeinsame Einmündung beider Gänge in die Ampulle; Häufigkeit nach MEHNEN: 55%.

d) Einmündung des Pankreasganges in den Gallengang vor der Ampulle; Häufigkeit nach MEHNEN: 6%.

namentlich für die Möglichkeit des Übergreifens krankhafter Vorgänge von den Gallenwegen auf die Bauchspeicheldrüse und umgekehrt von Bedeutung.

Nebenbauchspeicheldrüsen

Akzessorische Bauchspeicheldrüsen sind keine Seltenheit. Ihr *Vorkommen* wurde erstmals 1859 beschrieben; es reicht vom kaudalen Abschnitt des Magens bis zum unteren Dünndarm. Bei Eingriffen am Magen und Zwölffingerdarm werden sie öfter gefunden. Auch in MECKELschen Divertikeln kommen versprengte Pankreaskeime vor. Und selbst im Gekröse und an der Gallenblase gelangen sie gelegentlich zur Beobachtung. Hauptsitz sind Magen und Zwölffingerdarm, wo sie subserös oder submucös gelegen sind. Ihr Durchmesser beträgt selten mehr als 2—3 cm. Der gewebige Aufbau entspricht dem der Hauptdrüse. Die Mehrzahl der Nebenbauchspeicheldrüsen besitzt einen Ausführungsgang, der im Magen- oder im Darmkanal mündet, doch können Ausführungsgang und LANGERHANSsche Inseln auch fehlen, letzteres wahrscheinlich dann, wenn das Nebenpankreas einer ventralen Anlage entstammt (vgl. S. 4).

Die *klinische Bedeutung* der Nebenbauchspeicheldrüsen erschöpft sich keineswegs in gelegentlicher Geschwulstentwicklung. Diese kann gutartiger und bösartiger Natur sein, denn es wurden sowohl Inselzelladenome wie Karzinome beobachtet.

Auch Nebenpankreasnekrosen kommen vor. R. HASCHE-KLÜDNER beschrieb kürzlich Fettgewebsnekrosen im Nebenpankreas eines MECKELschen Divertikels.

Im Magen gelegene Nebenbauchspeicheldrüsen sind nicht selten die Ursache erheblicher Magenbeschwerden. Mehrfach fand sich ein Nebenpankreas unter dem Bild einer gutartigen Magengeschwulst (Abb. 21b). Der häufig pylorusnahe Sitz macht es verständlich, daß in solchen Fällen röntgenologisch meist eine Pylorusstenose auf dem Boden eines Geschwüres angenommen wird. D. v. KEISER hat erst neuerdings derartige Beobachtungen mitgeteilt, darunter eine durch ein Nebenpankreas verursachte Magenzyste.

Blutgefäßversorgung

Die Blutversorgung der Bauchspeicheldrüse wird aus drei Quellen gespeist. Als Hauptgefäß gilt die an der Rückfläche des Organs verlaufende Milzschlagader. Sie gibt mehrere Äste an das Pankreas ab. Der bedeutendste ist der erste, als Art. pankreatica magna bezeichnete Ast. Die zweite Quelle bildet die Art. hepatica, deren zum Pankreas abzweigender Ast als Art. pankreatico-duodenalis superior bekannt ist. Sie verzweigt sich sowohl vor wie hinter dem Pankreaskopf und bildet mit den Zweigen der von unten her an das Pankreas herantretenden Art. pankreatico-duodenalis inferior Anastomosen. Dieses Gefäß, das aus der Art. mesenterica superior hervorgeht, stellt zusammen mit deren kleineren Ästen das dritte Zuflußgebiet dar.

Die venösen Abflußbahnen entsprechen in ihrem Verlauf den arteriellen Gefäßverzweigungen, die im einzelnen zahlreichen Abweichungen unterworfen sind.

In Bestätigung der Auffassung M. CLARA's, der „für alle Organe, in denen die Leistungszweiteilung des Organkreislaufes (für Ruhe und Tätigkeit) nicht durch zwei verschiedene Gefäßsysteme dargestellt wird und in denen die Gefäßsteuerung eine große Rolle für die Funktion spielt", Sondereinrichtungen annimmt, wurden auch in dem Gefäßnetz der Bauchspeicheldrüse von H. FERNER „Sperr-Arterien" nachgewiesen.

Lymphgefäßversorgung

Kaum ein zweites Organ der Bauchhöhle ist in ein so ausgedehntes und weit auseinandergezogenes System von Lymphbahnen und regionären Lymphknoten eingefügt, wie die Bauchspeicheldrüse, deren interstitielles Gewebe ebenfalls reich an Lymphgefäßen ist. In die nach allen Richtungen ziehenden Lymphabflußbahnen sind folgende Lymphdrüsengruppen eingebettet: nach oben die Glandulae pankreatico-lienales, pankreaticae superiores, gastricae superiores und hepaticae, nach rechts die Glandulae pankreatico-duodenales anterior und posterior, und nach unten die Glandulae mesentericae, mesocolicae, pankreaticae inferiores und periaorticae. Außerdem bestehen Verbindungen zu den an und um den Ductus choledochus gelegenen Lymphdrüsen.

Diese ausgedehnten Lymphgefäßverbindungen ermöglichen eine Verschleppung von Erregern sowohl vom Pankreas zu den übrigen Organen der Bauchhöhle wie umgekehrt von den Gallenwegen und vom Zwölffingerdarm zur Bauchspeicheldrüse, deren entzündliche Erkrankungen zum Teil auf diese Entstehungsweise zurückzuführen sind.

Nervöse Versorgung

Als drüsiges Organ ist die Bauchspeicheldrüse an das vegetative Nervensystem angeschlossen. In Übereinstimmung mit den übrigen inneren Organen ist auch für das Pankreas eine doppelte Innervation — durch Vagus und Sympathicus — anzunehmen. Klinische Beobachtungen und experimentelle Erfahrungen sprechen gleichfalls für eine Einflußnahme beider Nerven. So konnte namentlich PAWLOW in sehr sorgfältig durchgeführten Tierversuchen durch Vagusreizung regelmäßig eine gesteigerte und vor allem fermentreichere, durch Sympathicusreizung eine verringerte Absonderung des Bauchspeichels bewirken.

Sicher nachgewiesen ist bisher nur die nervöse Versorgung durch den Sympathicus. Das Organ erhält seine sämtlichen Nerven aus dem hinter ihm gelegenen Ganglion coeliacum (Plexus solaris). Daß in diesen Nervenknoten aber sowohl sympathische wie parasympathische Nervenfasern einmünden, macht die doppelte Innervation der Drüse gleichfalls wahrscheinlich, wenn auch die feingewebliche Darstellung von Vagusfasern bisher nicht gelungen ist.

Nur ein kleiner Teil der nachgewiesenen Nervenfasern tritt vom Ganglion aus unmittelbar an die innerhalb des Drüsengewebes gelegenen, als autonome Zentren anzusehenden Ganglienzellen heran. Der Großteil begleitet die in das Pankreas eintretenden Blutgefäße; sie entstammen gemäß der Gefäßverteilung aus den Plexus hepaticus, lienalis und mesentericus superior. Das sympathische Endnervengeflecht umgibt die Drüsenendstücke und sendet Ausläufer zu jeder einzelnen Zelle.

Die Zellen der LANGERHANSschen Inseln sind ebenfalls von einem dichten Netz markloser Nervenfäserchen umsponnen, so daß ein Einfluß des Nervensystems auch auf die Tätigkeit des hormonalen Anteils des Doppelorgans außer Frage steht.

Feinbau der Drüse

Erst die Kenntnis des feingeweblichen Aufbaues der Bauchspeicheldrüse gibt den Schlüssel für das Verständnis ihrer Leistung.

Das Pankreas ist eine aus Lappen und Läppchen zusammengesetzte seröse Drüse. Die Seitenäste ihrer Ausführungsgänge treten auf eine kurze Strecke in die Drüsenläppchen ein und verzweigen sich zu langen dünnen Schaltstücken, an denen dicht aneinander gelagert die beerenförmigen Endstücke sitzen (Abb. 11).

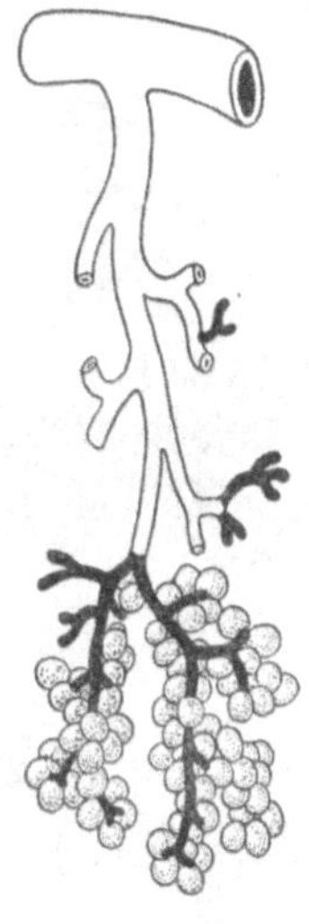

Abb. 11: Schema des Gangsystems der Bauchspeicheldrüse. Hell: Ausführungsgänge, schwarz: Schaltstücke, punktiert: sekretorische Endstücke. (Aus H. PETERSEN.)

Die Endstücke bilden in ihrer Gesamtheit den *exokrinen Anteil* des Organs und bestehen aus der Membrana propria, den Drüsenzellen und den sogenannten zentroazinären Zellen. Letztere stellen keine besondere Zellgruppe dar, sondern gehören dem Epithel der Schaltstücke an, deren Ende in die Endstücke gewissermaßen hineingespießt ist. Dadurch kommt auf dem Querschnitt das Bild von Zellen zustande, die im Inneren der Drüsenkammern gelegen sind und deren im Durchmesser 1—2 μ betragende Lichtung größtenteils ausfüllen.

Die eigentlichen *Drüsenzellen* lassen zwei verschiedene Zonen erkennen, von denen die äußere, kernhaltige aus gleichmäßigem Protoplasma besteht, während die innere eine große Anzahl eingelagerter Körnchen aufweist. Diese, von CL. BERNARD entdeckten Zymogenkörnchen werden während der sekretorischen Tätigkeit der Drüse aufgelöst; sie sind also ein Zellbestandteil, der in der Sekretionsphase der Zelle verbraucht und in der Ruhephase wieder aufgefüllt wird.

Die Drüsenendstücke — Azini — sind von lockerem Bindegewebe umgeben, das zellarm ist und reichlich elastische Fasern enthält. Es verbindet zugleich die einzelnen Drüsenläppchen miteinander.

Die Zellauskleidung der Schaltstücke ist zunächst ziemlich flach, wird in den stärkeren Gängen kubisch und geht meist ohne Übergang in die einreihige Schicht hoher Zylinderzellen des Hauptausführungsganges über, der eine bindegewebig-elastische Wandung mit spärlicher Einlagerung zirkulärer Muskelfasern besitzt.

Den *endokrinen Anteil* des Doppelorgans bilden die von LANGERHANS 1869 beschriebenen und später nach ihrem Entdecker genannten „intertubulären Zellhaufen". Sie sind als Inseln über das ganze Drüsengewebe verteilt. Ihre inkretorische Funktion wurde erst im Jahre 1893 von LAGUESSE vermutungsweise erkannt. Das Gewicht des gesamten Inselgewebes einer normalen Bauchspeicheldrüse beträgt nach OGILVIE etwa 1 g.

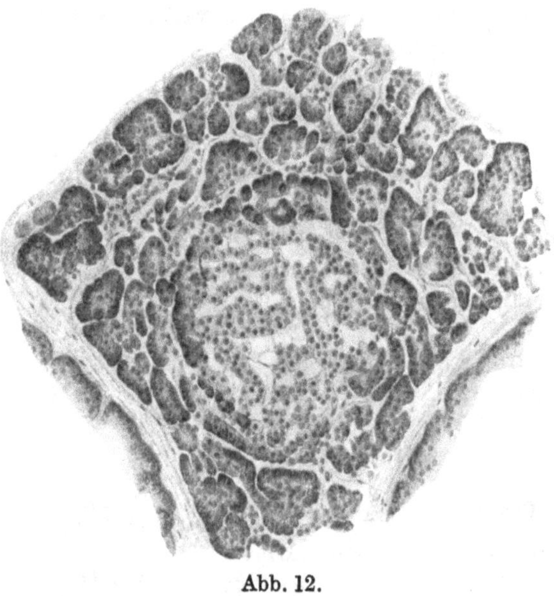

Abb. 12.
Normales Pankreas.
Drüsengewebe mit LANGERHANSscher Insel.
Methylgrün-Pyoninfärbung.
(Nach C. SEYFERTH.)

Die LANGERHANS*schen Inseln* finden sich am häufigsten im Schwanzteil der Bauchspeicheldrüse. Im Pankreaskopf ist ihre Verbreitung aus den schon dargelegten Gründen am geringsten. Sie besitzen eine feine Bindegewebskapsel, die beim Menschen nur schwer oder zumindest nicht durchgehend nachzuweisen ist und deren Vorhandensein deshalb vielfach überhaupt bestritten wird.

Die Inselzellen (Abb. 12) zeichnen sich durch helles Protoplasma aus und sind ganz fein gekörnt; sie stehen im engsten Kontakt mit den Blutkapillaren, dagegen fehlen Beziehungen zu den Lymphgefäßen. Sehr eingehende Untersuchungen über die fetale Entwicklung der LANGERHANSschen Inseln lassen den

Schluß zu, daß sie durch Sprossung aus dem Epithel der kleinen Gänge hervorgehen. Diese Entstehungsweise der Inseln erhält sich während des ganzen postfetalen Lebens und bildet die Grundlage sicher beobachteter Neubildungsvorgänge als Ersatz für geschädigte und zugrunde gegangene Inseln.

Weitere Klarheit in die umstrittenen Fragen der Entwicklung und funktionellen Bedeutung des Inselorgans und seiner Rolle bei der Zuckerkrankheit brachte erst die genauere Erforschung des Feinbaues und der *verschiedenen Zellformen*, aus denen sich die Inseln zusammensetzen. Jahrzehntelang hatte der Ausspruch HYDE SALTERS aus dem Jahre 1859 Geltung: „The subject of the microscopical anatomy of the pancreas is one of great difficulty, and until I came to examine it for myself, I had no idea, how great."

Zuerst hat LANE (1907) zwei Zellformen der Inseln beschrieben, die sich durch ihre Färbbarkeit unterscheiden, die A- und die B-Zellen (auch als α- und β-Zellen bezeichnet). BENSLEY bestätigte seine Befunde und fand eine dritte, ungranulierte Zellart, die D-Zelle. (Die C-Zelle findet sich nur bei Meerschweinchen.) Der Verwertbarkeit der färberischen Unterscheidungsmerkmale für die Pathologie des Inselorgans standen jedoch lange Zeit äußere Gründe entgegen. Erst die Feststellung V. ERSPAMERS und seiner Mitarbeiter, daß ein Teil der Inselzellen durch Silberimprägnation zur Darstellung gebracht werden kann, ermöglichte weitere Untersuchungen, die sich hauptsächlich an den Namen H. FERNERS knüpfen und zu folgenden Ergebnissen führten:

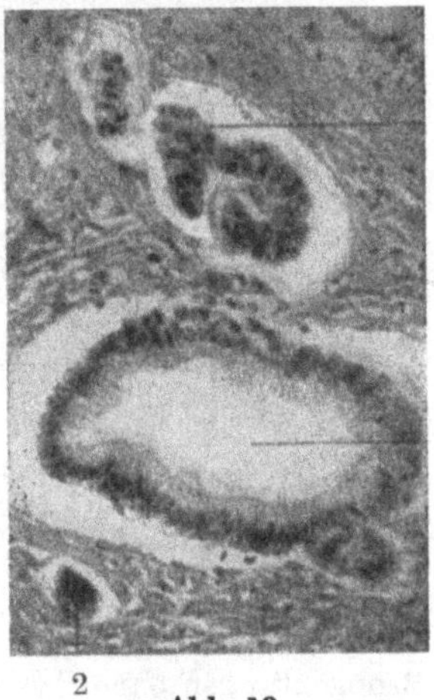

Abb. 13
Inselneubildung aus dem Ausführungsgang des Erwachsenen. „Insuläres Gangorgan" nach F. FEYRTER.

1. Gangknospung.
2. Solide epitheliale Stränge.
3. Abgelöster Zellhaufen.
4. Lichtung des Duktus Santorini.

Von den drei verschiedenen Zellarten innerhalb der LANGERHANSschen Inseln machen die *B-Zellen* den weitaus größten Anteil aus; sie bilden das Inselhormon. Die in ihren Granulis versilberbaren *A-Zellen* wurden zunächst als „ruhende", inaktive Zellen angesehen. Nach den jüngsten Forschungsergebnissen von K. GAEDE, H. FERNER und H. KASTROP (1950) sind sie als Bildungsstätte des Glucagons anzusehen. Die *D-Zelle* findet sich nur in verschwindend geringer Anzahl und stellt wahrscheinlich eine zugrundegehende Zellform dar.

Die Versilberungsmethode gestattet es auch, *das zahlenmäßige Verhältnis der A- zu den B-Zellen* zu erfassen. Es beträgt in der Bauchspeicheldrüse des erwachsenen Menschen nach H. FERNER 1 : 5, nach A. TERBRÜGGEN im Durchschnitt 1 : 4.

Außer in den Inseln finden sich beim Erwachsenen „Silberzellen" (H. FERNER) vereinzelt im Epithel der kleinen Ausführungsgänge, in der Wand des Ductus Santorini und im exokrinen Gewebe (zentroazinäre Zellen). Im Pankreas des Keimlings und des Kindes bestehen nahezu alle aus Ausführungsgängen, Schaltstücken und primären Drüsenendstücken auswachsenden Inselsprossen ebenso wie die aus ihnen hervorgehenden jungen Inseln ausschließlich aus Silberzellen. Im Drüsengewebe der Keimlings- und Kinderbauchspeicheldrüse überwiegen infolgedessen die Silberzellen um so stärker, je jünger die untersuchte Altersstufe ist.

Im Zuge der Weiterentwicklung zum Erwachsenenpankreas bleiben „inselpotente" Zellen (H. FERNER) im Epithel der Gänge und Endstücke liegen. Sie stellen, wie erwähnt, einen regelmäßigen Befund dar. Aus ihnen können während des ganzen Lebens, mit zunehmendem Alter allerdings in immer geringerem Maße, durch Sprossung und Bildung FEYRTERscher Zellhaufen neue Inseln hervorgehen (Abb. 13).

Die viel erörterte und letzten Endes ungeklärt gebliebene Frage einer möglichen *Umwandlung von Drüsen- in Inselzellen* und umgekehrt, die von der Mehrzahl der neueren

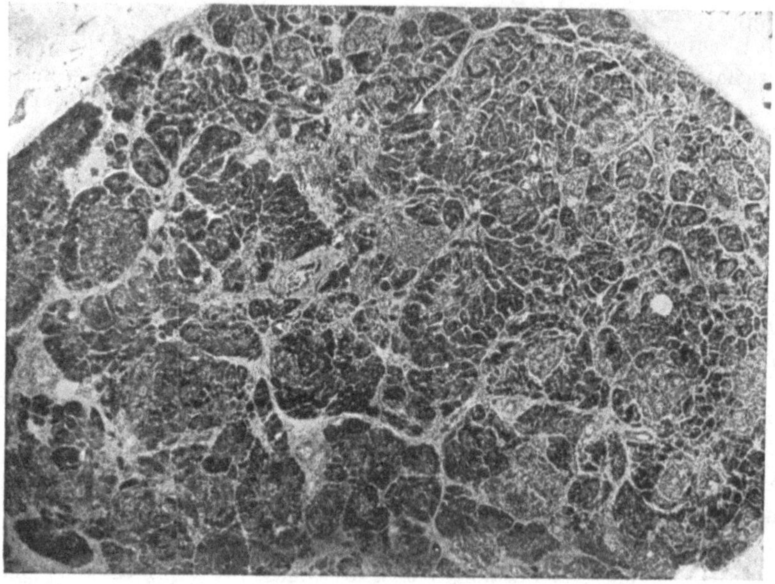

Abb. 14.
Vermehrung des interlobären Bindegewebes und des Inselgewebes in der Bauchspeicheldrüse eines Hungerkünstlers, gestorben nach 42tägigem Fasten.
(Eigene Beobachtung.)

Untersucher (B. LIEGNER u. a.) abgelehnt wird, löst sich an Hand der FERNERschen Beobachtungen ohne Schwierigkeit dahin, daß erhalten gebliebene Vorstufen zu neuen jungen Inseln werden können. Den Anreiz zur Neubildung und Vermehrung des Inselgewebes im Erwachsenenpankreas geben dabei vornehmlich langdauernde Zustände von Inaktivität des Inselorgans, wie sie z. B. im Hunger vorliegen (Abb. 14 und 15), ferner ausgedehnter Inseluntergang und chronische Gewebsreize ab. An dieser Umstellung sind vielleicht die durch den Wechsel von Ruhe und Tätigkeit des Organs beeinflußten Änderungen der örtlichen Blutverteilung und -umleitung beteiligt.

Die *neugebildeten Inseln* bestehen, wie das junge Inselgewebe in der Bauchspeicheldrüse des Keimlings und des Kindes, fast nur aus Silberzellen, also aus nicht insulinbereitenden Zellen. Ebensowenig wie das überreichlich vorhandene unausgereifte Inselgewebe des Kindes Insulin im Übermaß bildet, was zu erwarten wäre, wenn es vorwiegend aus B-Zellen bestünde, geht die Inselneubildung im Erwachsenenpankreas, die offenbar einen Versuch zum Ausgleich eingetretener Funktionsausfälle darstellt, mit einer entsprechend gesteigerten Insulinbildung einher. Denn weder die Zahl noch die Größe der LANGERHANSschen Inseln ist für das Ausmaß der Hormonbereitung ausschlaggebend, sondern allein die Intaktheit der Inseln und ihr Bestand an B-Zellen.

Diese Erkenntnis hat vor allem die *Beurteilung des Inselverhaltens im Pankreas Zuckerkranker* ungemein befruchtet. Die meisten Fälle von Pankreasdiabetes, namentlich aber solche, deren Inseln unverändert oder sogar vergrößert und vermehrt gefunden werden, weisen eine Verschiebung der Zellarten zu Ungunsten des B-Zellenbestandes auf. Nach H. FERNER bestehen die LANGERHANSschen Inseln sowohl bei jugendlichen wie bei erwachsenen Zuckerkranken fast ausschließlich aus Silber-, also A-Zellen. Umgekehrt wurden in den bisher daraufhin untersuchten Inselzellgeschwülsten in der überwiegenden Mehrzahl B-Zellen festgestellt (LAIDLOW, BARGMANN u. a.).

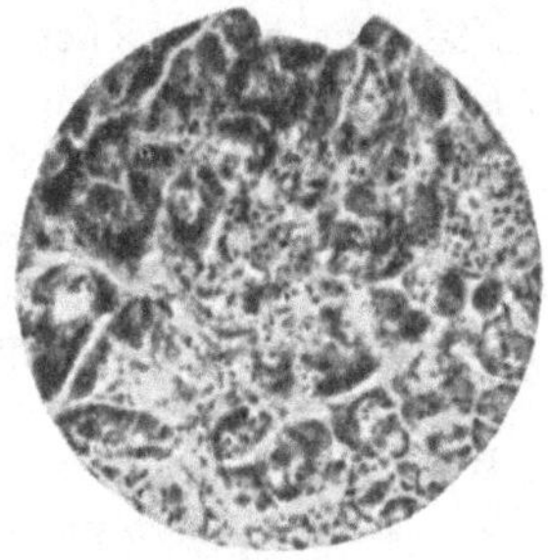

Abb. 15.
Neugebildetes Inselgewebe (derselbe Fall wie Abbildung 14).

Tätigkeit und Leistung

Dem Doppelorgan entspricht eine doppelte Funktion. Die physiologischen Vorgänge sind zu bekannt, als daß es notwendig wäre, hier näher auf sie einzugehen, als es die Überleitung zur pathologischen Physiologie und Pathologie des Organs erfordert.

Äußere Sekretion

Die *Bildung des* für die Verdauung wichtigen *Bauchspeichels* erfolgt *kontinuierlich* und ist in der Verdauungsphase gesteigert; 2—4 Stunden nach der Mahlzeit erreicht die Absonderung ihre höchsten Werte. Nach Untersuchungen, die an Hunden mit Duodenaldauerfisteln nach COHNHEIM und KLEE (Abb. 1) durchgeführt wurden, findet die Sekretion auch im nüchternen Zustand statt. Der *Sekretionsdruck* beträgt 300—340 mm (BERG und ZENKER). Der abgesonderte Bauchspeichel ist wasserhell und klar, stark eiweißhaltig und hat ein spezifisches Gewicht von 1030. Unter den Salzen überwiegen Alkalikarbonate; sie verleihen dem Saft eine stark alkalische Reaktion.

Die vermehrte *Absonderung während der Verdauung* wird durch die Nahrungsaufnahme und den Durchgang des Speisebreies durch den Zwölffingerdarm ausgelöst und beruht erstens auf nervösen Einflüssen, die von der Duodenalwand ausgehen, und zweitens auf Reizen, die auf dem Blutwege durch Resorption eines von der Duodenalschleimhaut gebildeten Hormons, des Sekretins, vermittelt werden; die hormonale Anregung überwiegt.

Die Rolle, die das *Sekretin* spielt, stellten STARLING und BAYLIS fest; es entsteht unter dem Einfluß der Salzsäure des Magens aus einer Vorstufe, dem Prosekretin. Einzelheiten des Vorganges sind noch umstritten.

Die rein *nervöse Beeinflußbarkeit* der Bauchspeichelabsonderung ist vor allem durch die klassischen Untersuchungen des russischen Physiologen PAWLOW bekannt geworden und wurde bereits bei der Pankreasinnervation erwähnt. Sie läßt sich durch Ausschaltung des Vagus mit Atropin nicht völlig unterdrücken, da die sekretorischen Fasern und autonomen Ganglien im Pankreas der Atropinwirkung nicht unterliegen.

Die *Menge* des bei einer Mahlzeit abgesonderten Bauchspeichels ist sehr erheblich — ½—1 Liter — und läßt ein Abhängigkeitsverhältnis zur Stärke der Magensaftabsonderung erkennen (STEPP). Die Sekretbildung ist nach COHNHEIM und KLEE bei Fleischnahrung größer als bei kohlehydratreicher Kost; nach WOHLGEMUTH verhält es sich jedoch gerade umgekehrt, weshalb von HEINEKE Diabetikerkost bei Pankreasfisteln empfohlen wurde.

Die *verdauende Kraft des Bauchspeichels* beruht auf seinem *Fermentreichtum*. Unter den Fermenten sind die eiweiß-, fett- und kohlehydratspaltenden die wichtigsten.

Das *Trypsin* ist ein proteolytisches Ferment, das die Eiweißkörper nicht nur, wie das Pepsin des Magensaftes, bis zum Pepton, sondern bis zu den Aminosäuren aufspaltet. Wahrscheinlich handelt es sich bei der Trypsinwirkung gar nicht um einen einheitlichen Wirkstoff, sondern um eine ganze Gruppe proteolytischer Fermente, die von den Drüsenzellen in inaktiver Form (Zymogene) an den Pankreassaft abgegeben werden. Ein Teil dieser Vorstufen wird nach WALDSCHMIDT-LEITZ durch einen spezifischen Stoff, die nach STARLING und BAYLIS im oberen Dünndarm gebildete Enterokinase, im Dünndarm aktiviert und dadurch befähigt, hochmolekulare Eiweißkörper zu spalten. Auch manchen Bakterien kommt die Fähigkeit zu, Pankreastrypsin, das seine stärkste Wirkung in alkalischem Milieu entfaltet, zu aktivieren. Der andere Teil der Trypsin-Fermentgruppe ist *auch ohne Aktivierung* in der Lage, niedere Peptide und Peptone bis zu den Aminosäuren abzubauen. Man unterscheidet deshalb die eigentlichen eiweißaufspaltenden Fermente oder Tryptasen von den Peptidasen, die der weiteren Zerlegung der Spaltprodukte dienen.

Dieses komplexe Geschehen macht die zahlreichen Widersprüche der letzten Endes ergebnislos gebliebenen, experimentellen Erforschung der Pankreastrypsinwirkung verständlich, an die sich seit den grundlegenden Versuchen von N. GULEKE und G. v. BERGMANN so viele Hoffnungen in ätiologischer und therapeutischer Hinsicht knüpften.

Von besonderer Bedeutung ist die Tatsache, daß eine Trypsinogen in aktives Trypsin verwandelnde Kinase nicht nur im oberen Dünndarm, sondern auch im Pankreas selbst gebildet werden kann; sie wird aus zerfallenden Zellen frei (Zytokinase). Infolgedessen kann es bei jedem Parenchymzerfall zur Trypsinaktivierung auch in der Bauchspeicheldrüse selbst kommen. Leukozyten enthalten ebenfalls einen Protrypsin in Trypsin überführenden Stoff (Leukokinase).

Das amylotische Ferment des Bauchspeichels, die *Diastase*, zerlegt Stärke in Dextrin, Maltose und Traubenzucker. Es wird in großer Menge und in aktiver Form im Pankreas gebildet. Die normalerweise im Blut vorhandenen amylotischen Fermente entstammen größtenteils der Bauchspeicheldrüse. Ihre volle Wirkungsstärke erhält die Pankreasdiastase durch die Anwesenheit von Chlorionen, die im Speisebrei des Verdauungskanales stets enthalten sind und hier die Aufspaltung der Stärke in Zucker fördern. Die Steigerung der diastatischen Wirkung durch Kochsalz läßt sich für den diagnostischen Nachweis dieses Fermentes nutzbar machen.

Steapsin, das auch als *Lipase* bezeichnete, fettverdauende Ferment des Pankreas, spaltet Neutralfette und niedere Ester in Glyzerin und Fettsäuren auf. Seine Wirkung wird durch die Anwesenheit gallensaurer Salze gesteigert, doch nur in alkalischem Milieu. Dabei handelt es sich nicht eigentlich um eine Aktivierung; die Pankreaslipase wird vielmehr als fertiges Ferment sezerniert, das sein Wirkungsoptimum bei einem bestimmten p_H hat.

Von den übrigen Fermenten des Pankreassaftes sei außer der Maltose, Sacharase, Laktase, Glutease, Casease und dem Hämolysin die *Nuklease* erwähnt, weil sie in der von SCHMIDT angegebenen Kernprobe diagnostische Bedeutung gewonnen hat.

Ob das von E. K. FREY entdeckte *Kallecrein*, dem ein blutdruckerniedrigender Einfluß zugeschrieben wird, zu den Fermenten oder zu den Hormonen der Bauchspeicheldrüse zu rechnen ist, steht noch nicht endgültig fest.

Ferner wurde ein bisher unbekannter *lipotroper Pankreasfaktor* aufgefunden, der die nach totaler Pankreatektomie regelmäßig auftretende schwere Leberverfettung verhindert. DRAGSTEDT faßt diesen Stoff, den er Lipocaic nannte, als Fettstoffwechselhormon auf; er entstammt aber wohl dem exokrinen Gewebe, da er auch im Pankreatin enthalten ist und von CHAIKOFF und Mitarbeitern (1945) nicht nur aus dem Pankreas, sondern auch aus dem Pankreassaft isoliert werden konnte.

Innere Sekretion

Die *Bedeutung des Inselorgans für den Zuckerstoffwechsel* steht seit den experimentellen Arbeiten v. MERINGs und MINKOWSKIs fest. Völlige Entfernung des Pankreas führt beim Tier mit Sicherheit zur Zuckerkrankheit mit allen diesem Krankheitsbild zugehörigen Erscheinungen. Dagegen zieht die bloße Unterbindung der Ausführungsgänge, die eine ausgedehnte Verödung des drüsigen Organanteiles zur Folge hat, während das Inselgewebe zunächst unverändert erhalten bleibt, keine Störungen des Kohlehydratstoffwechsels nach sich. Die erstmalig BANTING und BEST geglückte Gewinnung des den Blutzuckerspiegel senkenden Hormons aus den LANGERHANSschen Inseln verödeter Bauchspeicheldrüsen lieferte den letzten Beweis für die endokrine, an das Inselgewebe geknüpfte Funktion des Organs.

Das *Insulin*, das von J. ABEL bereits in kristallinischer Form dargestellt werden konnte, ist ein Eiweißkörper, der eine aktive Gruppe noch unbekannter Natur besitzt. Das Hormon wird vom Inselgewebe unmittelbar an die Blutbahn abgegeben. Es gelangt durch die Vena pankreatico-duodenalis in die Pfortader und damit direkt zu den Leberzellen. Im Bauchspeichel findet es sich nicht. Hier würde es ebenso wie im Darmkanal durch Trypsin zerstört werden.

Nach den schon angeführten neueren Untersuchungen ist an der Bildung des Insulins durch die LANGERHANSschen Inseln nur eine Zellform, die *B-Zelle*, beteiligt. Die B-Zellen machen normalerweise die Hauptmasse der Inseln aus. Eine Steigerung der Insulinbereitung erscheint sowohl durch „Reizung“ dieser Zellart auf nervösem oder hormonalem Wege als auch durch Neubildung insulinbereitender B-Zellen möglich.

Die in Anpassung an den Insulinbedarf der Organe erfolgende *Abgabe des Hormons an das Blut* und dementsprechend auch seine Bereitung in den Inselzellen wird nach GRAFE und F. MEYTHALER allein durch die Höhe des Blutzuckers geregelt. Die Blutzuckerregulation wiederum wird mit Hilfe der innersekretorischen Beziehungen zwischen Leber und Bauchspeicheldrüse peripher selbst gesteuert. Das zentrale Nervensystem hat daran nur insofern teil, als ihm die Feineinstellung bei diesen Vorgängen obliegt. Die ursprünglich vermutete Regelung der Insulinbildung durch einen Reiz des hyperglykämischen Blutes auf ein Zuckerzentrum oder durch ein bei Kohlehydratzufuhr in der Darmwand entstehendes Hormon wurde ebensowenig bestätigt wie die lange Zeit angenommene Abhängigkeit der Insulinbereitung vom Nervus vagus. Das „adaequate

Hormon für die Insulinproduktion" ist vielmehr der nach der Nahrungsaufnahme resorbierte Zucker.

Die Hauptaufgabe des blut- und gewebszuckersenkenden Inselhormons besteht in der allgemeinen Lenkung und Regelung des Zuckerverbrauches. Daneben kommen dem Hormon besondere Einflüsse auf bestimmte Organe, namentlich auf Leber und Muskulatur, zu, wodurch ausschlaggebende Wirkungen auf den Zuckerstoffwechsel wie auf den Gesamtstoffwechsel ausgeübt werden. Unbestritten ist die Förderung des Glykogenansatzes in der Leber durch Insulin und der unter Insulineinfluß gesteigerte Zuckerabbau in der Muskulatur, der zu erhöhter Milchsäurebildung führt. Der rasche Abfall des Blutzuckerspiegels nach Insulinausschüttung aus dem Inselorgan wie nach Insulinverabfolgung per injektionem beruht demnach hauptsächlich auf zwei in gleicher Richtung wirkenden Vorgängen: erstens auf der Drosselung der Weiterleitung des aus dem Pfortadergebiet zur Leber gelangenden Nahrungszuckers in die Blutbahn und zweitens auf der beschleunigten Abführung des im Blute kreisenden Zuckers zu den Verbrauchsstätten im Gewebe.

Außer dem Insulin wird in der Bauchspeicheldrüse ein weiteres Hormon, das *Glucagon*, gebildet, welches fördernd in die Blutzuckerregulation eingreift.

Dieses zweite Kohlehydratstoffwechselhormon steht chemisch dem Insulin sehr nahe und ist schwer von ihm zu trennen. Schon 1923 stellte MURLIN fest, daß intravenös injiziertes Insulin vor dem Absinken des Blutzuckers eine kurze hyperglykämische Phase bewirkt, die er auf einen zweiten Pankreasstoff zurückführte. Dieser Stoff, der jetzt allgemein als Glucagon (BÜRGER) oder als H. G.-Faktor (hyperglycaemic-glygenelytic-faktor) bezeichnet wird, stellt ein Produkt der A-Zellen des Inselorgans dar, greift an der Leber an und bewirkt bei genügendem Glykogengehalt eine Glykogenolyse, indem es in die Umwandlung von Glykogen in Glukose-l-Phosphat eingreift. Die Wirkung auf das Leberglykogen ist also der des Insulins gerade entgegengesetzt. Dieser Antagonismus wird noch dadurch unterstrichen, daß man das insulinbereitende B-Zellensystem dem Vagus, das A-Zellensystem dem Sympathicus zugeordnet hat. Im ganzen gesehen ergibt sich daraus aber doch ein Synergismus im Sinne der modernen Auffassung von der Wirkungsweise des vegetativen Nervensystems, also eine Einheitsleistung zweier teilweise gegensinnig wirkender Faktoren, indem das Glucagon gewissermaßen die Glukose in der Leber bereitstellt, die vom Insulin in der Peripherie verbraucht wird.

Krankhaftes Verhalten

Vorbemerkungen

Die pathologisch-anatomischen Veränderungen der Bauchspeicheldrüse sind nicht weniger mannigfaltig als die anderer Organe; durch ihre Doppelrolle als exo- und als endokrine Drüse kommen die verschiedensten Mischungen patho-morphologischer und patho-physiologischer Erscheinungen zustande, denen äußerst wichtige Krankheitsbilder entsprechen. Daß die Klinik der Pankreaserkrankungen lange Zeit nur wenige besonders hervorstechende Krankheitsformen gekannt hat, ist nicht als Gegenbeweis, sondern als Folge einmal der versteckten Lage des Organs, das zudem der Röntgendiagnostik wenig Angriffspunkte bietet, und zum anderen als Ausdruck ihrer nicht leicht zu erkennenden und einzuordnenden Krankheitsmerkmale anzusehen.

Zu der langsamen Entwicklung der Lehre von den Pankreaskrankheiten hat ferner die Tatsache beigetragen, daß die Bauchspeicheldrüse selbst bei vielen Erkrankungen gar nicht im Mittelpunkt der klinischen Erscheinungen steht. Das überrascht um so weniger, als die eigentliche Ursache ihrer krankhaften Veränderungen häufig außerhalb des Organs gelegen ist. So nimmt das Pankreas nicht selten an Allgemeinerkrankungen, darunter in erster Linie Infektionskrankheiten, teil. Weitaus häufiger noch wird die Bauchspeicheldrüse von Erkrankungen der Nachbarorgane in Mitleidenschaft gezogen, die es auch seinerseits zu schädigen vermag. Das Übergreifen krankhafter, vornehmlich entzündlicher Vorgänge, die sich in der Nachbarschaft des Organs abspielen, kann solche Ausmaße annehmen, daß die zeitlich nachgeordnete Beteiligung der Bauchspeicheldrüse beherrschend in den Vordergrund des Krankheitsbildes tritt.

Als „zweite Krankheit“ sind vor allem die von den Gallenwegen sowie vom Magen und Zwölffingerdarm übergreifenden Erkrankungen der Bauchspeicheldrüse aufzufassen. Immer deutlicher hat sich herausgestellt, daß *Gallenwegsleiden die Hauptrolle bei der Entstehung akuter wie chronischer Pankreaskrankheiten spielen.* Auch für die häufigen funktionellen Störungen des Organs und die sogenannten leichten Pankreasschäden sind sie verantwortlich zu machen, wie die vervollkommneten klinischen und chemischen Untersuchungsverfahren in zunehmendem Maße gelehrt haben. Dasselbe trifft für die entzündlichen und geschwürigen Erkrankungen des Magens und des Zwölffingerdarmes zu und gilt, wenn auch weniger häufig, selbst für zahlreiche andere Krankheitsvorgänge innerhalb der Bauchhöhle.

Nimmt man hinzu, daß die Tätigkeit des Inselorgans der Bauchspeicheldrüse, dessen Versagen die schwersten Störungen des Zuckerstoffwechsels nach sich zieht, in engsten funktionellen Beziehungen zum Zentralnervensystem und zu einer ganzen Reihe anderer Hormondrüsen steht, deren pathologische Störungen sämtlich zu Rückwirkungen auf das Pankreas führen, so rundet sich erst das Bild der Verknüpfung der Pathologie der Bauchspeicheldrüse mit der benachbarter wie entfernter Organe ab.

Angesichts dieser Mannigfaltigkeit der wechselseitigen Beziehungen und Abhängigkeiten erscheint es gerechtfertigt, der Schilderung der Entstehung und des Verlaufes der chirurgischen Pankreaserkrankungen einen Überblick über die Zusammenhänge zwischen den funktionell und organisch bedingten Störungen der Bauchspeicheldrüse und denen anderer Organe vorauszuschicken.

Funktionsstörungen

Die funktionelle *Verknüpfung der äußeren Pankreassekretion mit der Salzsäurebildung des Magens* und ihre Abhängigkeit von der Art der zugeführten Nahrung machen es verständlich, daß Störungen dieses Zusammenspiels in der Menge und Zusammensetzung des abgesonderten Bauchspeichels zum Ausdruck kommen, auch wenn kein Abflußhindernis im Verlauf des Ausführungsganges oder an seiner Einmündung in den Zwölffingerdarm vorliegt. Nach den klinischen Erfahrungen hat der Säuremangel des Magensaftes bei Achylia gastrica jedoch nur eine geringe und nicht einmal gesetzmäßig eintretende Verminderung der Pankreassekretion zur Folge (G. Katsch, v. Friedrich). Und umgekehrt ist die Bauchspeichelbildung bei Hyperazidität des Magensaftes keineswegs immer gesteigert. Die Wechselbeziehungen sind also offenbar viel verwickelter, als daß sich aus dem Verhalten der äußeren Pankreasfunktion im Einzelfall sichere diagnostische Schlüsse ziehen ließen.

Die außerhalb der Bauchspeicheldrüse gelegenen Ursachen einer Leistungsminderung der inneren Sekretion, deren genetisch verschiedene Formen man als extrainsulären Diabetes bezeichnet, seien hier nur der Vollständigkeit halber angeführt; sie haben mit Erkrankungen des Pankreas selbst nichts zu tun. Der extrainsuläre Diabetes mellitus beruht nicht auf Insulinmangel — Hypoinsulinismus —, sondern wird durch Überfunktion der Gegenregulation hervorgerufen, sei es, daß der diabetogene Wirkstoff des Hypophysenvorderlappens im Überschuß gebildet wird, sei es, daß eine Hyperaktivität der Nebennieren oder der Schilddrüse vorliegt. Bekannt ist vor allem der hypophysäre Diabetes, der auf der Grundlage von Hypophysengeschwülsten entsteht und sich bei 35% der Akromegaliekranken findet. In diesem Zusammenhang ist besonders bemerkenswert, daß die diabetogene Wirkung von Hypophysenvorderlappen-Auszügen im Tierversuch eine Änderung des Verhaltens der B-Zellen, also der als Insulinbereiter angesehenen Zellform des Inselapparates, mit Sicherheit erkennen läßt, wie u. a. RICHARDSON und YOUNG gezeigt haben.

In den letzten Jahren sind ferner die Beziehungen zwischen *Schilddrüse und Pankreas* Gegenstand eingehender Untersuchungen gewesen. Sie ergaben, daß sowohl die endo- wie die exokrine Pankreasfunktion bei Hyperthyreosen Veränderungen erfährt. Die gleiche Wirkung haben Thyroxingaben, deren schädigender Einfluß auf die B-Zellen des Inselorgans im Tierversuch von HOUSSAY nachgewiesen wurde. Erhöhter Blutzucker und herabgesetzte Zuckertoleranz finden sich häufig bei Hyperthyreosen. Besonders das toxische Adenom ruft Störungen des Zuckerstoffwechsels hervor; RAGUN und WILDER fanden es in 5,1% ihrer Fälle mit Diabetes vergesellschaftet. Die Beteiligung der äußeren Pankreassekretion an der Hyperthyreose kommt in erhöhten Serumdiastasewerten zum Ausdruck, wie u. a. GÜLZOW feststellte.

In ähnlicher Weise kommen mitunter *extrapankreatisch ausgelöste Hypoglycämien*, also Hyperfunktionszustände des Inselorgans, ohne nachweisbare organische Pankreasschädigung, lediglich durch Störungen der hormonalen und zentralnervösen Steuerungseinrichtungen im Sinne einer „Inselreizfunktion" (H. SCHNETZ), zustande. Auch gestörte Wechselbeziehungen zwischen der Bauchspeicheldrüse und ihren Nachbarorganen, insbesondere der Leber, können zu Zuckermangelerscheinungen führen.

Wie kaum anders zu erwarten, ergaben eingehende Untersuchungen solcher funktionell bedingter Sekretionsabweichungen, daß enge *Zusammenhänge zwischen äußerer und innerer Sekretion des Pankreas* bestehen. Fast ausnahmslos treten Störungen der exkretorischen und inkretorischen Leistungen der Bauchspeicheldrüse gleichzeitig auf, doch sind sie keineswegs immer gleichsinnig, sondern ebenso häufig gegensinnig (H. SCHNETZ und W. BERGER). Infolgedessen wird man die gelegentlich beobachtete funktionelle Mehrleistung des Inselorgans nicht einfach mit ZUNZ und LA BARRÉ dadurch erklären können, daß hier gesteigerter Pankreassaftabfluß der Drüse mehr Trypsin entzieht und damit der blutzuckersenkenden Insulinwirkung das Übergewicht verleiht, sondern einen echten Hyperinsulinismus annehmen dürfen.

Sekretstauungsfolgen

Nach den bekannten Forschungen K. WESTPHALS bilden Störungen des Gallenabflusses, die auf Motilitätsneurosen des neuromuskulären Apparates im Mündungsgebiet des Gallenganges beruhen, nicht selten die Grundlage von Gallenwegserkrankungen, die von leichten Schmerzanfällen bis zu schwersten Entzündungen mit und ohne Steinbildung reichen. Die engen nachbarlichen Beziehungen zum Pankreas legen die Annahme gleichartiger, als *Dyskinesien* bezeichneter Abflußstörungen seitens des Hauptausführungsganges der Bauchspeicheldrüse nahe.

Auf derartige Störungen sind nach K. WESTPHAL, H. KALK u. a. vornehmlich *drei*, oft ineinandergreifende Formen krankhafter Veränderungen an den Gallen- und Pankreaswegen zurückzuführen:

Die Abflußstockung des Bauchspeichels schafft vor allem günstige Vorbedingungen für das Haften einer *Infektion* im Ausführungsgangbereich. Die Infektion kann aufsteigend auf das Drüsengewebe übergreifen und auf diese Weise zu akuten und chronischen Entzündungsvorgängen Veranlassung geben. Diese hemmen auch ihrerseits durch Exsudatbildung in den Gangverzweigungen den Abfluß des Bauchspeichels und geben dadurch nicht selten die Grundlage zur *Entstehung von Pankreassteinen* ab, die sich kennzeichnenderweise zumeist im Kopfteil des Organs finden. Die dritte Möglichkeit nachteiliger Auswirkungen dyskinetisch bedingter Stauungen in den Pankreasausführungsgängen besteht in dem *Auftreten fermentativer Gewebsschäden*, die der aktivierte Bauchspeichel sowohl in den Gallen- und Leberwegen wie in der Bauchspeicheldrüse selbst hervorrufen kann.

Fermentschäden in den Gallenwegen setzen den Übertritt des Bauchspeichels in den großen Gallengang, Pankreasschäden das Eindringen infizierter Galle in den Hauptausführungsgang der Bauchspeicheldrüse voraus. WESTPHAL, BORCHERS u. a. konnten im Tierversuch alle Grade fermentativer Gewebsveränderungen erzeugen. Ein *wechselseitiger Übertritt der genannten Sekrete* ist jedoch nur unter pathologischen Bedingungen möglich. In dieser Hinsicht spielen nervöse Fehlsteuerungen und abweichende Druckverhältnisse in den Ausführungsgängen ebenso eine Rolle wie die jeweiligen anatomischen Verhältnisse im Mündungsgebiet beider Gänge.

Normalerweise ist das Gebiet der Gangausmündungen durch die oberhalb des Zusammenflusses beider Gänge gelegene Schließmuskulatur des Ductus choledochus sowie durch die entsprechenden Muskelzüge des Ductus pankreaticus mit ihren Ring- und Schrägfasern gut abgeschlossen. Bei ungestörter nervöser Steuerung und fehlenden mechanischen Hindernissen werden infolgedessen sowohl Galle wie Bauchspeichel mit solchem Druck in den Zwölffingerdarm entleert, daß eine nennenswerte Vermischung selbst dann nicht eintreten kann, wenn die Ampulle beiden Gängen gemeinsam ist oder der Pankreasgang noch vor derselben in den Gallengang einmündet. Der Übertritt ist erst recht unmöglich, wenn die beiden Gänge völlig getrennt in den Zwölffingerdarm einmünden oder, wie das nicht selten der Fall ist, zwar eine gemeinsame Papille besitzen, aber bis zur Mündung durch eine segelartige Verlängerung ihrer Scheidewand getrennt sind. Immerhin aber ist theoretisch auf Grund der rein anatomischen Voraussetzungen eine Übertrittsmöglichkeit in etwa 61% aller untersuchten Fälle vorhanden; Abb. 10a—d läßt die bestehenden Möglichkeiten klar erkennen. In Wirklichkeit werden zum Zustandekommen eines Hin- und Herflusses zwischen Gallen- und Pankreasgang allerdings noch mechanische Hindernisse im Papillenbereich oder Motilitätsstörungen des Sphinkter Oddi, dessen glatte Muskelfasern die Ampulla supra-duodenalis ringförmig umgeben und sich im Wechsel mit dem Sphinkter papillae zusammenziehen, hinzukommen müssen.

Die *Druckverhältnisse in den Ausführungswegen* der Leber und der Bauchspeicheldrüse sind gleichfalls bis zu einem gewissen Grade geeignet, den wechselseitigen Sekretübertritt zu fördern. Wie Druckmessungen beim Hund ergaben, ist der Druck im Ductus pankreaticus auf der Höhe der Verdauungsphase höher als der in den Gallenwegen; im Nüchternzustand ist es umgekehrt (E. HARMS).

Daß Fermentschäden unter diesen Umständen nicht häufiger auftreten, als die klinischen Erfahrungen erkennen lassen, hat seinen Grund offenbar darin, daß mehrere Vorbedingungen, vor allem Stauung *und* Infektion zusammentreffen müssen, um den Verschiebungen von Galle und trypsinhaltigem Bauchspeichel Schadenskraft zu verleihen.

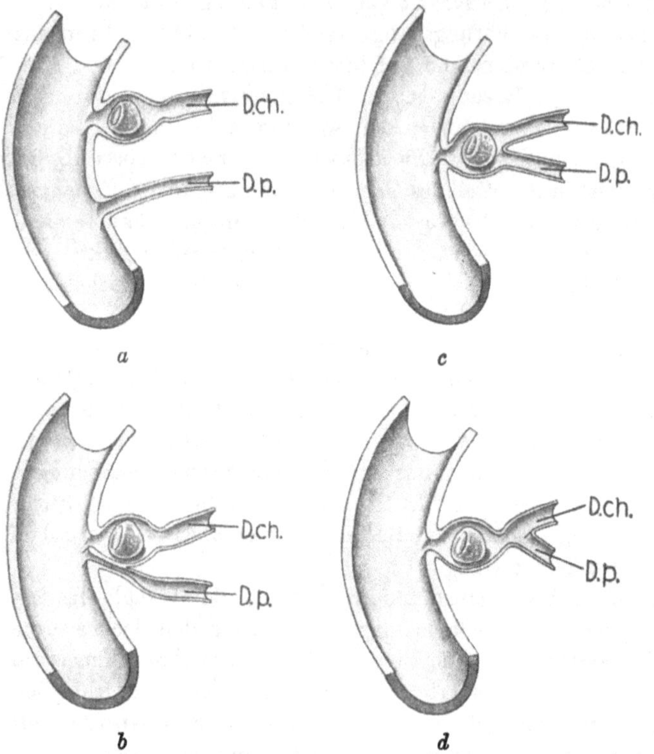

Abb. 16a—d (vgl. Abb. 10).
Schematische Darstellung der wechselnden anatomischen Beziehungen zwischen den großen Gallen- und Pankreasgängen bei Steineinklemmung in der Mündung des Duktus choledochus.
a völlig getrennte Mündung der beiden Gänge — keine Rückstauung des Bauchspeichels.
b getrennte Ausmündung der Gänge, aber gemeinsame Papille — Verlegung des Pankreasausführungsganges und Rückstauung des Bauchspeichels.
c gemeinsame Einmündung beider Gänge in die Ampulle — je nach Größe des Steines Rückstauung des Bauchspeichels oder wechselseitige Übertrittsmöglichkeit der Sekrete.
d Einmündung des Pankreasganges in den Gallengang vor der Ampulle — wechselseitiger Sekretübertritt je nach Überwiegen des Sekretionsdruckes in dem einen oder anderen Gangsystem.

Diese Voraussetzungen dürften beim Auftreten eines Verschlußsteines in der Papilla Vateri erfüllt sein. Die sich hierbei je nach getrennter oder gemeinsamer Einmündung von Gallen- und Pankreasgang ergebenden Möglichkeiten gibt Abb. 16a—d wieder. Ähnlich liegen die Dinge bei entzündlicher Verschwellung der Papille. Die Häufigkeit sekundärer Pankreaserkrankungen akuter wie chronischer Verlaufsform findet in diesen Zusammenhängen zum Teil ihre Erklärung.

Stauungszustände im Pankreasgangsystem führen stets zu einer Zurückhaltung der Fermente im Drüsengewebe; sie werden also nicht mehr an den Bauchspeichel abgegeben, sondern in die Blutbahn resorbiert. Dieser, von G. Katsch als *Fermententgleisung* bezeichnete Vorgang hat außerordentliche diagnostische Bedeutung gewonnen. Namentlich der Nachweis vermehrter Diastase in Blut und Harn und von Pankreaslipase im Serum vermittelt wichtige Aufschlüsse.

Nach Berger u. a. ist das vermehrte Auftreten der Pankreasfermente im Blut und Harn nicht allein auf die Rückstauung des Bauchspeichels in den Ausführungsgängen, sondern auch auf entzündlich bedingte Abflußstockung in den feinsten Gangverzweigungen, ferner auf Gewebsschäden mit Aufhebung der retrograden Undurchlässigkeit der Zellgrenzen und auf Zelluntergang in einem noch fermentführenden Stadium des Zellebens zu beziehen. Die stärkste Wirkung hat aber ohne Frage die plötzliche Abflußstockung und Rückstauung des Bauchspeichels. Das geht aus den in großer Zahl angestellten Tierversuchen deutlich hervor. Jede Gangunterbindung zieht eine starke Vermehrung der Blutdiastase nach sich, ja selbst die Abschnürung nur eines kleinen Teiles der Drüse hat bereits dieses Ergebnis.

Die pathologischen Grundlagen der Fermententgleisung machen es ferner verständlich, daß ihrem Nachweis zeitliche Grenzen gesetzt sind. Mit dem Abklingen der ursächlichen Gewebsveränderungen oder dem Versiegen der Fermentbereitung infolge Erschöpfung oder Schwund der Drüsenzellen bei anhaltenden Stauungszuständen hört auch die Überschwemmung des Blutes mit Pankreasfermenten auf. F. BERNHARD bezeichnet dieses Ereignis treffend als *Fermentschwund*.

An der durch Abflußstockung des Bauchspeichels oder Zerstörung des Drüsenparenchyms zustande kommenden Fermententgleisung sind alle drei Hauptfermente des Pankreas, Trypsin, Steapsin und Amylase, beteiligt. Ihr Auftreten im Blut bzw. Serum ist sicher nachgewiesen. Infolgedessen ist man nicht nur der diagnostischen Bedeutung dieses Vorganges, sondern auch der Frage nachgegangen, welche Allgemeinwirkungen dem Übertritt der Pankreasfermente in das Blut zukommen. Die ursprünglich dem Trypsin zugeschriebene Verursachung einer Allgemeinvergiftung ist in der Hauptsache dem trypsinbedingten Freiwerden toxischer Eiweißzerfallsstoffe zur Last zu legen. Dagegen dürfte der bei der akuten Pankreasnekrose auftretende schwere Kreislaufkollaps auf die blutdrucksenkende, vorwiegend peripher angreifende Wirkung des Trypsins zurückzuführen sein (MIGAY, PETROFF). Ferner liegt die Annahme nahe, daß entgleistes Trypsin das in der Blutbahn kreisende Insulin zerstört. Inwieweit die Entgleisung der Pankreaslipase für das Auftreten der schon von CHIARI (1876) beschriebenen subcutanen Fettgewebsnekrosen allein verantwortlich zu machen ist, konnte bisher nicht endgültig geklärt werden. Experimentelle Lipaseinfusionen in das Venensystem rufen jedenfalls keine subcutanen Fettgewebsnekrosen hervor (R. GEISSENDÖRFER), was durch unzureichende Aktivierung oder durch vorzeitige Inaktivierung in der Blutbahn erklärt werden könnte. Die geringsten Auswirkungen in allgemeiner Hinsicht scheinen dem Übertritt des diastatischen Fermentes in die Blutbahn zuzukommen. Infolge der raschen Ausscheidung des Fermentes durch die Nieren kommt es weder zu einer dauernden Erhöhung der Serumdiastasewerte noch wird die Blutzuckerhöhe nennenswert beeinflußt (R. GEISSENDÖRFER, GÜLZOW, DOHMEN).

Die *morphologischen Rückwirkungen der Bauchspeichelstauung* sind verschieden schwer. Sie zeigen sich am deutlichsten bei mechanisch bedingten Stauungszuständen. Neben einer mehr oder weniger hochgradigen Erweiterung aller Ausführungsgänge kommt es zu einer zunehmenden Druckatrophie des Drüsengewebes, das durch ein teils derbes, teils fettiges Bindegewebe ersetzt wird. In dem immer scirrhotischer werdenden Gewebe bleiben nur die LANGERHANSschen Inseln lange Zeit erhalten. Zahlreiche Knospungen der kleinen Ausführungsgänge weisen auf eine regenerative Inselneubildung hin.

Die Widerstandsfähigkeit des Inselgewebes bei scirrhotischen Veränderungen des Pankreasgewebes steht im lebhaften Gegensatz zu den Schädigungen, die das Organ durch vaskuläre Störungen, eitrige Entzündungen und fermentative Selbstzersetzung erfährt und die zum Untergang zahlreicher LANGERHANSschen Inseln führen. Sie hat infolgedessen ebenso wie die auftretenden Neubildungsvorgänge schon frühzeitig die Frage nach dem funktionellen *Verhalten des Inselorgans nach Unterbindung der Pankreasausführungsgänge* stellen lassen. Das Ergebnis der sehr umfangreichen experimentellen Untersuchungen zu dieser Frage ist durchaus uneinheitlich. Während WOHLGEMUTH und seine Mitarbeiter keine Steigerung der Inselfunktion feststellen konnten, sondern im Gegenteil leichte Ausfallserscheinungen fanden, glaubten andere Untersucher (HERX-

HEIMER, JORNS, MANSFELD u. a.) zumindest vorübergehend Anzeichen einer gesteigerten Insulinbildung nachgewiesen zu haben.

Die Uneinheitlichkeit dieser Versuchsergebnisse, die im Hinblick auf die Möglichkeit einer operativen Behandlung der menschlichen Zuckerkrankheit Bedeutung gewannen, überrascht nicht. Erstens ist kaum anzunehmen, daß das Inselgewebe bei zunehmender Verödung des Organs auf die Dauer völlig unbeeinträchtigt bleibt. Zweitens liegt die Annahme nahe, daß die neugebildeten Inselzellen ebenso wie die während des postfetalen Lebens unter verschiedenen Bedingungen auftretenden Inselneubildungen größtenteils aus A-Zellen oder Vorstufen dieser Zellart bestehen und deshalb für die Insulinbereitung nicht in Frage kommen. Ein endgültiges Urteil läßt sich freilich noch nicht fällen, weil eingehende Untersuchungen über die in den beobachteten Inselregeneraten auftretenden Zellformen noch ausstehen.

Gangunterbindungsversuche an Tieren haben ferner zur Ermittlung der *Folgen der völligen Absperrung des Bauchspeichels vom Darm* gedient. Die hierüber vorliegenden Angaben sind gleichfalls widerspruchsvoll. Entgegen den Erwartungen haben sich die Ausfallserscheinungen, die das Fehlen des Bauchspeichels im Darmkanal auf Grund einer Verlegung des Hauptausführungsganges oder bei fast völligem Sekretabfluß nach außen durch Fistelbildung nach Gangverletzung bewirkt, als verhältnismäßig gering erwiesen. Nach NIEMANN, BRUGSCH u. a. bleiben wesentliche Verdauungsstörungen aus, solange überhaupt noch Drüsengewebe erhalten ist. Das ist natürlich erst recht der Fall, wenn der Bauchspeichel noch zu einem Teil in den Zwölffingerdarm gelangt. Erst der vollständige Abschluß der äußeren Sekretion vom Darm macht sich in verminderter Nahrungsausnutzung bemerkbar. Am geringsten pflegt die Verdauung kohlehydrathaltiger Nahrungsmittel beeinträchtigt zu sein; wahrscheinlich treten hier Fermente anderer Organe für die fehlenden Pankreasfermente ein. Die Eiweißverdauung wird dagegen schon ziemlich frühzeitig gestört. Nach den sorgfältig durchgeführten Stoffwechseluntersuchungen von ROSENBERG u. a. werden nur etwa $^2/_3$ des angebotenen Stickstoffes aufgenommen. Die Resorption des Nahrungsfettes ist anfangs meist normal. Sie erfährt nach experimentellen und klinischen Feststellungen erst dann eine wesentliche Verschlechterung, wenn die Bauchspeicheldrüse weitgehend zerstört ist, was nach Gangunterbindung durch weitgehenden Schwund der Drüsenzellen, beim Krebs des Pankreaskopfes durch die Ausbreitung der Neubildung auf weitere Drüsenabschnitte zustande kommt. Auf Grund solcher fortgeschrittenen Veränderungen kommt es zu den auch diagnostisch bedeutsamen Fettstühlen.

Das noch teilweise erhaltene Drüsengewebe scheint demnach trotz mehr oder weniger vollständiger Verlegung des Sekretabflusses erhebliche Störungen der Nahrungsausnutzung hintanhalten zu können. Im Tierversuch bleibt die Fettverdauung selbst dann ungestört, wenn, wie FLECKSIEDER nachwies, das Pankreas unter die Bauchhaut verlagert wird. Man hat deshalb an eine Rückresorption der nach Abflußverlegung in die Blutbahn übertretenden Fermente durch die Darmschleimhaut (ROSENBERG) sowie an ein besonderes Resorptionshormon der Bauchspeicheldrüse (LOMBROSO) gedacht, das die Aufnahme von Fett, vielleicht auch von Eiweiß, unterstützt. Die Auffindung eines pankreatogenen Fettstoffwechselfaktors durch amerikanische Forscher bestätigte diese Vermutungen.

Die erörterten Fragen erhielten im Zusammenhange mit der Entwicklung der Duodenopankreatektomie neues Gewicht und waren besonders für die zu erwartenden Ausfallserscheinungen von größter Bedeutung. Selbst wenn bei diesem Eingriff auf die Wiedervereinigung von Pankreasstumpf und Darmkanal verzichtet wurde, machten sich meist nur geringe Resorptionsstörungen bemerkbar (WHIPPLE und BRUNSCHWIG), so daß die Auffassung entstand, bei

Menschen lasse sich die äußere Pankreassekretion ohne wesentlichen Nachteil ausschalten; auch Leberverfettungen wurden nicht beobachtet. In anderen Fällen traten allerdings schwere Fettstühle auf, so daß diese Beobachtungen zur Rückkehr zu der ursprünglichen Implantation des Pankreasstumpfes in den Darm Veranlassung gaben.

Die im Vordergrund der exokrinen Pankreasinsuffizienz stehenden Störungen der Fettverdauung werden auch für neuerdings festgestellte begleitende *Veränderungen des Knochensystems* verantwortlich gemacht. Sie zeigen das Bild teils der Osteomalazie, teils der Osteofibrose und werden von ihrem Entdecker C. MANTHA (1941) als Ausdruck einer durch die Steatorrhoe bedingten A- und D-Hypovitaminose aufgefaßt.

Durchblutungsstörungen und Gefäßkrankheiten

Stauungszustände im Pfortadergebiet bei Herzfehlern und Lungenerkrankungen mit Behinderung des Blutrückflusses zum Herzen lösen eine venöse Hyperämie der Bauchspeicheldrüse aus. Hält die Stauung des venösen Blutabflusses aus dem Pankreas längere Zeit an, dann entwickelt sich, ähnlich wie bei den chronischen Sekretabflußstörungen, eine Stauungsinduration des Organs mit Druckschwund des Drüsengewebes und Vermehrung des Bindegewebes, aber weitgehender Erhaltung der LANGERHANSschen Inseln. Es entsteht also das Bild der chronischen Pankreatitis.

Nach pathologisch-anatomischen Befunden stellen *kleine Blutaustritte in das Gewebe* der Bauchspeicheldrüse eine häufige Erscheinung dar. Sie sind teils als eine Folge der genannten Stauungszustände, teils als neurovaskulär bedingte Blutungen (G. RICKER) aufzufassen und sollen in der letztgenannten Form die Entstehungsgrundlage akuter Pankreasnekrosen abgeben können (KNAPE).

Auch plötzlich auftretende *große Blutungen* in das Pankreas, die unter dem klinischen Bilde der Pankreasapoplexie fast ausnahmslos zum Tode führen, gehören nach HEIBERG u. a. in den Formenkreis der akuten Pankreasnekrose.

Arteriosklerotische Veränderungen der Pankreasgefäße gehen fast immer mit ausgedehnter Bindegewebswucherung und Schrumpfung des Drüsengewebes einher und sind, wie FAHR feststellte, auch an den kleinen und kleinsten muskulären Gefäßverzweigungen zu finden. Da die LANGERHANSschen Inseln besonders eng mit der Blutgefäßversorgung der Bauchspeicheldrüse zusammenhängen, ist es erklärlich, daß sie bei sklerotischen und luischen Gefäßkrankheiten in hohem Maße in Mitleidenschaft gezogen werden. Die mit Erkrankungen der Pankreasgefäße einhergehenden Organveränderungen werden infolgedessen, im Gegensatz zu den cirrhotischen Vorgängen anderer Herkunft, als Grundlage für die Entstehung nicht weniger Fälle von pankreatogenem Diabetes in Anspruch genommen.

Entzündungen und Entzündungsfolgen

Inwieweit die *hämatogene Infektion* des Pankreasgewebes zu organischen, über eine seröse Pankreatitis (BRINK und GÜLZOW) hinausgehenden Veränderungen führt, ist ungewiß. Das gilt insbesondere für die im Gefolge von Infektionskrankheiten wie Scharlach, Masern, Röteln u. a., aber auch bei Polyarthritis rheumatica (LUTEMBRECHER und GALLIMARD) beobachteten und durch Funktionsprüfungen nachgewiesenen Infektpankreatitiden (KATSCH).

Nach wie vor umstritten ist die bakterielle *Infektion* des Pankreas *auf dem Lymphwege*, obwohl der Verdacht auf eine übergreifende lymphogene Infektion bei akuten Oberbaucherkrankungen oft recht nahe liegt. Zu wenig gesicherte Beobachtungen liegen auch für die mehrfach behauptete toxische Entstehung der akuten Pankreasnekrosen vor. Angeschuldigt werden vor allem Alkohol (Weiner und Tennant, Paxton und Payne) und Blei (Grall und Pelle).

Aszendierend oder deszendierend auftretenden, akuten und subakuten bakteriellen Entzündungen der Bauchspeicheldrüse pflegt, wie im klinischen Teil noch näher auszuführen ist, eine Schädigung des Organs durch nerval-vasomotorische oder toxische Einflüsse vorauszugehen. Gleichbedeutend sind Abflußhindernisse des Bauchspeichels im Verlauf oder an der Ausmündung der Ausführungsgänge; auch sie begünstigen das Haften der Infektion.

Die morphologischen Veränderungen, die sich dabei in der Drüse abspielen, überschneiden sich vielfach mit den bei der akuten Pankreasnekrose beobachteten Zerfalls- und Zersetzungserscheinungen des Organs; mitunter sind beide miteinander vergesellschaftet. Neben interstitiellen Entzündungsvorgängen kommt es häufig zu umschriebenen eitrigen Einschmelzungen oder auch zur Ausbildung großer Abszesse. Dementsprechend geht ein mehr oder weniger großer Teil des Drüsengewebes mit Einschluß des Inselgewebes zugrunde. Die damit verbundenen, in der Regel jedoch nur vorübergehend auftretenden Funktionsstörungen, wie Fermententgleisung und Hyperglykämie, sind um so ausgesprochener, je stürmischer die Entzündung verläuft.

Die Ausheilungsvorgänge der akuten interstitiellen Entzündungen decken sich weitgehend mit den Gewebsveränderungen, die das Pankreas bei den von vornherein chronisch verlaufenden Entzündungen erfährt. Sie stehen ihrem Wesen nach den scirrhotischen und sklerotischen Schrumpfungsvorgängen des Drüsengewebes nach langdauernder mechanischer Abflußbehinderung des Pankreassekretes nahe. Die chronischen Entzündungszustände und Entzündungsfolgen erstrecken sich dabei entweder auf fast das ganze Organ oder nur auf einen mehr oder weniger ausgedehnten Drüsenanteil. Mit zunehmender Binde- und Fettgewebsvermehrung verstärkt sich der Schwund der Drüsenzellen immer mehr, bis in weiten Gebieten der Drüse kaum noch funktionierendes Parenchym vorhanden ist. Die Inseln aber bleiben meist bis zuletzt und selbst in völlig sklerotischen oder lipomatösen Bezirken erhalten (Abb. 25a). Infolgedessen ist mit den Endstadien der Drüsenverödung fast regelmäßig ein teilweiser Ausfall der äußeren Pankreassekretion verbunden, eine Störung der hormonalen Leistung des Organs dagegen, wenn überhaupt, meist nur in geringem Grade nachzuweisen.

Selbstverdauungsvorgänge

Die „intravitale Selbstverdauung des Pankreas“ (Chiari) als Grundlage des verwickelten Krankheitsgeschehens bei der akuten Pankreasnekrose beruht auf den zerstörendem Wirken der organeigenen Fermente. Sie setzt die Aktivierung der Pankreasfermente innerhalb des Drüsengewebes voraus. Wie es dazu kommen kann, das war Gegenstand zahlloser experimenteller und klinischer Untersuchungen und wird noch ausführlich zu erörtern sein. Das gleiche gilt für die Frage, ob die Fermentaktivierung allein zur Erklärung der Entstehung des Krankheitsbildes ausreicht oder ob dazu nicht vielmehr eine vorausgehende primäre Gewebsschädigung erforderlich ist.

Zunächst beeinflußt das Trypsin offenbar die Gefäße nur insofern, als es zu einer Stase führt, wie u. a. die Untersuchungen Griessmanns an der Kaninchenhornhaut gezeigt haben. Erst das durchblutungsgeschädigte Gewebe unterliegt der andauenden Wirkung des eiweißspaltenden Fermentgemisches.

Die pathologischen Veränderungen selbst werden durch die Wirkung der fett- und eiweißspaltenden Pankreasfermente zur Genüge erklärt. Das aktive Sekret zerstört das eigene Drüsengewebe, daut die Gefäße an, so daß ausgedehnte Blutungen in das Organ erfolgen, und erzeugt Nekrosen in näher oder ferner gelegenen Fettgewebspartien. Nicht ganz selten tritt eine sekundäre Infektion des bereits schwer geschädigten Organs zu diesen Vorgängen hinzu. Auch wenn sich der fermentative Untergang des Drüsengewebes nur auf umschriebene, wenn auch meist an mehreren Stellen des Organs auftretende Zerfallsherde beschränkt, so wird doch durch die begleitenden Erscheinungen der Blutung, der Sekretstauung und der Entzündung zunächst stets die ganze Drüse derart in Mitleidenschaft gezogen, daß schwerste Ausfallserscheinungen seitens der äußeren wie der inneren Sekretion des Organs die unausbleibliche Folge sind. Die Organschädigung kann dabei so hochgradig sein, daß es gar nicht erst zur Fermententgleisung kommt.

Auf der anderen Seite besteht eine erstaunlich große Erholungs- und Ausheilungsfähigkeit des erkrankten Organs nach Abklingen der ersten stürmischen Krankheitserscheinungen. Die klinischen Krankheitszeichen einschließlich der aufgetretenen Funktionsstörungen können sich völlig zurückbilden. Die Gewebsnekrosen heilen nach Einhüllung durch derbes Bindegewebe mit Vernarbung oder Verkalkung aus. Das weniger geschädigte Drüsengewebe zeigt Veränderungen, wie sie bei der eigentlichen chronischen Pankreatitis beobachtet werden. Nur selten geht aus den Heilungsvorgängen bei der akuten Pankreasnekrose eine ausgedehnte fibröse Sklerose des Organs hervor. Zurückbleibende wesentliche Störungen der Pankreasfunktionen, insbesondere der Leistungsfähigkeit des Inselorgans, werden infolgedessen verhältnismäßig selten beobachtet. Das erhalten gebliebene Inselgewebe reicht zur Aufrechterhaltung des Kohlehydratstoffwechsels in der Regel selbst dann vollkommen aus, wenn durch Segmentation oder Abszeßbildung größere Teile des Organs zugrunde gegangen sind.

Diese Feststellung stimmt mit dem Ergebnis partieller Pankreasexstirpationen im Tierversuch überein. Nach den experimentellen Erfahrungen kann man $^1/_3$ bis $^3/_4$ der Drüse ohne Schaden für die hormonale Leistung entfernen. Erst nach Fortnahme von mindestens $^9/_{10}$ des Pankreas treten Störungen der Zuckerverwertung auf (SANDMEYER-Diabetes). Allerdings ist bei der Übertragung dieser Versuchsergebnisse auf die menschlichen Verhältnisse nach abgelaufener akuter Pankreasnekrose zu berücksichtigen, daß es sich dabei nicht mehr um ein gesundes, sondern um ein durch die vorausgegangenen Fermentwirkungen und Entzündungsvorgänge bereits schwer geschädigtes Organ handelt.

Zweiter Teil

Krankheiten der Bauchspeicheldrüse

Krankheitserkennung

Die geschützte Lage des Organs und die Unauffälligkeit vieler, von der Bauchspeicheldrüse ausgehender Krankheitszeichen bringen es mit sich, daß Pankreaserkrankungen der Erkennung und Beachtung auch heute noch vielfach entgehen. Dazu kommt die Erfahrungstatsache, daß die Krankheiten der Bauchspeicheldrüse häufig Zweitschäden sind. Die Aufmerksamkeit ist infolgedessen meist auf das primäre Leiden gerichtet und wird dadurch von den Störungen des drüsigen Organs abgelenkt. So ist es zu verstehen, daß die genauere Kenntnis der Krankheitserscheinungen, die klinisch erfaßbar sind, sich jahrzehntelang auf schwerste oder bereits weit fortgeschrittene Erkrankungen der Bauchspeicheldrüse, wie die akute Pankreasnekrose und Pankreatitis, den Krebs und die Zysten des Organs beschränkte.

Erst die zunehmende Beschäftigung mit der Pathologie des Organs führte zu der Erkenntnis, daß auch die zahlreichen leichten Störungen und die ernsten Leiden des Pankreas oft bereits im Beginn der klinischen Diagnostik zugänglich sind. Die in großer Zahl angegebenen Laboratoriumsmethoden und Funktionsprüfungen sind dabei keineswegs als entscheidend für die diagnostischen Fortschritte zu bezeichnen. Ihre zeitweilige Überbewertung und scheinbare Überlegenheit war nur eine Folge des großen Vorsprunges, den die Erforschung der physiologischen Verhältnisse lange Zeit vor der Pathologie des Organs voraus hatte. Seit der durch eingehende anatomisch-pathologische Untersuchungen bereicherten Kenntnis der klinischen Krankheitsbilder liegt der Schwerpunkt der Diagnostik, wie ganz allgemein in der Chirurgie, wieder in der klinischen Erfassung und Erkennung der Krankheitsäußerungen. Grundsätzlich sollen daher in der Pankreasdiagnostik Allgemeinuntersuchung und vornehmlich Bewertung des Bauchbefundes den Funktionsprüfungen und Sonderuntersuchungen vorausgehen, da sie nur einen ergänzenden und die Befunderhebung abrundenden Wert besitzen. Wie G. Katsch mit Recht hervorhebt, wurde die Diagnostik der Pankreaserkrankungen zeitweilig „zu sehr ins Laboratorium verlegt".

Sehr viel kommt für die Diagnosestellung darauf an, daß überhaupt der Verdacht auf das Vorliegen einer Pankreaserkrankung gefaßt wird. Der erste Schritt zur Erkennung einer primären Störung oder einer Mitbeteiligung der Bauchspeicheldrüse ist bereits getan, wenn an die Möglichkeit eines bestehenden Pankreasleidens gedacht wird. Ergeben sich hierfür aus Vorgeschichte, Verlauf und Zustandsbild Anhaltspunkte, dann erst tritt die Heranziehung der Untersuchungsverfahren des Laboratoriums in ihr Recht. Ihr Wert zur Stützung oder Sicherung der Diagnose wie zur diagnostischen Ausschließung einer Pankreaserkrankung ist ohnehin weitgehend von dem Zeitpunkt abhängig, in dem sie angewendet werden. Sie reichen für sich allein nicht aus, das Vorliegen einer Bauchspeicheldrüsen-Erkrankung mit Sicherheit zu beweisen oder auszuschließen. Die sog.

funktionelle Pankreasdiagnostik kann daher der Führung durch die klinische Krankheitsbeurteilung nicht entraten.

Eher können bereits die klinischen Zeichen und Hinweise so überzeugend sein, daß sich die Diagnose auf sie allein zu stützen vermag und der Laboratoriumshilfen nur zur genaueren Abschätzung der Schwere und der Verlaufsform des Leidens bedarf. In dieser Hinsicht sind die speziellen Untersuchungsverfahren allerdings als nahezu unentbehrlich zu bezeichnen.

Allgemeinuntersuchung

Obenan in der Befunderhebung steht die

Krankheitsvorgeschichte

Sorgfältige Erhebung vorausgesetzt, ergeben sich aus der Anamnese nicht selten Hinweise auf überstandene Pankreaserkrankungen und von ihnen herrührende Folgeerscheinungen, wie gelegentliche Schmerzanfälle, Verdauungsstörungen, Auftreten von Harnzucker u. ä. Ganz allgemein sollte bereits jede Angabe des Kranken über eine durchgemachte oder noch bestehende Oberbaucherkrankung die Möglichkeit einer Pankreasbeteiligung in Erwägung ziehen lassen.

Besondere Aufmerksamkeit ist der bekannten Tatsache der häufigen Zweiterkrankungen des Organs zu schenken. Namentlich Gallenwegsleiden sind oft mit leichteren oder schwereren Störungen der Bauchspeicheldrüsen-Tätigkeit vergesellschaftet. Auch penetrierende Magen- und Zwölffingerdarmgeschwüre beteiligen das Pankreas häufig. Zurückliegende stumpfe Bauchverletzungen und Oberbaucheingriffe müssen gleichfalls in die diagnostischen Erwägungen einbezogen werden.

An zweiter Stelle in der Häufigkeit der Krankheitsentstehung sind vorausgegangene Infektionen zu nennen. Neben der gelegentlichen Miterkrankung des Pankreas am Mumps kommen hier besonders die parenchymschädigenden Infektionskrankheiten Scharlach, Typhus, Diphtherie und schwere Vergiftungen durch Alkohol sowie metallische und narkotische Gifte als Quelle chronischer Pankreasschäden in Frage. Auf die Auswirkung von Kreislaufstörungen wurde oben bereits hingewiesen.

Wichtige Anhaltspunkte und Verdachtsgründe vermitteln weiter die Angaben des Kranken über seine

Beschwerden

Die geäußerten Klagen weisen im allgemeinen recht eindeutig auf das erkrankte Organ hin; sie wurden nur früher häufig falsch gedeutet und nicht auf die Bauchspeicheldrüse, sondern auf Nachbarorgane bezogen. Insbesondere die Schilderungen bestehender Schmerzzustände sind oft durchaus kennzeichnend und bei deutlicher Ausprägung geradezu als krankheitsbeweisend anzusehen.

Der eigentliche *Pankreasschmerz*, der meist in der Mitte des Oberbauches angegeben wird und äußerst heftig sein kann, ist der verwickelten Lagebeziehungen wegen verständlicherweise oft weniger bezeichnend, als die bei allen schwereren frischen Erkrankungen der Bauchspeicheldrüse kaum jemals fehlende Linksausstrahlung der Schmerzen. Von dem Schmerzzentrum im Oberbauch ziehen quälende Schmerzen bis in den Bereich der linken Flanke. Auch linksseitiger Schulterschmerz kann durch Vermittlung des Zwerchfellnerven auftreten. Im Gegensatz zu den kolikartigen Schmerzanfällen beim Gallensteinleiden handelt es sich fast ausnahmslos um einen Dauerschmerz. Zu Fehldeutungen kann die Ausbreitung des Ausstrahlungsschmerzes in die linke Nierengegend (Pyelitis!) Anlaß geben. Vom Rippenbogen nach oben ausstrahlende Schmerzen lassen an Angina pektoris denken, mit der das Pankreasschmerzsyndrom nicht allein die Linksseitigkeit, sondern auch das als Vernichtungsgefühl empfundene Schmerzauftreten gemeinsam hat. Andere Täuschungsmöglichkeiten ergeben sich daraus, daß die Schmerzempfindung in den Ausstrahlungsgebieten stärker ist als im Oberbauch. Dazu kommt, daß entsprechende Schmerzpunkte bei der Abtastung der Oberbauchgegend nicht selten vermißt werden. Mitunter steigern sich die Beschwerden einige Zeit nach der Nahrungsaufnahme, wie es bei vielen Magen- oder Zwölffingerdarmgeschwüren der Fall ist.

Die Schwierigkeiten der diagnostischen Schmerzdeutung sind um so größer, als mannigfache Zusammenhänge und Ursachenverkettungen möglich sind. Außer einer Verstärkung des Pankreasschmerzes durch Leiden, die völlig unabhängig von Erkrankungen der Bauchspeicheldrüse auftreten, kann eine mittelbare oder unmittelbare Beteiligung des Pankreas vorliegen. So tritt zu Geschwürsbeschwerden ein echter Pankreasschmerz hinzu, wenn es sich um einen tiefen Geschwürseinbruch in das Pankreasgewebe handelt. Mit der Verdauungsphase zusammenfallende Schmerzanfälle oder -steigerungen sind sowohl bei Abflußbehinderung in den Ausführungsgängen der Bauchspeicheldrüse wie bei ödematöser und entzündlicher Anschwellung des reichlich durchbluteten Organs durchaus verständlich. Viele Untersucher lassen sich ferner dadurch irreführen, daß Gallensteinkoliken und Pankreasschmerz häufig gleichzeitig bei ein und demselben Kranken nebeneinander vorkommen. Der linksseitige Schulterschmerz wurde noch von NAUNYN, dem großen Kenner der Gallenwegserkrankungen, und anderen bedeutenden Klinikern als Gallenschmerz mit kontralateraler Auslösung und Ausstrahlung gedeutet. Erst G. KATSCH erkannte die diagnostische Bedeutung des Pankreasschmerzes mit der kennzeichnenden Linksausstrahlung und brachte sie zur allgemeinen Anerkennung.

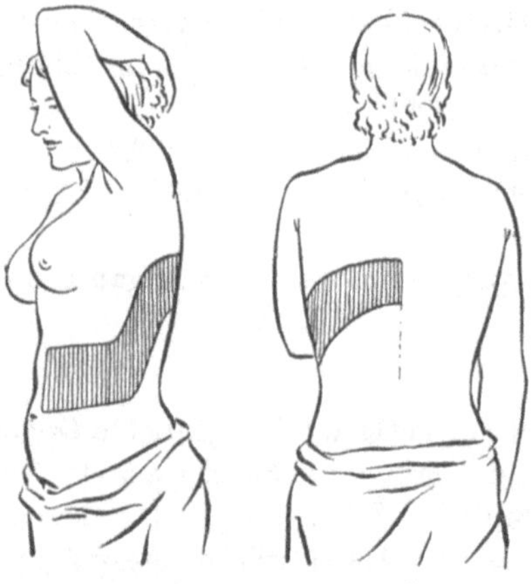

a *b*

Abb. 17a und b. HEADsche Zone bei akuter Pankreaserkrankung. (Aus: G. KATSCH und J. BRINCK.)

Von G. KATSCH stammt auch der Nachweis, daß dem linksseitigen Pankreasschmerz ein *überempfindlicher Halbgürtel* — HEADsche Zone — der gleichen Seite entspricht. HEAD selbst bezog diese linksseitige Überempfindlichkeitszone noch auf die erkrankte Gallenblase, da ihm die Pankreaserkrankungen weniger geläufig waren. Lage und Ausdehnung der HEADschen Zone, bei der es sich um eine Reflexhyperästhesie in der äußeren Körperbedeckung handelt, sind aus Abb. 17 ersichtlich. Außer diesen algetischen Krankheitszeichen findet sich nicht selten auch eine einseitige, ebenfalls reflektorisch bedingte Lidspalten- und Pupillenerweiterung (HANSEN u. v. STAA, R. LOHSE).

Als reflektorisch bedingt ist ferner die nicht gerade häufige, dafür aber um so auffälligere Vermehrung des Mundspeichelflusses aufzufassen. *Verstärkter Speichelfluß* wird vorzugsweise als Begleiterscheinung chronischer Veränderungen der Bauchspeicheldrüse beobachtet und ist ein Hinweis mehr auf die zweifellos bestehenden Zusammenhänge zwischen Ohr- und Bauchspeicheldrüse, die gelegentlich in der gleichzeitigen Erkrankung beider Organe bei Mumps deutlich zum Ausdruck kommen.

Weniger charakteristisch pflegen die Klagen der Pankreaskranken über *Darmstörungen* zu sein. Namentlich bei leichten Pankreasschäden sind die vom Darm ausgehenden Beschwerden unbedeutend und wenig aufschlußreich. Meist wird nur über Unregelmäßigkeit des Stuhlganges geklagt. Gelegentliche sturzartige oder stinkende Stuhlentleerungen und Zustände übermäßiger Gasbildung im Darm wechseln mit Darmträgheit ab. Typische Fettstühle fehlen fast immer. Ernstere Erkrankungen der Bauchspeicheldrüse gehen dagegen häufig mit Eßunlust, insbesondere Abneigung gegen fetthaltige Nahrungsmittel, mit Übelkeit, häufigem Aufstoßen, ja Erbrechen einher. In den Leibbeschwerden deuten sich die Zeichen der Bauchfellreizung an: schmerzhafte Darmzusammenziehungen, Windverhaltung und Auftreibung des Oberbauches, Erscheinungen, die sich in schweren Krankheitsfällen zum Bilde der völligen Darmlähmung steigern.

Klinischer Befund

Fieber wird in der Regel vermißt. Eine Ausnahme machen akute eitrige Entzündungen der Bauchspeicheldrüse. Auch die akute Pankreasnekrose führt nur selten zu einer stärkeren Erhöhung der Körpertemperatur; häufiger werden Untertemperaturen beobachtet, wenn die Selbstzersetzung des Organs von hochgradigen Vergiftungserscheinungen begleitet wird. Chronisch-rezidivierende Pankreasentzündungen gehen meist mit subfebrilen Temperaturen einher.

Kreislaufstörungen in Form einer leichten Zyanose, Blutdrucksenkung, kleinem Puls bei deutlicher Venenfüllung fehlen selten bei der akuten Pankreasnekrose; sie können in einem akuten Versagen des peripheren Kreislaufes gipfeln. Hypertonie begleitet viele Fälle chronischer Pankreasschäden. Inwieweit die Kreislaufstörungen eine Folge des vermehrt ausgeschwemmten Kreislaufhormons der Bauchspeicheldrüse — Kallecrein — darstellen, wie sein Entdecker E. K. Frey vermutet, ist noch nicht entschieden.

Der *Tastbefund* hängt weitgehend von der Beschaffenheit, namentlich aber von der Dicke der Bauchdecken ab. In akuten Fällen mit Auftreibung des Oberbauches ist mitunter nur eine gleichmäßige Druckschmerzhaftigkeit nachzuweisen. Bauchdeckenspannung ist in der Regel nicht vorhanden. Bei gut eindrückbaren Bauchdecken besteht häufig in der Mittellinie ein tiefer umschriebener Druckschmerz über der Wirbelsäule. Vielfach reicht die Druckempfindlichkeit entsprechend der Lage des Organs auch nach links hinüber, wo nicht selten ein Druckpunkt in der Gegend des unteren Milzpols vorhanden ist.

Die Ausdehnung der Hautüberempfindlichkeit im Bereich der Headschen Zone läßt sich durch Bestreichen mit einer Nadel festlegen. Häufig ist der überempfindliche Halbgürtel nicht vollständig; dann findet sich nur vorn, entlang dem Rippenbogen, und hinten neben der Wirbelsäule ein hyperalgetischer Bezirk.

Das normale Organ ist nur in Ausnahmefällen, bei übergroßer Magerkeit und bei Magensenkung, durch die Bauchdecken hindurch zu tasten. Dagegen kann das verhärtete und verdickte Pankreas bei der Palpation oft mit ziemlicher Sicherheit von den Nachbarorganen abgegrenzt werden. Auch bei der akuten Pankreasnekrose tastet man die verdickte Bauchspeicheldrüse häufig als tiefliegende querverlaufende Resistenz. Eine vermutete oder nachweisbare Verhärtung des Pankreas ist jedoch für sich allein nicht für die Diagnose verwertbar, da sich nach den Beobachtungen von G. v. Bergmann und N. GULEKE Abweichungen der Größe und Härte des Organs auch unter nicht krankhaften Bedingungen, z. B. auf der Höhe der Verdauung, finden. Am häufigsten läßt sich eine Verhärtung des Pankreaskopfes nachweisen. Sie beruht meist auf einer, auf dem Lymphwege entstandenen, chronisch entzündlichen Verdickung des Drüsengewebes und ist infolgedessen mit entsprechender Druckschmerzhaftigkeit verbunden.

Diese für den Tastbefund geltenden Einschränkungen beziehen sich in gleicher Weise auf die meisten Geschwülste der Bauchspeicheldrüse. Nur der Krebs des Pankreaskopfes läßt sich oft deutlich tasten; er ist im allgemeinen bedeutend weniger beweglich als der Magenausgangskrebs, der differentialdiagnostisch in erster Linie in Frage kommt.

Gelbsucht verschiedenen Ausmaßes ist häufig mit akuten oder chronischen Pankreaserkrankungen verbunden. Der Ikterus kann sehr verschiedene Ursachen haben. Neben toxischen und vaskulär bedingten Schäden, die Leber und Bauchspeicheldrüse gemeinsam treffen, sind es vor allem die mit Gallenstauung einhergehenden und auf dem Gang- oder Lymphwege zu einer sekundären Beteiligung der Bauchspeicheldrüse führenden Gallenwegsleiden, bei denen Gelbsucht und Pankreaserkrankung gleichzeitig auftreten. Entzündliche Anschwellung des Pankreaskopfes kann jedoch ebenso wie die Krebsgeschwulst im Kopfteil der Bauchspeicheldrüse durch Verdrängung oder Zusammendrückung des Ductus choledochus auch für sich allein die Ursache für eine mehr oder weniger hochgradige Stauungsgelbsucht abgeben. Sie stellt häufig das erste Anzeichen der Erkrankung überhaupt dar. Die Gallenrückstauung erstreckt sich dabei oft genug, namentlich bei entzündungsfreien Gallenwegen, auch auf die Gallenblase, die dann als vergrößert und gespannt zu tasten ist (COURVOISIERsches Zeichen).

Das *Blutbild* hat für die Erkennung der Pankreaserkrankungen keine große diagnostische Bedeutung erlangt, da es keine charakteristischen Veränderungen aufweist. Bei akuter Pankreasnekrose und erst recht bei eitriger Pankreatitis finden sich natürlich erhöhte, ja nicht selten ungewöhnlich hohe Leukozytenwerte und eine erhebliche Linksverschiebung. Der Befund ändert sich mit Besserung oder Verschlechterung des Krankheitsbildes. Die Kontrolle des weißen Blutbildes ist daher weniger für die Erkennung des Leidens, als für die Beurteilung seines Verlaufes von Wichtigkeit. Das gilt besonders für die abwartende Behandlung der akuten Pankreasnekrose.

Wiederholt wurden bei chronischer Pankreatitis sowohl hypo- wie hyperchrome Anämien beschrieben, ohne daß diesem Zusammentreffen jedoch mit Sicherheit eine pathognomonische Bedeutung zuzuerkennen wäre.

Funktionsbewertung

Äußere Sekretion

Zur Funktionsprüfung der äußeren Sekretion des Pankreas sind im Laufe der Zeit außerordentlich viele Untersuchungsverfahren angegeben worden, wohl ein Zeichen dafür, daß ihre praktische Brauchbarkeit nicht allzu groß ist. In der Tat geben nur genaue Ausnutzungsbilanzen der aufgenommenen Nahrung einen ausreichenden Aufschluß über die Verdauungskraft des abgesonderten Bauchspeichels. Die älteren Verfahren besitzen größtenteils nur noch historisches Interesse und werden deshalb hier nur kurz erwähnt.

Für die chirurgische Diagnostik kommen die zuverlässigeren modernen Stoffwechsel- und Duodenalsaftuntersuchungen ihrer umständlichen und zeitraubenden Methodik wegen jedoch weniger in Betracht, weil es für sie in erster Linie darauf ankommt, bei akuten Baucherkrankungen rasch Klarheit über die Beteiligung der Bauchspeicheldrüse zu erlangen und das Ergebnis für die Operationsentscheidung verwerten zu können. Für diesen Zweck stehen gleichfalls genügend Methoden zur Verfügung.

Untersuchung auf Fermentmangel

Die aus der experimentellen Physiologie bekannte Tatsache, daß die Einführung von Fett in den Magen einen Rückfluß des Duodenalsaftes bewirkt, kann in verschiedener Weise zum *Fermentnachweis im ausgeheberten Mageninhalt* benutzt werden. VOLHARD hat für diesen Zweck ein Ölprobefrühstück, EHRMANN ein Palminfrühstück angegeben; BASSLER verwendete Witte-Pepton. Der Nachweis erstreckt sich nur auf Trypsin und ist wegen der Unwirksamkeit dieses Fermentes in saurem Milieu so ungenau und unsicher, daß das Verfahren keinen großen praktischen Wert besitzt.

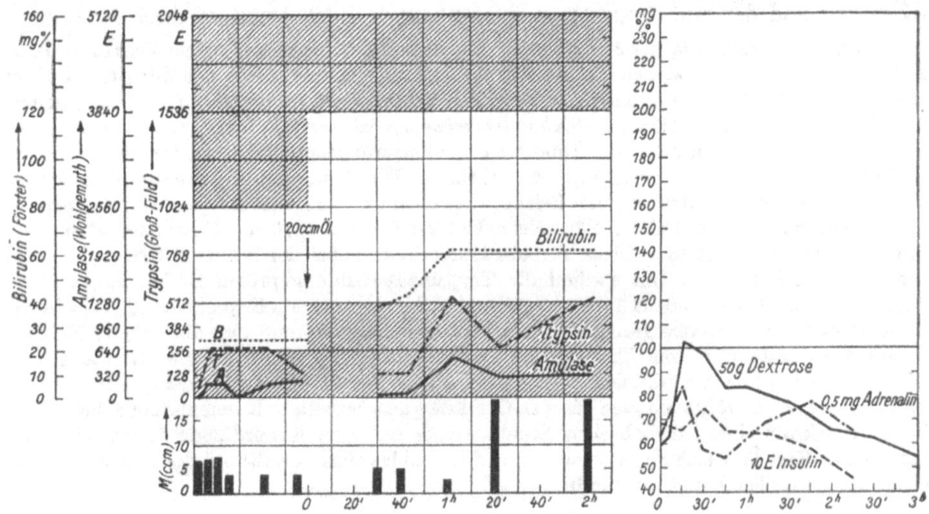

a *b*

Abb. 18a und b.

Hypochylia pankreatika bei 49jähr. Frau mit langer Gallenvorgeschichte; leichte hyperglykämische Erscheinungen (Hyperinsulinismus).

a: Amylasehemmung, Trypsinhemmung, geringe Duodenalsaftmengen.

———— Amylase (Diastase in WOHLGEMUTH-Einheiten 37°.30').

—·—·— Trypsin (Einheiten nach FULD-GROSS 37°.30').

.... Bilirubin in mg %

Menge des Duodenalsaftes in ccm.

Schwarze Stäbe: Menge des alkalischen Duodenalsaftes.

b: Blutzuckerkurven nach Traubenzucker-, Adrenalin- und Insulinbelastung.

(Nach H. SCHNETZ.)

Brauchbarer, doch ebenfalls nicht frei von Fehlerquellen, sind *Fermentbestimmungen im Duodenalsaft*, der mittels Duodenalsonde gewonnen wird. Durch Verabreichung von 30 ccm n/10-Salzsäure oder 2 ccm Narkoseäther (G. KATSCH u. v. FRIEDRICH) durch die Sonde wird der Bauchspeichelfluß angeregt. Neben der Abschätzung der Saftmenge ist die Messung der Wirkungsstärke der verschiedenen Pankreasfermente möglich. Diagnostisch bedeutsam ist vor allem das völlige Ausbleiben der Pankreassekretion trotz Ätherreiz; es läßt auf einen Verschluß des Ausführungsganges oder auf einen völligen

Funktionsaufall der Drüse schließen. Bei der Bestimmung der Fermentwirkungen sind „nur grobe Ausschläge nach der negativen Seite belangvoll“ (G. KATSCH).

Genauere Aufschlüsse erhält man durch *fraktionierte Pankreasfermentbestimmungen im Duodenalsaft.* Sie werden zwar vorwiegend zur Klärung pathophysiologischer Fragestellungen benutzt, können aber auch für die Chirurgie der Bauchspeicheldrüse Bedeutung gewinnen, wenngleich nur zur Feststellung von Funktionsschwächen und chronischen Schäden des Organs. Die auf dieser Grundlage von interner Seite ausgearbeiteten systematischen Funktionsprüfungen der äußeren Pankreassekretion lassen einen guten Überblick und eine kurvenmäßige Darstellung der Menge des abgesonderten Bauchspeichels und seiner fermentativen Kraft zu (Abb. 18).

Genannt sei hier besonders der von LAGERLÖF und ÅGREN (1936) angegebene *Sekretintest* und der von COMFORT und OSTERBERG (1940) benutzte *Mecholyltest.*

Diesen Verfahren, mit deren Hilfe der Bauchspeichel direkt auf seine Verdauungskraft untersucht werden kann, stehen die älteren Methoden gegenüber, bei denen der Stuhl auf unausgenützte Nahrungsbestandteile oder unverdaut gebliebene peroral verabfolgte Stoffe geprüft wird. Der diagnostische Wert der *Stuhluntersuchungen* ist verständlicherweise wesentlich geringer. Nur schwere Störungen der tubulären Pankreasfunktion sind mitunter bereits makroskopisch an den typischen Fettstühlen zu erkennen. Die Aufdeckung leichterer Ausnutzungsstörungen macht die Anwendung von Belastungsproben und eine mikroskopische und chemische Analyse der Stühle erforderlich. Für solche Untersuchungen muß die Zusammensetzung der Nahrung genau bekannt sein. Diese Voraussetzung ist u. a. bei der SCHMIDT-STRASSBURGERschen Probekost gegeben. Um speziell die Trypsinausscheidung prüfen zu können, sind die SAHLIschen Glutoid-, die MÜLLER-SCHLECHTsche Geludurat-Kapselmethode sowie die SCHMIDTsche Zellkernprobe geeignet. Diese Proben beruhen darauf, daß die mit der Nahrung zugeführten Stoffe nur vom Trypsin des Bauchspeichels aufgelöst werden. Nichtauflösung läßt auf ungenügende Trypsinbildung schließen; sicher verwertbar ist nur der positive Ausfall der Probe. Besser bewährt hat sich die von O. GROSS ausgearbeitete Kaseinmethode, bei der die Einwirkungskraft eines alkoholischen Stuhlauszuges auf eine Kaseinlösung festgestellt wird. Auf diesem Wege läßt sich der Trypsingehalt des Stuhles sicher ermitteln, doch ist auch dieses Verfahren zeitraubend und umständlich.

Untersuchung auf Fermententgleisung

Wie S. 26 bereits erwähnt, beruht die diagnostische Verwertbarkeit der Fermententgleisung auf dem vermehrten Übertritt von Pankreasfermenten in die Blutbahn und ihrer Ausscheidung durch die Nieren. Schon einfache Stauungszustände in den Ausführungsgängen und leichte Schädigungen des Drüsengewebes bewirken eine intrapankreatische Aufsaugung der Fermente. Schwere Störungen und Veränderungen der gleichen Art ziehen in der Regel eine entsprechend stärkere Fermententgleisung nach sich. Die auf diesen Vorgängen aufgebauten Untersuchungsverfahren sind infolgedessen vor allem für chirurgische Zwecke sehr geeignet. Wie die hierauf gerichteten zahlreichen Untersuchungen der letzten zwei bis drei Jahrzehnte gezeigt haben, liefern sie in verhältnismäßig kurzer Zeit brauchbare Ergebnisse, die namentlich für die Erkennung akuter Pankreaserkrankungen wertvoll sind, aber auch für die Funktionsbewertung chronisch veränderter Bauchspeicheldrüsen eine brauchbare Grundlage abgeben.

Die größte Bedeutung in dieser Hinsicht hat das *Auftreten vermehrter Diastase in Blut und Harn* erlangt. Das Vorhandensein der Blutdiastase war bereits MAGENDIE (1846) bekannt. Sie entstammt wahrscheinlich nicht ausschließlich der Bauchspeicheldrüse, sondern wird auch von anderen Organen an das Blut abgegeben. Die wichtigste Bildungsstätte dieses Fermentes dürfte aber doch das Pankreas sein, dessen Exstirpation zu einer Verminderung der Blutdiastase um etwa die Hälfte führt, wie ZUCKER (1932) feststellte. Die Ausscheidung der Diastase durch die Nieren wird nach WOHLGEMUTH bei Erkrankungen dieser Organe eingestellt. Infolgedessen ist bei Nierenkrankheiten die Diastasebestimmung im Blut vorzuziehen.

Die starke Vermehrung des diastatischen Fermentes in Blut und Harn bei Pankreaserkrankungen ist hauptsächlich eine Folge von Sekretstauungszuständen. Im Tierversuch genügt bereits die Abschnürung eines kleinen Drüsenanteils, um die Blutwerte in die Höhe zu treiben. Bei experimenteller Pankreasnekrose erfolgt die Diastasevermehrung im Blut weniger rasch, sie ist erst nach einigen Stunden nachzuweisen, vielleicht weil die Stauungswirkung dabei nicht so plötzlich einsetzt und wohl auch nicht so hochgradig ist. Diese Verzögerung hat zu der Vermutung geführt, daß die Aufsaugung und Abführung der Diastase bei akuten Pankreaserkrankungen vorwiegend auf dem Lymphwege und nicht auf dem Blutwege vor sich geht; letzterer ist nach DOHNEN als der physiologische anzusehen, da sich das Ferment in der Vena pankreatica in stärkerem Maße als in den peripheren Gefäßen nachweisen läßt.

Von den Untersuchungsverfahren hat sich *die quantitative Diastasebestimmung im Harn nach* WOHLGEMUTH am meisten eingebürgert. Wie sie angestellt wird, ist in jedem Leitfaden der klinisch-chemischen Untersuchungsmethoden nachzulesen. Hier sei nur erwähnt, daß es wichtig ist, den Harn mit 1proz. Kochsalzlösung zu verdünnen, da Kochsalz das diastatische Ferment aktiviert. Bei Kochsalzzusatz werden infolgedessen deutlichere Ausschläge erzielt. Andere Fehlerquellen der Methode lassen sich nach dem Vorschlage von BAUMANN durch Pufferung des Reaktionsgemisches ausschalten.

Das WOHLGEMUTH-Verfahren reicht für chirurgische Zwecke in der Regel vollständig aus und gibt namentlich bei akuten Pankreaserkrankungen rasch Aufschluß über das Verhalten der Diastaseausscheidung. Normalerweise finden sich Werte zwischen 16 und 32 WOHLGEMUTH-Einheiten, doch gelten 8 und 64, auch 128 W.-E. noch als Grenzwerte, da sie weder als sicher normal noch als sicher von der Norm abweichend anzusehen sind. Für akute pathologische Veränderungen des Pankreas gelten nur sehr hohe Blutdiastasewerte als beweiskräftig.

Zur Beurteilung der Art und der Schwere der Erkrankung läßt sich der Ausfall der Diastasebestimmung dagegen nicht heranziehen. Die stärkste Vermehrung der Harndiastase wird bei ganz frischen Entzündungen angetroffen, ferner beim akuten Pankreasödem, das als Beginn der akuten Nekrose aufzufassen ist. Die schwersten, auch als ultraakut bezeichneten Formen der Pankreasnekrose, bei denen fast immer das ganze Organ in den Zerfallsprozeß einbezogen ist, gehen dagegen häufig mit normalen oder gar erniedrigten Diastasewerten einher. Nach F. BERNHARD wird eine derartige Fermentverarmung in etwa 5—10% aller Fälle beobachtet. Nachlassen der Fermentbereitung ist wohl auch die Ursache für den oft bereits 1—2 Tage nach Ausbruch der akuten Erkrankung erfolgenden Abfall anfänglich stark erhöhter Diastasewerte bis zur Norm. Auf einen Rückgang der krankhaften Veränderungen des Organs darf deshalb nur bei einem allmählichen Absinken der Werte geschlossen werden.

Im ganzen gesehen hat sich die Diastasebestimmung im Harn nach WOHLGEMUTH als das wichtigste diagnostische Hilfsmittel zur Erkennung oder Ausschließung akuter Pankreaserkrankungen erwiesen. Die Angabe von SCHMIEDEN und SEBENING über 20% Versager stammt noch aus der Anfangszeit der durch Kochsalzzusatz und Pufferung inzwischen wesentlich verbesserten Methode.

Eine gewisse Einschränkung erfährt die Bedeutung des Diastasenachweises jedoch zweifellos durch die häufige sekundäre Beteiligung des Pankreas an anderen Baucherkrankungen. Auch diese Zweitschäden führen zu einer wenn auch meist geringeren Vermehrung der Diastase. Infolgedessen ist es nicht angängig, allein aus der Entgleisung dieses Fermentes differentialdiagnostische Rückschlüsse zu ziehen und bei positivem Ausfall der Bestimmung Nachbarschaftserkrankungen des Pankreas ausschließen zu wollen. Nach den vorliegenden Erfahrungen ist eine Diastaseerhöhung vielmehr in fast jedem Gallensteinanfall und bei etwa 10—15% aller klinisch behandelten Gallenwegserkrankungen sowie bei nahezu der Hälfte aller Choledochussteine zu beobachten (F. BERNHARD, JANKER, SKOOG u. a.). Ähnliches gilt für die Geschwüre des Magens und Zwölffingerdarms, soweit sie mit dem Pankreas verlötet oder in das Drüsengewebe eingebrochen sind (STOCKER, JORNS). Auch beim durchgebrochenen Magengeschwür und selbst bei Darmverschluß und Bauchfellentzündungen kann die Diastase im Harn beträchtlich vermehrt sein. In diesen Fällen also spricht die Diastasevermehrung zwar dafür, daß die Bauchspeicheldrüse in irgendeiner Weise in Mitleidenschaft gezogen ist, besagt aber nichts Sicheres über die Art ihrer Beteiligung.

Erwähnt sei ferner, daß bei akuten Entzündungen der Ohrspeicheldrüse, namentlich bei Mumps, fast regelmäßig hohe Diastasewerte gefunden werden (BERNHARD, JORNS). Hier könnte die Fermententgleisung darauf beruhen, daß die Ohrspeicheldrüse ebenfalls ein diastatisches Ferment bildet und an das Blut abgibt. Meist liegt es jedoch näher, als Ursache der Diastasevermehrung im Blut und Harn eine metastatische Miterkrankung der Bauchspeicheldrüse anzunehmen.

Chronische Erkrankungen der Bauchspeicheldrüse lassen erhöhte Diastasewerte fast immer vermissen. Auffallend niedrige Werte sprechen für eine schon lange bestehende Abflußbehinderung des Bauchspeichels. Hier ist die Untersuchung auf Diastase im Duodenalsaft und im Stuhl angezeigt; der negative Ausfall dieser Untersuchungen stützt die Diagnose der Sekretabsperrung vom Darm. Niedrige Diastasewerte werden auch bei schrumpfenden Veränderungen der Drüse gefunden, also bei chronischer Pankreatitis, bei der die Lebercirrhose begleitenden Pankreascirrhose und recht häufig beim Diabetes mellitus.

Die *Diastasebestimmung im Blut* kann ebenfalls nach dem WOHLGEMUTHschen Verfahren erfolgen. Empfindlicher ist die von OTTENSTEIN ausgearbeitete Mikrobestimmung der diastatischen Kraft des Serums durch Abspaltung von Glutose aus einer Glukogenlösung. Auf Grund ihrer größeren Empfindlichkeit zeigt diese Methode aber erst recht nicht nur die eigentlichen Pankreaserkrankungen, sondern fast jede Mitbeteiligung des Organs an den verschiedensten anderen Krankheitszuständen im Bauchhöhlenbereich durch hohe Ausschläge an, die sich normalerweise zwischen 200 und 300 mg% bewegen. Die OTTENSTEINsche Methode ist deshalb für die Aufgaben der chirurgischen Diagnostik eher von Nachteil. Dazu kommt, daß die KATSCHsche Klinik über eine leichte Beeinflußbarkeit der Blutamylase durch Störungen hormonaler Organe, Lungengeschwülste und Nierenschäden berichtet hat.

Auch das tryptische Ferment des Bauchspeichels kann bei Stauungszuständen oder Zerfall des drüsigen Gewebes „entgleisen"; es wird jedoch größtenteils, bevor es in den allgemeinen Kreislauf gelangt, von den Zellen benachbarter parenchymatöser Organe abgefangen und kommt aus diesem Grunde für den Nachweis im Blut nicht in Betracht. Außerdem gibt es noch keine wirklich brauchbare *Trypsinbestimmung im Blut*. Zur quantitativen Bestimmung des im Harn ausgeschiedenen Trypsins hat BAUMANN ein Verfahren ausgearbeitet, das bei Pankreaserkrankungen eine Zunahme des aktiven Fermentes in etwa dem gleichen Verhältnis wie die der Harndiastase ergab. Praktischen Wert hat die Methode jedoch bis jetzt nicht erlangt, obwohl

W. LOEFFLER und A. ESSELIER bei akuter Pankreasnekrose regelmäßig eine Trypsinurie feststellten. Erwähnt sei ferner, daß P. AMBROSIONI und G. CONSOLANDI einen biologischen Trypsinnachweis im Blut dadurch erbrachten, daß sie durch die Injektion von Blut Pankreatitiskranker bei Meerschweinchen Hautgeschwüre erzeugten, und daß S. BORGSTRÖM 1945 eine indirekte Methode des Trypsinnachweises im Blut durch Bestimmung der Prothrombinzeit angegeben hat, die auf der Zerstörung von Prothrombin und Fibrinogen durch tryptische Fermente beruht.

Der *Nachweis von Pankreaslipase im Serum* hat eine der Diastasebestimmung im Harn fast gleichwertige diagnostische Bedeutung gewonnen. Das fettspaltende Ferment des Bauchspeichels tritt bereits bei leichten Organschäden in die Blutbahn über, in die es wahrscheinlich auf dem Lymphwege gelangt.

Für die Lipasebestimmung im Blutserum wird fast ausschließlich das Tropfzählverfahren (Stalagmometrie) nach RONA und MICHAELIS benutzt. Die Methode beruht auf der Verwendung einer Fettlösung (wäßrige gesättigte Tributyrinlösung), in der durch Einwirkung fettspaltender Fermente Glyzerin und Fettsäuren abgespalten werden. Infolge der dadurch bewirkten Abnahme der Oberflächenspannung vermindert sich die ursprüngliche Tropfenzahl, die der Tropfengröße umgekehrt proportional ist. Wird nun das zu prüfende Ferment durch Giftzusatz ausgeschaltet, so bleibt die Tropfengröße und damit die Tropfenzahl unverändert, anderenfalls aber nimmt letztere zu. Die Anwesenheit der Pankreaslipase im Serum kann durch Zusatz von Chinin und Atoxyl ermittelt werden; jenes hebt die Lipasewirkung auf, dieses läßt sie unbeeinflußt. Der Nachweis vermehrter atoxylresistenter Lipase im Serum ist mithin für den Blutübertritt dieses Fermentes beweisend, wenn der Unterschied der Tropfenzahl, die beim Gesunden nach 90 Minuten Versuchsdauer 3—4 Tropfen beträgt, 6 Tropfen überschreitet; 5—6 Tropfen fallen noch in die Fehlerbreite des Verfahrens, dessen Durchführung umständlicher ist und mehr Zeit erfordert als die Diastasebestimmung im Harn.

Bei akuten Pankreasaffektionen tritt vermehrte atoxylresistente Lipase im Serum fast ebenso rasch auf wie das diastatische Ferment in Blut und Harn, ohne daß die gefundenen Werte jedoch parallel gehen (KATSCH und BRINCK). Im weiteren Verlauf der Erkrankung machen sich vielmehr beachtliche Unterschiede bemerkbar, die diagnostisch von Nutzen sein können. Während die Diastasewerte nämlich häufig bald wieder zurückgehen, bleibt die Lipasevermehrung im Serum fast stets tagelang bestehen und geht nur ganz allmählich zurück. Nach BERNHARD ist die Lipasebestimmung deshalb der WOHLGEMUTHschen Diastaseuntersuchung, namentlich bei der subakuten Verlaufsform der Pankreasnekrose, diagnostisch überlegen. Auch bei chronischer Pankreatitis ist die Pankreaslipase im Gegensatz zur Diastase meist erheblich vermehrt (SIMON, JORNS u. a.).

Die Höhe der Lipasewerte gibt jedoch ebensowenig wie die der Blut- oder Harndiastase Aufschluß über die Schwere der Erkrankung. Das geht schon daraus hervor, daß chronische Veränderungen des Organs ebenfalls eine Lipasevermehrung aufweisen. Wie für die Diastaseentgleisung ist ferner auch für das fettspaltende Ferment mit der Möglichkeit einer Fermentverarmung infolge weitgehender plötzlicher Zerstörung des Organs zu rechnen. Infolgedessen kann selbst bei der akuten Pankreasnekrose die Vermehrung atoxylresistenter Lipase im Serum gelegentlich ausbleiben.

In der gleichen Weise wie die Pankreasdiastase wird die Pankreaslipase bei Gallensteinleiden und vor allem im Gallensteinanfall vermehrt angetroffen. Auch Magen- und Zwölffingerdarmgeschwüre, die in das Pankreas penetrieren, sind nach den Untersuchungen von LASCH, GRASSBERGER, JORNS u. a. fast regelmäßig von einer beträchtlichen Zunahme der Pankreaslipase im Serum begleitet. Selbst der Krebs der Bauchspeicheldrüse geht nicht selten mit Lipasevermehrung einher. BERNHARD fand eine Zunahme der atoxylresistenten Lipase im Serum ferner bei Krebsen anderen Sitzes, außerdem bei Kropf, Diabetes mellitus, perniziöser Anämie und Prostatahypertrophie. Demnach läßt auch der Lipasenachweis mannigfache diagnostische Fehldeutungen zu, wenn die Laboratoriumsuntersuchung nicht in engster Anlehnung an den klinischen Befund und Krankheitsverlauf erfolgt.

Diastase- und Lipasenachweis ergeben also weder übereinstimmende Befunde, noch ergänzen sie sich. Um so berechtigter ist die Empfehlung, stets beide Methoden nebeneinander anzuwenden. Dieser Rat gilt besonders für die nichtvordringlichen Krankheitsfälle, bei denen genügend Zeit zur Anstellung der umständlicheren Lipasebestimmung im Serum zur Verfügung steht. Sie hat zweifellos den Vorzug, daß sie häufiger und auch dann noch Hinweise auf eine Erkrankung oder Beteiligung der Bauchspeicheldrüse vermittelt, wenn die WOHLGEMUTHsche Probe im Stich läßt oder bereits wieder negativ ausfällt.

Innere Sekretion

In welcher Weise und in welchem Umfange das Inselorgan bei den verschiedenen krankhaften Veränderungen der Bauchspeicheldrüse in Mitleidenschaft gezogen werden kann, wurde bereits berührt. Die Auswirkung der pathologischen Vorgänge auf die Funktion der LANGERHANSschen Inseln ist dabei durchaus nicht einheitlich; es kann sowohl eine Leistungssteigerung wie eine Leistungsminderung eintreten.

Für den Chirurgen haben vor allem die *Unterfunktionszustände* diagnostische Bedeutung erlangt. Ihnen begegnen wir in erster Linie bei den akuten Pankreaserkrankungen. Durch den ausgedehnten Zerfall des Drüsengewebes bei akuter Pankreasnekrose oder durch die Einschmelzung großer Teile des Organs bei eitriger Pankreatitis geht Inselgewebe in mehr oder weniger starkem Ausmaß zugrunde. Der erhalten gebliebene Rest kann durch die begleitenden Stauungs- und Entzündungsvorgänge für längere Zeit außer Funktion gesetzt werden. Ferner wird das Inselgewebe sicherlich auch durch das Auftreten und die Einwirkung des aktivierten Bauchspeichels innerhalb der Drüsenläppchen geschädigt. Weiter ist anzunehmen, daß das tryptische Pankreasferment, sobald es von der Blutbahn aufgenommen wird, die in anderen Organen vorhandenen Insulindepots angreift und zerstört.

Der Insulinausfall macht sich im Ansteigen des Blutzuckerspiegels und häufig auch im Übertritt von Zucker in den Harn bemerkbar. Der erste, der eine „akute hochgradige Hyperglykämie“ bei experimentell erzeugter akuter Pankreasnekrose feststellte und sie als „charakteristisches Frühsymptom“ dieser Erkrankung beschrieb, war D. CALCAVARA (1924) an der Klinik DONATIS. Mit der Entdeckung CALCAVARAS ist ein weiteres wichtiges Erkennungszeichen schwerer akuter Pankreaserkrankungen bekanntgeworden. Der große diagnostische Wert der Hyperglykämie wurde in der Folgezeit auch durch die Klinik immer erneut bestätigt.

Im Gegensatz zur Fermententgleisung entspricht der bei akuten Pankreasaffektionen beobachtete *Anstieg des Blutzuckerspiegels* meist durchaus der Schwere des Krankheitsbildes. Auch darauf hat schon CALCAVARA hingewiesen. Eine unbedingte Übereinstimmung besteht allerdings nicht; sie ist bei der Vielgestaltigkeit der Organveränderungen, die dem Auftreten der Hyperglykämie zugrundeliegen, auch nicht zu erwarten. Immerhin gestattet aber gerade die Blutzuckerbestimmung ziemlich weitgehende diagnostische und prognostische Rückschlüsse.

Die höchsten Werte finden sich bei akuter eitriger Pankreatitis und bei akuter Pankreasnekrose. F. BERNHARD stellte einmal einen Blutzuckerspiegel von 519 mg% fest!

Im Anfangsstadium der Selbstverdauung des Organs, dem akuten Pankreasödem, finden sich im allgemeinen niedrigere Werte, als auf dem Höhepunkt der Erkrankung. Die abklingende akute Pankreasnekrose hingegen zeigt bei fortlaufender Blutzuckerkontrolle einen allmählichen Abfall der anfänglichen Hyperglykämie (BERNHARD, JORNS). Demnach läßt das Verhalten des Blutzuckers im Ablauf der Erkrankung prognostische Schlüsse sowohl bei operierten Krankheitsfällen wie vor allem bei abwartender Behandlung zu und ermöglicht es ferner, frische Schübe, die nach operierter Pankreasnekrose nicht ganz selten beobachtet werden, durch Vornahme von Blutzuckerbestimmung zu erkennen.

Da die anatomische Zerstörung des Drüsengewebes als Grundlage der Funktionsschwäche des Inselorgans nicht rückbildungsfähig ist, kann der beim Ausgang des Leidens in Heilung zu beobachtende Rückgang der Hyperglykämie wohl nur auf das Abklingen der ödematösen und entzündlichen Begleiterscheinungen des nekrotisierenden Zerfallsprozesses bezogen werden.

Aufschlußreicher als die einfache und selbst als die fortlaufende Nüchtern-Blutzuckerbestimmung sind *Zuckerbelastungsproben*, wie sie ursprünglich für die Erkennung diabetischer Stoffwechselstörungen ausgearbeitet wurden. Die Zuckerbelastungsprobe wurde von SEBENING und BERNHARD zum Nachweis der gestörten Inselfunktion bei chirurgischen Pankreaserkrankungen eingeführt. Sie hat sich namentlich für die Aufdeckung der weniger ausgesprochenen Funktionsschwächen des Inselorgans bewährt. Die Belastung wird mit 50 g Traubenzucker durchgeführt und ergibt bei Leistungsminderung einen starken Anstieg und einen verzögerten Abfall der Blutzuckerwerte, die in Abständen von 15 Minuten bestimmt werden und beim Gesunden den Ausgangswert gewöhnlich nach 2 Stunden wieder erreichen oder gar unterschreiten (posthyperglykämische Hypoglykämie). Von anderen Untersuchern wird die Zuckerbelastung mit 100 g Traubenzucker oder als TRAUGOTT-STAUBsche Doppelbelastung ausgeführt, bei der in 1½stündigem Abstand zweimal je 50 g Traubenzucker verabfolgt werden. Der Zuckerbelastungsversuch gestattet den Nachweis gestörter Inselfunktion auch bei normal hohen Nüchtern-Blutzuckerwerten.

Bei akuter Pankreasnekrose und eitriger Pankreatitis liegt die Belastungskurve entsprechend dem in der Regel stark erhöhten Nüchtern-Blutzucker sehr hoch. Eine weitere Abweichung gegenüber der Norm besteht darin, daß etwa die Hälfte der Kranken, sofern sich die Probe bei ihnen überhaupt durchführen läßt, Zucker ausscheidet, weil die Nierenschwelle für Zucker durch die Belastung meist weit überschritten wird. Spontane Glykosurien werden dagegen nur bei 7—10% dieser Krankheitsfälle beobachtet (BERNHARD).

Die diagnostische Bedeutung der hyperglykämischen Reaktion verliert jedoch dadurch nicht an Wert, daß viele Kranke weder eine alimentäre noch eine spontane Glykosurie aufweisen. Sie ist vielmehr für die Beurteilung des ganzen weiteren Verlaufes richtungweisend und erlaubt es, nicht nur Rückfälle des Leidens, sondern auch Spätfolgen im Sinne einer diabetischen Stoffwechselstörung rechtzeitig zu erkennen. Deshalb empfiehlt es sich, Kontrolluntersuchungen dieser Art über Jahre hin fortzusetzen. Abb. 19 gibt den kurvenmäßigen Ablauf der Zuckerbelastung vor und in größeren Zeitabständen nach operativer Heilung einer akuten Pankreasnekrose wieder; noch 3 Monate nach dem Eingriff sprechen Höhe und Dauer des Kurvenverlaufes für das Vorliegen einer Funktionsschwäche des Inselorgans.

Wie fein der Inselapparat reagiert, geht ferner daraus hervor, daß nach zahlreichen Beobachtungen sowohl Gallenwegserkrankungen als auch Magen- und Zwölffingerdarmgeschwüre mit unmittelbarer oder fortgeleiteter Beteiligung des Pankreas leichte Funktionsstörungen nach Zuckerbelastung in besonderer Häufung erkennen lassen. In dieser Hinsicht werden vor allem die engen ursächlichen Beziehungen zwischen der „Grundkrankheit" an den Gallenwegen und dem „Zweitschaden" an der Bauchspeicheldrüse deutlich, die sich nach der Auffassung von v. BERGMANN und KALB weitaus häufiger im Auftreten frischer Schübe als in chronischen Organveränderungen bemerkbar machen.

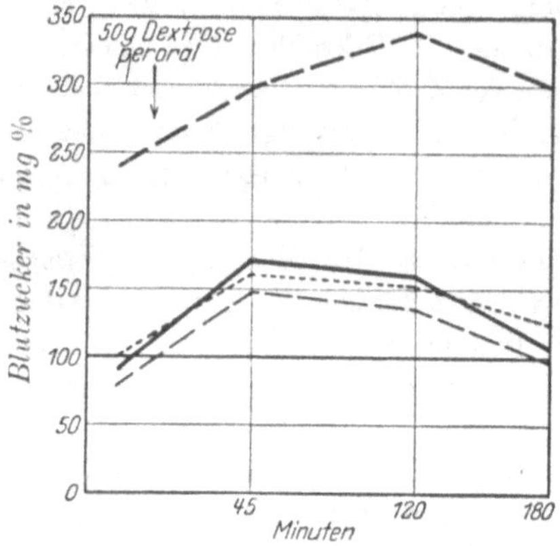

Abb. 19.

Blutzuckerkurven nach Traubenzuckerbelastung bei akuter Pankreasnekrose.

— — — 3 Tage post oper.
——— 18 Tage post oper.
.... 37 Tage post oper.
– – – – 94 Tage post oper.

Noch drei Monate nach Überstehen der Krankheit zeigt der verzögerte Abfall der Kurve eine Tolenranzschwäche des Inselorgans an. (Eigene Beobachtung.)

Daß die chronische Pankreatitis ebenfalls häufig mit Störungen des Zuckerstoffwechsels einhergeht, deren Erkennung mit Hilfe der Zuckerbelastungsprobe unschwer möglich ist, erklärt sich ohne weiteres aus den oft weit vorgeschrittenen sklerotischen und lipomatösen Veränderungen des Drüsengewebes. Dagegen ist die Probe beim Krebs der Bauchspeicheldrüse bedeutend unzuverlässiger, zumal fast jeder Krebs, gleich welchen Sitzes, eine abnorme Blutzuckerkurve nach Belastung aufweist (BERNHARD). Überhaupt seien die zahlreichen Fehlerquellen, die gerade der Prüfung der Zuckerverwertung auf Grund der mannigfachen Ursachen anhaften, die zu ihrer Störung Veranlassung geben können, nicht verschwiegen.

Schließlich bleibe nicht unerwähnt, daß die genannten Pankreaskrankheiten, unter ihnen namentlich die leichte Pankreatitis, auch das Gegenteil einer Zuckerstoffwechselstörung bewirken, also zu einer vorübergehenden *Überfunktion mit entsprechender Hypoglykämie* führen können. Derartige Beobachtungen weisen auf einen Reizzustand des Inselorgans hin. Inwieweit dieser Erscheinung gesteigerte Insulinausschüttung, vermehrte Umwandlung von A- in insulinbereitende B-Zellen oder regeneratorische Vermehrung des Inselgewebes zugrunde liegen, ist noch unklar. Selbst bei akuter Pankreasnekrose (BERNHARD), namentlich aber bei akuter und chronischer Pankreatitis (BRINCK), wurden wiederholt im Nüchternblut niedrige Blutzuckerwerte und im Belastungsversuch mit Traubenzucker, Adrenalin und Insulin hypoglykämische Reaktionen festgestellt. In Abb. 18 ist eine derartige, dem wesentlich häufigeren Befund des Hypoinsulinismus entgegengesetzte Beobachtung von Spontanhypoglykämie wiedergegeben.

Auch diese Beobachtungen vermindern keineswegs den großen diagnostischen Wert einer genauen Funktionsprüfung des Inselorgans, die ganz im Gegenteil wichtigste Aufschlüsse über die ineinandergreifenden hormonalen Vorgänge und die Grundlagen ihres pathologischen Ablaufes vermittelt.

Röntgendiagnostik

Das *Pankreas gibt* im Röntgenbild *keinen Schatten.* Allenfalls heben sich große Tumoren, namentlich Zysten, von ihrer Umgebung derart ab, daß ihre Begrenzung streckenweise erkennbar ist. Selbst *Pankreassteine* lassen sich röntgengenologisch nicht immer zur Darstellung bringen, da sie häufig nicht nur sehr klein sind, sondern vielfach auch aus nichtschattengebenden Salzen zusammengesetzt sind.

Eher gelingt es, krankhafte Veränderungen der Bauchspeicheldrüse aus röntgenologisch nachweisbaren *Abweichungen benachbarter Organe* nachzuweisen.

Am *Magen und Zwölffingerdarm* können durch von außen andrängende Geschwülste des Pankreas Einengungen der Lichtung und Füllungsdefekte entstehen. Der Krebs des Pankreaskopfes führt sehr oft eine Ausweitung der Duodenalschlinge herbei (Abb. 20a). In anderen Fällen von Pankreaskrebs läßt sich eine Verdrängung des Zwölffingerdarms nach rechts oder eine Duodenalstenose feststellen. Beim Sitz des Krebses im Pankreaskörper kann ein Füllungsdefekt im antralen Magenabschnitt und beim Sitz im Schwanzteil an der großen Kurvatur des Magens vorhanden sein.

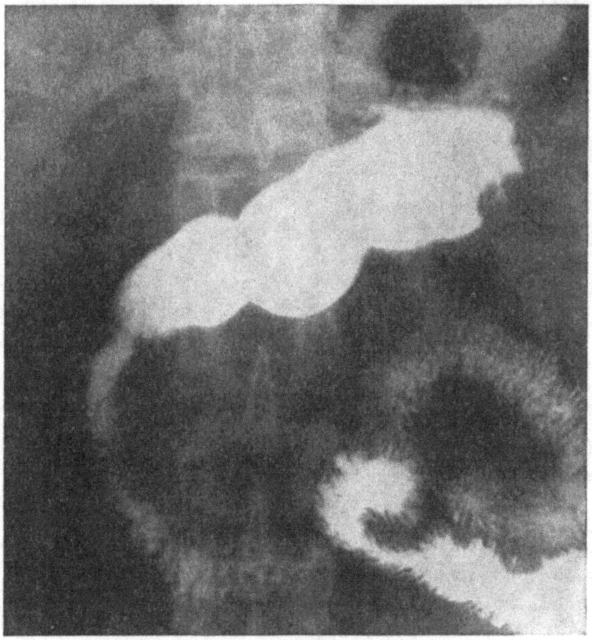

Abb. 20a.
Ausweitung der Duodenalschlinge durch einen Krebs des Pankreaskopfes, der häufigsten Form der Tumoren des Duodenopankreas, zu denen außer den Geschwülsten des Pankreaskopfes und -körpers auch die Gruppe der Tumoren an der Papilla Vateri gezählt wird.

Wiederholt wurde das *Pneumoperitoneum* mit Erfolg zur Röntgendiagnostik des Pankreas herangezogen (ENDERLEN, GOETZE u. a.). Die Gasfüllung des Bauchraumes läßt das Organ selbst und infolgedessen auch gröbere Formabweichungen oft gut erkennen. ENDERLEN konnte auf diese Weise eine Geschwulst des Pankreasschwanzes diagnostizieren und operativ entfernen.

Auch das gar nicht so seltene *Nebenpankreas* ist gelegentlich, wenn es unter dem Bilde der gutartigen Magengeschwulst auftritt, der Röntgendiagnostik zugänglich. D. v. KAISER hat erst kürzlich drei einschlägige Beobachtungen der GULEKEschen Klinik mit Röntgenbildern veröffentlicht. Ich selbst konnte eine gleichartige Beobachtung (Abb. 20b) machen.

Bei allen nicht dringenden Fällen von Verdacht auf eine Pankreaserkrankung wird man sich daher mit Nutzen der Röntgenuntersuchung bedienen. Das trifft besonders für länger bestehende Veränderungen des Organs zu, während akute Pankreaserkrankungen in den meisten Fällen eine eingehende Röntgenuntersuchung von selbst verbieten und höchstens eine kurze Durchleuchtung oder eine Übersichtsaufnahme zulassen. Am ehesten ist eine röntgenologische Klärung zu erwarten, wenn sämtliche Möglichkeiten ausgeschöpft werden, also außer der Leeraufnahme auch Magen—Darm-Passage, Cholezystogramm, Pyelogramm, Pneumoperitoneum und die von KUHLMANN angegebene Schichtaufnahmetechnik für das Pankreas zur Anwendung gelangen. TESCHENDORF empfiehlt, „einkreisend" vorzugehen und zunächst Magen, Zwölffingerdarm, Gallenblase und Milz zu untersuchen. Als ein großer Fortschritt hat sich ferner die von ENGEL und LYSHOLM angegebene Untersuchungstechnik erwiesen, mit deren Hilfe sich Vergrößerungen des Pankreas verschiedenster Herkunft unmittelbar zur Darstellung bringen lassen: Luftblähung des Magens durch eine eingeführte Duodenalsonde und Durchleuchtung in Rücken- und Bauchlage mit seitlichem Strahlengang. Dabei wird die zwischen Wirbelsäule und Magen gelegene „Pankreasloge" sichtbar. Pankreastumoren wölben die Magenhinterwand deutlich vor. Auch Pankreasabszesse und -zysten lassen sich auf diese Weise nachweisen. Ferner findet sich oft, auch schon bei leichten, chronischentzündlichen Veränderungen des Organs, eine dem griechischen Epsilon (ε) ähnliche Formveränderung des absteigenden Zwölffingerdarmes, von N. FROSTBERG als „inverted 3 sign" bezeichnet.

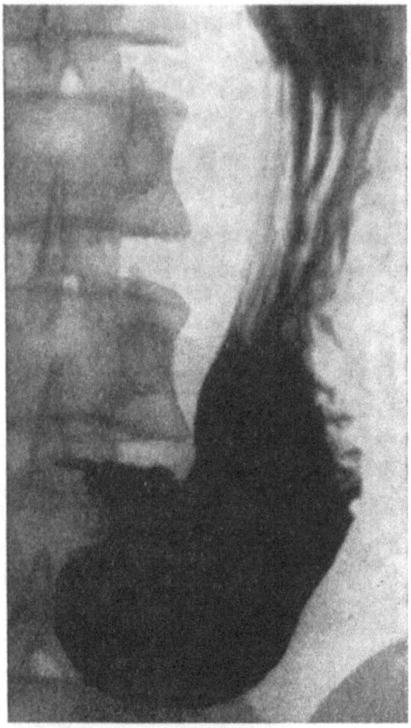

Abb. 20b.
Nebenbauchspeicheldrüse.
Röntgenologisch: gutartige Magengeschwulst; praepylorischer Füllungsdefekt.
Histologisch: versprengter Pankreaskeim in der Submukosa des Magens, daneben ein Pankreasadenom, ausgehend vom Epithel des Ausführungsganges. (Eigene Beobachtung.)

Krankheiten des Fermentorgans

Verletzungen

Auf Grund ihrer geschützten Lage und ihrer verhältnismäßig geringen Größe sind Verletzungen der Bauchspeicheldrüse im Vergleich zu der Häufigkeit von Verletzungen anderer Bauchorgane selten. Das trifft zumindest für die schweren, von den bedrohlichsten Folgen für das Leben des Verletzten begleiteten Beschädigungen dieses Organs zu. Die Schrifttumsangaben gehen in dieser Beziehung allerdings etwas auseinander. So fand HEINECKE bei 9500 Leichenöffnungen nur zwei Pankreaszerreißungen und MORLAY unter 965 Bauchschüssen nur 5 mal, SCHOLL dagegen unter 58 Schußverletzungen der Bauchhöhle 9 mal eine Mitverletzung der Bauchspeicheldrüse. LEHRNBECHER konnte bis 1924 53 eigene und fremde Fälle von isolierter Pankreaszerreißung zusammenstellen. Seitdem sind jedes Jahr ein oder mehrere Fälle hinzugekommen.

Leichte traumatische Läsionen der Bauchspeicheldrüse kommen wahrscheinlich wesentlich häufiger vor, als die klinischen Erfahrungen erkennen lassen, sei es, daß die Krankheitszeichen von seiten des Pankreas gering sind, sei es, daß sie von denen mitverletzter und stärker geschädigter Nachbarorgane überdeckt werden. Dazu kommt, daß die leichten Schäden in der Regel ausheilen, ohne wesentliche Folgeerscheinungen zu hinterlassen.

Ganz anders sind die *schweren* Pankreaszerreißungen und die *Schuß*verletzungen des Organs zu beurteilen. Hergebrachterweise unterscheidet man eine subakute oder gedeckte und eine offene Form. Ihre chirurgische Bedeutung ist trotz der verhältnismäßig großen Seltenheit nicht zu unterschätzen, weil das Schicksal aller Pankreasverletzungen von der frühzeitigen Erkennung abhängt. Das Übersehen oder Außerachtlassen der Möglichkeit ihres Vorliegens hat fast ausnahmslos den tödlichen Ausgang im Gefolge, wie bei der oft angeführten Attentatsverletzung des amerikanischen Präsidenten Mac Kinley, dessen Magendurchschuß operativ versorgt wurde, während die gleichzeitig vorhandene, aber übersehene Schußverletzung des Pankreas 8 Tage später den Tod herbeiführte.

Gedeckte Verletzungen der Bauchspeicheldrüse kommen durch stumpfe Gewalteinwirkung zustande. Überfahrungsverletzungen, Quetschungen des Oberbauches, Fußtritte, Hufschläge, Pufferquetschungen sind die häufigsten Ursachen. Meist wirkt die Gewalt, die zur Pankreaszerreißung führt, in der Richtung von unten nach oben ein. Aber auch stumpfe Gewalten, die den Brustkorbrand treffen, können durch Abgleiten zu einer Quetschung des Pankreas führen. Die geringe Verschieblichkeit des Organs erlaubt dabei kein Ausweichen. Besonders gefährdet ist die Bauchspeicheldrüse durch ihre Lage unmittelbar vor der nach vorn gekrümmten Wirbelsäule, die den Pankreaskörper bei der auftreffenden Gewalteinwirkung wie ein Keil von hinten her durchquetschen kann. Nicht ganz selten wird auch der Pankreasschwanz von der Quetschung betroffen und dabei mitunter vom Pankreaskörper abgetrennt, wenn die Gewalt mehr von der Seite her einwirkt.

Die teilweise Bedeckung der Bauchspeicheldrüse mit Magen, Leber und Querdarm sowie die engen topographischen Beziehungen zur Milz, zum Dünndarm und zu den Nieren bringen es mit sich, daß die Verletzung bei der Mehrzahl derartiger Unfallhergänge nicht auf das Pankreas beschränkt, sondern im Gegenteil mit schweren *Läsionen an den Nachbarorganen* vergesellschaftet ist. Die *isolierte subkutane Pankreasruptur* stellt infolgedessen erst recht ein seltenes Ereignis dar. Den Entstehungsursachen gemäß sind Erwachsene, unter ihnen Berufstätige, häufiger betroffen als Kinder.

Offene Verletzungen des Pankreas werden fast ausschließlich durch Stich-, Schnitt- oder Schußwunden hervorgerufen; letztere überwiegen. Ihre Häufigkeit läßt sich zahlenmäßig nicht belegen. Die oben angeführten Zahlenangaben für die Schußverletzungen erscheinen teils zu hoch, teils zu niedrig. Nur die Auswertung eines großen, nicht ausgewählten Sektions- oder Operationsgutes könnte die Widersprüche aufklären.

Isolierte Verletzungen dieser Art sind gleichfalls selten; wie nicht anders zu erwarten, stehen die komplizierten Pankreasverletzungen weitaus an erster Stelle. Den topographischen Verhältnissen entsprechend sind Magen und Leber am häufigsten mitbetroffen. LUXENBOURG stellte bei 31 Schußverletzungen des Pankreas Mitverletzungen benachbarter Organe in folgender Häufigkeit fest: Magen 14mal, Leber 12mal, Milz und Milzgefäße 6mal, Zwerchfell 4mal, Blinddarm 3mal, linke Niere und linke Lunge je 2mal und Herz 1mal. An dieser Aufstellung, die freilich nur eine kleine Anzahl von Fällen umfaßt, fällt das Fehlen von Quer- und Dünndarm auf, deren Beteiligung bei anderen

Beobachtungen wiederholt nachgewiesen wurde. Je nach der Schußrichtung kommen auch Zweihöhlenschüsse mit den verschiedensten Organverletzungen vor.

Am Pankreas selbst unterscheidet man *Streif-, Durch- und Steckschüsse*; auch ein Längsdurchschuß wurde beschrieben. Steckschüsse gehören zu den Ausnahmen, sie werden auch bei den seltener isolierten Schußverletzungen der Bauchspeicheldrüse kaum jemals beobachtet. In welchem Ausmaße das Pankreas verwundet wird, hängt weitgehend von der Durchschlagskraft des Geschosses ab. Die geringsten Läsionen setzen neben den Stichverletzungen die glatten Durchschüsse kleinkalibriger Geschosse, während Granatsplitter zu den schwersten Verwundungen führen können. Stets wird das Drüsengewebe im Verletzungsbereich in mehr oder weniger ausgedehntem Maße zertrümmert, doch pflegt die begleitende Blutung gering zu sein, sofern nicht größere Gefäße mitverletzt sind. Ich hatte bisher zweimal Gelegenheit Pankreasschußverletzte zu operieren; beide Male handelte es sich um einfache Durchschüsse, die ohne Zwischenfall abheilten.

Die *gewebigen Veränderungen* reichen, je nach dem Grad der Gewalteinwirkung, von leichten Quetschungen des Drüsengewebes und unbedeutenden Blutaustritten in das Gewebe und unter die Kapsel bis zur ausgedehnten Zerreißung des Organs mit starker Gewebszertrümmerung im Verletzungsbereich. Einfache umschriebene Quetschherde können bindegewebig ausheilen, die Blutaustritte in die Umgebung sich zurückbilden. Nur ausnahmsweise schließt sich an Verletzungen leichterer Art eine akute Pankreasnekrose oder eine Infektion der Drüse an. Das gilt auch für glatte Durchschüsse, deren Ausheilung zwar mit der Entwicklung einer chronisch-interstitiellen Pankreatitis in der Umgebung des Schußkanals verbunden sein kann, aber nur selten akute Zerfalls- oder eitrige Entzündungsvorgänge im Gefolge hat.

Die *Hauptgefahren* der schweren Pankreasverletzung mit ausgedehnter Zerreißung des Gewebes und Verletzung der Ausführungsgänge beruhen erstens auf der stärkeren *Blutung* und zweitens auf dem *Ausfließen von Pankreassekret* in die Umgebung. Wenn der Bauchfellüberzug des Pankreas erhalten geblieben ist, kann es zu retroperitonealen Ergüssen und als Spätfolge zu einer, allerdings nicht häufig beobachteten, peripankreatischen Zystenbildung kommen. In der Regel ist der peritoneale Überzug der Bauchspeicheldrüse mitverletzt, so daß Blut und Bauchspeichel in die Bursa omentalis austreten; dabei pflegt jede stärkere Blutung in die Bursa einen schweren Schock- und Kollapszustand auszulösen.

Durch das Foramen Winslowi oder durch Einrisse der die Bursa omentalis bildenden Bauchfellabschnitte kann das Pankreassekret ferner in die freie Bauchhöhle eindringen. Dann entsteht zunächst eine toxische, später sekundär-infizierte *Bauchfellentzündung*, die ohne rechtzeitigen operativen Eingriff wohl stets tödlich endet. Wie die klinischen Erfahrungen gezeigt haben, enthält das dabei auftretende Bauchhöhlenexsudat entgegen früheren Auffassungen alle Fermente der Bauchspeicheldrüse (Stich, Guleke). Infolgedessen überrascht es nicht, daß der austretende Pankreassaft zunächst in der Umgebung des der Narkose anheimfallenden Verletzungsbezirkes neben weiteren Blutungen Fettgewebsnekrosen entstehen läßt, die sich später auch an entfernteren Stellen des Bauchfells und im retroperitonealen Raume finden. Sie werden meist nur in den ersten Stunden nach der Verletzung vermißt, können gelegentlich aber auch ganz ausbleiben, so daß aus ihrem Fehlen bei der operativen Versorgung des Verletzten auf keinen Fall auf eine Nichtbeteiligung der Bauchspeicheldrüse geschlossen werden darf. Namentlich bei Schußverletzungen des Pankreas ist das Ausbleiben von Fettgewebsnekrosen wiederholt (KÖRTE, v. HABERER) beobachtet worden.

In günstiger verlaufenden Fällen bleibt die Bauchhöhle selbst frei. Bluterguß und Pankreassekret sammeln sich infolge Verletzung oder eingetretener Verklebung des Foramen Winslowi nur in der Bursa omentalis an. Auf diese Weise kommt es zur Bildung abgesackter Ergüsse und im weiteren Verlauf zur allmählichen Entstehung von *Pankreaspseudozysten,* die oft viele Liter blutiger und mit Pankreassaft vermischter Flüssigkeit enthalten. Daß es trotz des Vorhandenseins fermentwirksamen Bauchspeichels in den abgesackten und retroperitonealen Ergüssen bei diesen Fällen meist zu einem milderen Verlauf, als bei Mitbeteiligung der freien Bauchhöhle, und zur Ausbildung wahrer oder falscher Zysten kommt, ist nach GULEKE in erster Linie mit der Abgeschlossenheit des Exsudats und der geringen Resorptionskraft dieses Raumes zu erklären. Der Ausgang in Abkapselung des Ergusses und Entstehung eines zystischen Hohlraumes kann als eine Art Selbstheilung angesehen werden.

Die *Ausheilungsvorgänge* nach Verletzung der Bauchspeicheldrüse führen unter Auftreten vorübergehender, örtlich begrenzter Entzündungserscheinungen zur Vernarbung des geschädigten Drüsengewebes. Dabei werden mitunter mehr oder weniger große Teile des Organs völlig abgeschnürt und zur Atrophie gebracht. Ausfallserscheinungen treten dadurch in der Regel nicht auf, doch können die an die Verletzung sich anschließenden Zerfalls- und Entzündungsvorgänge auch so ausgedehnt sein, daß die schließlich erfolgende bindegewebige Umwandlung des versehrten Drüsengewebes nachweisbare funktionelle Störungen sowohl der äußeren wie der inneren Pankreassekretion zur Folge hat.

Die Schwere der auftretenden *klinischen Erscheinungen* hängt in erster Linie von der Mitverletzung benachbarter Organe und erst in zweiter Linie von Sitz und Ausdehnung der Pankreasverletzung selbst ab. Das Krankheitsbild wird daher im ersten Falle, zumindestens anfangs, völlig von den Zeichen der stumpfen Bauchverletzung mit Beteiligung wichtiger innerer Organe beherrscht. Magen- oder Darmeröffnung oder Leberzerreißung stehen dabei so sehr im Vordergrund, daß die gleichzeitige Verletzung der Bauchspeicheldrüse nur vermutet werden kann.

Umgekehrt liegt bei isolierten, stumpfen wie offenen Pankreasverletzungen fast regelmäßig die Schwierigkeit vor, die Beteiligung anderer Organe mit Sicherheit auszuschließen. Dazu kommt, daß die klinischen Zeichen sehr verschiedener Art und Schwere sein können. Zum Teil treten gleich im Anschluß an die Verletzung rasch an Heftigkeit zunehmende Schmerzen und peritoneale Reizerscheinungen auf, die sich dann freilich meist auf den Oberbauch beschränken und deshalb eher für eine isolierte Ruptur verwerten lassen. Das gleiche gilt für den Nachweis einer umschriebenen Blutansammlung in der Bursa omentalis. Zum Teil sind aber auch in den ersten Stunden oder gar Tagen nach Abklingen des anfänglichen Verletzungsschocks nur recht geringe Beschwerden vorhanden, bis dann ziemlich unvermittelt und mit heftigen Schmerzen die Erscheinungen der Bauchfellentzündung einsetzen. Das Auftreten des freien Intervalls ist nach den vorliegenden Erfahrungen auf das Vorherrschen der Blutung vor dem Austritt des Bauchspeichels in die Bauchhöhle zurückzuführen, läßt sich aber vielleicht auch nach Art des Vorganges bei der zweizeitigen Milzzerreißung erklären.

Infolgedessen ist es nicht immer leicht, zu einer *Diagnose* zu gelangen; in den meisten Fällen kann nur eine Wahrscheinlichkeitsdiagnose gestellt werden. Insbesondere das Auftreten eines beschwerdefreien Zwischenzeitraumes hat wiederholt zu Täuschungen über die Schwere der Verletzung Anlaß gegeben. Am einfachsten liegen die Dinge, wenn bereits alle Anzeichen einer akuten Peritonitis vorhanden sind und nach Art und Hergang des Unfalles eine Pankreasverletzung in Betracht kommt. Hier liegt die Vermutungsdiagnose nahe. Bei Schußverletzungen wird man ferner aus der Stelle des Einschusses, bei Durchschüssen aus dem Verlauf des Schußkanales Rückschlüsse auf eine mögliche Beteiligung der Bauchspeicheldrüse ziehen können. Wesentlich unsicherer bleibt die Diagnose bei isolierten stumpfen Verletzungen des Organs, die anfänglich nur geringe und uncharakteristische Krankheitserscheinungen hervorrufen oder erst nach einem freien Intervall zu plötzlich einsetzenden bedrohlich erscheinenden Krankheitserscheinungen führen.

Auf Grund der nicht geringen diagnostischen Unsicherheit bei allen Verdachtsfällen empfiehlt es sich, die *Funktionsprüfungen* des Pankreas heranzuziehen, soweit Zeit dafür zur Verfügung steht. Sie vermögen allerdings ebensowenig wie der Bauchbefund eine wirklich zuverlässige Auskunft zu geben. Immerhin vermittelt jeder positive Ausfall einen unmittelbaren Hinweis auf eine Schädigung des Pankreasgewebes, was gegenüber den rein klinischen Erkennungsmöglichkeiten ohne Frage einen großen Fortschritt darstellt und namentlich bei unklarer Anfangsdiagnose Beachtung verdient, weil es vor folgenschweren Fehldeutungen bewahren kann. Am häufigsten wurde bisher bei frischen Pankreaszerreißungen eine Diastaseentgleisung festgestellt (Feist, Volkmann, Just u. a.). Die Diastaseuntersuchung hat jedoch nach Skoog den großen Nachteil, daß sie schon bei bloßer Abtastung des operativ freigelegten Organs zu positiven Werten führt. Sie ist also offenbar zu empfindlich, als daß sie beweisend sein könnte. Deshalb überrascht es auch nicht, daß von Walzel selbst bei stumpfen Bauchverletzungen ohne jede anatomisch nachweisbare Pankreasschädigung eine Diastasevermehrung gefunden wurde. Auch Nüchternblutzucker und Pankreaslipase im Serum sind vielfach schon bei leichten Quetschungen des Organs erhöht. Mitunter lassen diese Untersuchungen jedoch auch im Stich. So beobachtete H. Hueck bei einer subkutanen Pankreaszerreißung zwar stark erhöhte Blutzuckerwerte, aber keine Fermententgleisung. Andere Untersucher erhoben entgegengesetzte Befunde. Man wird deshalb den positiven Ausfall der Proben diagnostisch verwerten können, aus einem negativen Ergebnis jedoch keine bindenden Schlüsse auf Nichtbeteiligung der Bauchspeicheldrüse ableiten dürfen.

Verständlicherweise beeinflussen die angeführten diagnostischen Schwierigkeiten bis zu einem gewissen Grade auch die *Anzeigestellung zum operativen Eingriff*. Am leichtesten ist der Entschluß zur Laparotomie bei den komplizierten Pankreasverletzungen zu fassen; die wahrscheinliche Mitverletzung anderer Bauchorgane zwingt hier in der Regel frühzeitig zum operativen Eingreifen. Bei den offenen Bauchverletzungen ist die Indikation zur Operation ohnehin gegeben; sie ist aber ebenso auf alle stumpfen Bauchverletzungen auszudehnen, bei denen die Art des Unfallherganges und die Schwere der Gewalteinwirkung eine Quetschung oder Zerreißung der Bauchspeicheldrüse wahrscheinlich machen. Unentschieden bleiben die Fälle, deren Befund und Verlauf eine isolierte Verletzung der Bauchspeicheldrüse weder sicher erkennen noch sicher ausschließen läßt. Der allgemein eingenommene Standpunkt geht hier dahin, daß bereits die Vermutungsdiagnose die unbedingte Anzeige zu möglichst frühzeitigem operativem Vorgehen rechtfertigt.

An dieser Auffassung ist um so mehr festzuhalten, als die klinischen Erfahrungen immer wieder die nahezu völlige Aussichtslosigkeit abwartender Behandlung ergeben haben. GULEKE stellte 1912 30 Fälle von isolierter, völliger oder teilweiser Pankreaszerreißung zusammen; von den 23 operierten Verletzten wurden 15 gerettet, die 7 nichtoperierten starben sämtlich. Von 30 Beobachtungen MOCQUOs und KONSTANTINIs wurden 21 operiert; von diesen starben 5, ebenso alle nichtoperierten Fälle. FRASSI berichtete 1922 über 50 isolierte Pankreasrupturen, von denen 29 einen akuten, 21 einen mehr chronischen Verlauf (Ergüsse, Zysten) nahmen; von den akuten Fällen wurden 23 in den ersten Tagen operiert, 7 von ihnen verstarben, desgleichen die 6 nichtoperierten. Auch SCHMIEDEN und SEBENING sprechen sich für die Frühoperation aus, da sie von den von ihnen erfaßten 20 isolierten Pankreasverletzungen, darunter 3 Schußverletzte, 14 durch Operation heilen konnten.

Die oben angeführte Zusammenstellung FRASIs bestätigt nur die bereits erwähnte Erfahrung, daß nicht alle schweren Pankreasverletzungen einen stürmischen peritonitischen Verlauf nehmen, der bei Unterlassung der Frühoperation unausweichlich zum Tode führt. Ein Teil der Fälle weist einen milderen, dafür aber fast ausnahmslos zu Späteingriffen Veranlassung gebenden Ablauf mit *Ausgang in pseudozystische Abkapselung des Ergusses* auf. Die günstigere Verlaufsform ist jedoch die viel weniger häufige und hat infolgedessen für die Anzeigestellung nicht die Berücksichtigung gefunden, die ihr C. BLUMENSAAT auf Grund einer Einzelbeobachtung zuerkennen möchte, die eine, erst aus der aufgetretenen Pseudozyste diagnostizierte, 10 Tage zurückliegende isolierte Pankreasverletzung betraf. BLUMENSAAT, der hier die unterschiedlichen Verlaufsarten der akuten Pankreasnekrose zum Vergleich und zur Begründung seiner abwartenden Stellungnahme heranzieht, will die unbedingte Anzeige zum Eingriff auf die schwersten Formen von Pankreaszerreißung beschränkt und die Fälle mit lokaler Peritonitis des Oberbauches abwartend behandelt wissen. Seinem Standpunkt ist nicht nur die von ihm selbst zugegebene Unsicherheit der diagnostischen Unterscheidung, sondern auch der schon vor Jahren von N. GULEKE erhobene Einwand entgegenzuhalten, daß „auch die zu Zysten und Pseudozysten führenden, lokal verlaufenden Prozesse fast nie zu einer spontanen Rückbildung kommen, sondern früher oder später doch operativ angegangen werden müssen“. Es ist daher sicher richtiger, alle ausgesprochenen Verdachtsfälle von Pankreasverletzungen mit alleiniger Ausnahme der wirklich nur leichten Quetschungen des Organs zu operieren und nicht abwartend zu behandeln.

Das *Ziel der Operation* besteht im Aufsuchen und Versorgen der vermuteten Pankreasverletzung. Die Bauchhöhle wird dazu durch einen Längsschnitt eröffnet und die Bauchspeicheldrüse durch Eröffnung der Bursa omentalis zu Gesicht gebracht. Die Absuchung hat sehr sorgfältig zu geschehen. Sie muß sich auf die gesamte Ausdehnung des Organs erstrecken, wenn man nicht Gefahr laufen will, den Kranken nachträglich an einer Bauchfellentzündung infolge des Ausfließens von Pankreassekret in die Bauchhöhle zu verlieren. Auch die Rückfläche des Organs muß zumindest abgetastet werden, da gerade die typischen Querrisse des Pankreas vor der Wirbelsäule zwar den ganzen Drüsenkörper von hinten her durchsetzen, den vorderen Bauchfellüberzug aber meist unversehrt lassen, so daß das Organ, von vorn gesehen, unverletzt erscheinen kann (N. GULEKE). Manche Pankreasverletzung ist selbst noch auf dem Operationstisch übersehen worden, weil die begleitende Blutung häufig gering ist und die charakteristischen Fettgewebsnekrosen in den ersten Stunden oft, vielfach auch später und nicht selten sogar bei Schußverletzungen vermißt werden. Meist jedoch weisen Blutungen, Mitverletzungen benachbarter Organe und Exsudat den richtigen Weg.

Die Art der *Wundversorgung der Bauchspeicheldrüse* richtet sich nach dem angetroffenen Befund. Unvollständige Einrisse werden durch Kapselnaht geschlossen. Die gleiche Maßnahme kann bei offenen Verletzungen, wie glatten Riß- und Stichwunden, ausreichend sein; dabei sind tiefe, durchgreifende Nähte zu vermeiden, da durch sie leicht Gewebsnekrosen entstehen können. Bei größeren Wunden und zerfetzten Wundrändern erweist sich die Naht dagegen häufig als undurchführbar. Bei der völligen Zerreißung des Pankreas ist nach allgemeinem Urteil gleichfalls die quere Naht anzustreben; auch dabei soll möglichst nur die Kapsel gefaßt werden. BECKER empfiehlt trotz der damit verbundenen Gefahren einige durchgreifende Nähte durch beide Stümpfe zu legen. VOLKMANN hat ebenfalls zu dieser Art der Nahtvereinigung geraten, weil sie es gestatte, die Stümpfe gut zu adaptieren. Der Vorschlag von HEINECKE und EHRHARDT, auch den Hauptausführungsgang durch Naht zu vereinigen, wird dagegen als unsicher und technisch schwierig durchweg verworfen.

Stets ist die Wundversorgung so vorzunehmen und erforderlichenfalls durch entsprechende *Tamponade und Drainage* zu sichern, daß jedes Ausfließen von Pankreassaft in die Umgebung nach Möglichkeit verhindert wird. Bei einigermaßen sicherer Naht der Pankreaswunde und Netzdeckung der Nahtstelle genügt es, in die Umgebung der Verletzung ein Drain zu legen. Der drainagelose Schluß der Bauchhöhle nach querer Naht des Pankreas, mit dem WILDEGANS und HEINZ in je einem Falle glatte Heilung erzielen konnten, kann wohl nur ausnahmsweise in besonders günstig gelagerten Fällen gewagt werden, obwohl feststeht, daß die meisten tamponierten und drainierten Pankreaszerreißungen nicht glatt heilen, sondern zumindest zur Fistelbildung führen. Nicht selten kommt es auch zu ernsten, ja lebensbedrohenden postoperativen Störungen, wie Verhaltung des austretenden Bauchspeichels mit nachfolgender Bauchfellentzündung, schweren Nachblutungen oder akuter Pankreasnekrose.

Der abgerissene oder völlig zerquetschte Schwanzteil des Organs ist nach dem Vorschlag von GARRÈ wiederholt im ganzen exstirpiert worden, so von H. HAVLICZEK, der den zentralen Stumpf V-förmig anfrischte, exakt vernähte und in eine Bauchfelltasche versenkte. Dieses Vorgehen ist jedoch nur dann zu empfehlen, wenn der Pankreasschwanz stark geschädigt oder infolge Zerreißung der Milzarterie in seiner Ernährung gefährdet ist. Sonst ist die Naht vorzuziehen, weil dadurch das gerade im Schwanzteil besonders reichlich vorhandene Inselgewebe erhalten bleibt, auch wenn das exkretorische Gewebe infolge der Durchtrennung des Ausführungsganges der Atrophie anheimfällt.

Daß *gleichzeitige Verletzungen des Magen-Darmkanals, der Leber und der Milz* ebenfalls eine sachgemäße Versorgung erfordern, bedarf keiner weiteren Begründung. Ebenso notwendig ist eine sorgfältige Blutstillung. Namentlich die Quetschungen und Schußverletzungen im Bereich des Pankreaskopfes gehen wegen der hier verlaufenden großen Gefäße oft mit starken Blutungen einher, deren Beherrschung auf technische Schwierigkeiten stoßen kann.

Die *Heilungsaussichten* der frischen Pankreasverletzung hängen weitgehend von dem Zeitpunkt des operativen Eingreifens ab. Sie sind im Gegensatz zu den nichtoperierten Verletzungen, die nach den älteren Zusammenstellungen infolge Nichterkennung oder zu lange hinausgezogener abwartender Behandlung fast ausnahmslos einen tödlichen Ausgang nehmen, um so günstiger, je früher nicht nur die gleichzeitigen Beschädigungen benachbarter Organe, sondern auch das Pankreas selbst versorgt werden und dadurch der Entstehung einer Bauchfellentzündung durch ausfließenden Bauchspeichel vorgebeugt wird. Der unbestrittene Wert dieser aus zahlreichen klinischen Erfahrungen abgeleiteten Feststellung wird nicht dadurch eingeschränkt, daß laut Schrifttum mehrfach auch Eingriffe, die erst nach 24 Stunden und später vorgenommen wurden, noch Heilung brachten. Und wollte man auch im Sinne BLUMENSAATs die anscheinend leichter Verletzten, bei denen sich die Folgeerscheinungen der isolierten Pankreasläsion auf den Oberbauch beschränken, von der Frühoperation ausnehmen, so würde sich doch dadurch die auf etwa 30 v. H. zu beziffernde operative Sterblichkeit wohl kaum vermindern lassen, da an ihr weniger die gutartigen Verlaufsformen, als vielmehr die komplizierten Pankreasverletzungen und die schweren Peritonitisfälle beteiligt sind. Der gleiche Schluß ist aus den Angaben VOLKMANNs zu ziehen, der für die Versorgung der Pankreaszerreißung durch quere Naht eine Sterblichkeitsziffer von nur 18% errechnete.

Auf die äußeren Pankreasfisteln, die nach diesen Eingriffen in der Mehrzahl der Fälle entstehen, und ihre Behandlung komme ich später zurück, ebenso auf die häufiger nach abwartender als nach operativer Behandlung auftretenden traumatischen Zysten und Pseudozysten des Pankreas.

Jede geheilte Pankreasverletzung bedarf mehrjähriger *Nachkontrolle*, da auf dem Boden der Ausheilungsvorgänge entstehende Spätschädigungen möglich sind. Sie fallen in den Rahmen der Gewebsschäden, die unter dem Begriff der chronischen Pankreatitis zusammengefaßt werden, und beeinträchtigen in erster Linie die hormonale Leistung des Organs.

Akute Erkrankungen

Leichte Pankreasschäden

Ende des vergangenen Jahrhunderts begannen sich Pathologische Anatomie und Klinik eingehender mit den Krankheiten der Bauchspeicheldrüse zu beschäftigen. Lange Zeit stand das „große Pankreasdrama“, wie die akute Selbstzersetzung des Organs mit ihren oft überaus stürmischen Krankheitserscheinungen von GIORDANO bezeichnet wurde, im Vordergrund des klinischen Interesses. Erst allmählich wurde die Aufmerksamkeit von G. v. BERGMANN, G. KATSCH u. a. auf die klinische Bedeutung auch der leichteren Pankreaserkrankungen gelenkt, die vorwiegend entzündlicher Natur sind und sich der klinischen Erkennung lange Zeit entzogen.

Nach den inzwischen gewonnenen Erfahrungen gehören „die leichten Pankreasschäden zu den häufigsten Krankheiten“ überhaupt (G. KATSCH). Ihre Erkennung und Behandlung fällt vornehmlich in das Gebiet der Inneren Medizin, die der Herausarbeitung einzelner Krankheitsbilder in den letzten 1½ Jahrzehnten zahlreiche wertvolle Untersuchungen gewidmet hat. Die Kenntnis der *latenten Pankreatopathien* und fast blind verlaufenden Pankreatitiden hat aber auch für die Chirurgie einen nicht geringen Wert, bestehen doch zahlreiche Beziehungen und Übergänge zu den akuten Erkrankungen des Organs, die in erster Linie den Chirurgen beschäftigen. Wie letztere, so sind auch die leichten Formen entzündlicher Affektionen der Bauchspeicheldrüse sehr häufig Zweitschäden oder Begleiterscheinungen anderer Krankheitsvorgänge in der Nachbarschaft des Organs. Nicht selten bilden sie nur Vorläufer der akuten Pankreasnekrose oder Pankreatitis und anderer Verwicklungen seitens des Pankreas.

Mit der akuten Pankreasnekrose hat die leichte Pankreasbeteiligung die häufigen ursächlichen Beziehungen zu Erkrankungen der Gallenwege gemeinsam. Die Entstehungsbedingungen beider decken sich weitgehend. Auch Duodenaldivertikel sind nicht selten mit leichten Pankreasschäden vergesellschaftet, sei es, daß der Pankreasausführungsgang durch das Divertikel in Mitleidenschaft gezogen wird, sei es, daß Enzündungsvorgänge, die sich im Divertikel abspielen, das Pankreas auf dem Lymphwege beteiligen. Das unmittelbare Übergreifen entzündlicher Vorgänge von penetrierenden Magen- und Zwölffingerdarmgeschwüren auf das Drüsengewebe ist ohne weiteres verständlich und wurde wiederholt nachgewiesen.

Außer diesen fortgeleiteten Schäden gelangen hämatogen entstandene Reiz- und Entzündungszustände der Bauchspeicheldrüse bei fast allen Infektionskrankheiten zur Beobachtung. Am häufigsten und am besten bekannt ist die Pankreasbeteiligung an der Parotitis epidemica. An zweiter Stelle stehen Typhus und Scharlach.

Ebenso verschiedenartig wie ihre Herkunft sind die ihnen zuzuordnenden *klinischen* Erscheinungsbilder. Ihre diagnostische Erfassuung gelingt in der Regel nur dann, wenn überhaupt an die Möglichkeit einer Pankreaserkrankung gedacht wird. Bei latenten Schäden fehlen nennenswerte Beschwerden oft gänzlich; lediglich Störungen der inneren und äußeren Funktion des Organs vermitteln diagnostische Anhaltspunkte.

In anderen Fällen wiederum tritt als Leitsymptom ein mehr oder weniger deutlich ausgeprägter *Pankreasschmerz* in Erscheinung. Jeder linksseitige Oberbauchschmerz, der in die Milz- oder Nierengegend ausstrahlt, sollte bereits den Verdacht auf eine Pankreaserkrankung erwecken und die Anstellung von Funktionsprüfungen veranlassen. Auch an den Nachweis der HEADschen Zone ist zu denken.

Der Pankreasschmerz wird hauptsächlich bei Abflußstockung des Sekretes im Gangsystem und bei vom Gang aus entstandenen, besonders im Gefolge von Gallenwegserkrankungen auftretenden entzündlichen Pankreasschäden beobachtet. Die hämatogen entstandene Infektpankreatitis ruft seltener typische Schmerzäußerungen hervor; ihnen liegt wahrscheinlich, in Analogie zu dem akuten Pankreasoedem, dessen heftige Schmerzverursachung bekannt ist, eine Pankreatitis serosa zugrunde.

Andere Kranke dieser Kategorie klagen vorwiegend über *Verdauungsstörungen und Darmbeschwerden*. Diese Erscheinungen sind, sofern noch weitere Anzeichen für eine Erkrankung der Bauchspeicheldrüse sprechen, wohl als Bauchspeichelmangel in den Darmsäften zu deuten. Auf die möglichen Ursachen der Absperrung des Pankreassekretes vom Darm, die durch Belastungsproben leicht nachzuweisen ist, wurde schon früher eingegangen (S. 38).

Neben oder an Stelle der Verdauungsschwäche des tubulären Organs finden sich nicht selten *Störungen des Inselorgans* der Bauchspeicheldrüse. Sie treten häufiger in Form einer Hypo-, als einer Hyperfunktion auf. Ihr Nachweis gelingt meist nur durch wiederholte Untersuchungen auf Zuckerausscheidung im Harn bei kohlehydratreicher Kost, durch Nüchternblutzuckerbestimmung und Anstellung von Zuckerbelastungsproben. Vorübergehende Glycosurien weisen mit ziemlicher Sicherheit auf eine beginnende Schädigung des Inselapparates, aus der sich erfahrungsgemäß im weiteren Verlauf eine Zuckerkrankheit entwickeln kann, hin.

Schließlich sei erwähnt, daß G. KATSCH für die weniger häufigen Krankheitsfälle, bei denen die klinischen Anzeichen eines leichten Pankreasschadens mit *Gelbsucht* zusammentreffen, neben anderen Zusammenhängen vor allem eine „Kopfpankreatitis“ als Ursache der Gallenrückstauung im Ductus choledochus annimmt und als gesondertes Krankheitsbild beschrieben hat.

Die *diagnostischen Bemühungen* sind namentlich bei den Krankheiten, die erfahrungsgemäß häufiger mit einer leichten Pankreasbeteiligung einhergehen, auf diese Möglichkeit auszurichten. Dazu gehört die Heranziehung der oben angeführten Untersuchungsverfahren. Mit ihrer Hilfe gelingt es oft, sowohl die wahrscheinlichen Entzündungsgrundlagen als auch die Art der Pankreasschädigung aufzuklären und daraus Richtlinien für die Vorhersage und Behandlung abzuleiten.

Auf die angezeigten *therapeutischen Bestrebungen* näher einzugehen, kann ich mir um so eher ersparen, als sie fast ausschließlich in den Aufgabenbereich der Inneren Medizin fallen. Da es sich in der Hauptsache um Zweitschäden und begleitende Störungen handelt, stellt die Behandlung des ursächlichen Leidens eine kausale Therapie dar. Das miterkrankte Pankreas kann darüber hinaus durch Schonmaßnahmen, Schonkost und Organpräparate günstig beeinflußt werden.

Die rechtzeitige Erkennung und Behandlung der leichten Pankreasschäden ist, auch vom chirurgischen Standpunkt aus gesehen, nicht zuletzt deshalb so hoch zu bewerten, weil aus ihnen jederzeit *akute* Krankheiten des Organs hervorgehen können. Das gelegentliche Auftreten einer akuten Pankreasnekrose oder Pankreatitis nach wiederholt vorausgegangenen flüchtigen Entzündungserscheinungen wurde eingangs bereits erwähnt. Auf das Gangsystem beschränkte Entzündungsvorgänge geben mitunter die Grundlage für die Entstehung von Pankreassteinen ab. Infolge partieller Gangverlegung und Speichelstauung können sich ferner Retentionszysten, auf Grund eines umschriebenen Zerfalls von Drüsengewebe Autodigestionszysten entwickeln. Die erwähnte Kopfpankreatitis hinterläßt gelegentlich eine Stenose des Zwölffingerdarms. Vor allem aber können die leichten Pankreasschäden in den vielgestaltigen Formenkreis der chronischen Pankreatitis ausmünden, deren Auswirkungen weniger die exkretorischen als die inkretorischen Funktionen des Organs beeinträchtigen.

Die Kenntnis der geringfügigen Störungen des Zuckerstoffwechsels, die so häufig mit leichten Pankreaserkrankungen zusammen vorkommen, hat für den Chirurgen noch ein besonderes Interesse, da sie möglicherweise die Grundlage der ungenügenden Abwehrkraft gegenüber eitrigen Infekten abgeben, die sich nicht nur bei Zuckerkranken, sondern häufig auch bei scheinbar völlig stoffwechselgesunden Personen findet.

Akute Pankreasnekrose

Dieses Krankheitsbild, das die Chirurgie von allen Erkrankungen der Bauchspeicheldrüse am stärksten gefesselt hat, besitzt eine nur diesem Organ eigene Pathologie. Für Entstehung und Ablauf der akuten Pankreasnekrose gibt es unter den Krankheiten anderer Organe kein Seitenstück. Nur für die Ohrspeicheldrüse wurde versucht, ein gleichartiges Krankheitsgeschehen festzulegen (V. SCHMIEDEN).

Die Eigentümlichkeit dieser Krankheit besteht in der während des Lebens vor sich gehenden *Selbstverdauung des Organs* durch die von ihm selbst gebildeten Fermente. Der Vorgang unterscheidet sich nur wenig von den postmortalen Veränderungen der Drüse. BALSER beobachtete im Jahre 1882 erstmalig Fettgewebsnekrosen am Pankreas und LANGERHANS konnte sie durch Einspritzung von Pankreassaft in das Unterhautfettgewebe experimentell erzeugen und dabei nachweisen, daß es sich um eine Spaltung von Neutralfetten in den Zellen durch das Steapsin des Bauchspeichels handelt. CHIARI (1895) bezeichnete diesen Vorgang auf Grund weiterer Versuche zutreffend als intravitale Selbstverdauung oder Autodigestionsnekrose der Bauchspeicheldrüse. Ihr Zustandekommen beruht vornehmlich auf der Wirkung der eiweißspaltenden Fermentgruppe des Pankreassekretes. Die Auffassung CHIARIs hat die genauere Erforschung der Zusammenhänge richtunggebend beeinflußt und im Grundsätzlichen allgemeine Anerkennung gefunden.

Mit der Erkenntnis ihrer Entstehung erfuhr auch die klinische *Benennung des Krankheitsbildes* eine Vereinheitlichung. Je nach den dem einzelnen Untersucher am meisten auffallenden Organveränderungen waren früher die verschiedensten Namensgebungen im Gebrauch. Es ist das unbestrittene Verdienst N. GULEKEs, gezeigt zu haben, daß die Bezeichnungen Pankreasapoplexie, Pankreatitis hämorrhagica, Pankreatitis purulenta, Pankreatitis gangränosa, akute Pankreasnekrose usw. sämtlich das gleiche Krankheitsgeschehen, wenn auch in verschiedenen Graden oder Stadien, meinen. Seitdem hat sich die letztgenannte Bezeichnung eingebürgert, nicht zuletzt deswegen, weil weder der Blutung in das Pankreas und seine Umgebung die überragende Rolle zukommt, die ihr ursprünglich beigelegt wurde, noch die bakterielle Infektion die Gewebsveränderungen einleitet, sondern weil vielmehr die in ihrem Ausmaß wechselnden und zum akuten Zerfall des Drüsengewebes führenden Ernährungsstörungen und Fermentschäden im Mittelpunkt des Krankheitsablaufes stehen.

Lediglich die bedeutend seltener zur Beobachtung gelangende akute eitrige Pankreatitis ist als selbständiges Krankheitsbild vom Formenkreis der akuten Pankreasnekrose abzutrennen, da sie von vornherein unter den Erscheinungen der bakteriellen, mit eitrigen Einschmelzungen einhergehenden Entzündung verläuft und sich sowohl hinsichtlich des pathologisch-anatomischen Befundes wie des klinischen Erscheinungsbildes wesentlich von der Selbstzersetzung des Organs unterscheidet. Allerdings sind Übergänge von der einen in die andere Erkrankung durchaus möglich und auch sicher beobachtet worden. Namentlich die sekundäre Infektion bei akuter Pankreasnekrose stellt keine Seltenheit dar.

Vorkommen und Häufigkeit

Die akute Pankreasnekrose ist ein auf dem ganzen Erdball verbreitetes, wenn auch nicht allzu häufiges Krankheitsbild. Ihr *Vorkommen* weist deutliche geographische Verschiedenheiten auf. Nach dem Schrifttum zu urteilen, ist die Krankheit in den nordischen Ländern einschließlich Nordrußlands und Nordamerikas am stärksten verbreitet, weniger häufig in den südlichen Ländern. Das trifft in Europa für Frankreich und besonders für Italien und Spanien zu. Äußerst selten tritt die Erkrankung in Japan auf. Die geographischen Unterschiede haben ihre Ursache zweifellos in der unterschiedlichen, dem Klima angepaßten Ernährungsweise, der wiederum sich wahrscheinlich Bau und Funktion des Organs anpassen.

Die Art der Nahrungsaufnahme spielt auch bei der Auslösung des einzelnen Krankheitsfalles mit. Übermäßige, namentlich sehr fettreiche Mahlzeiten geben nach übereinstimmendem Urteil besonders leicht Anlaß zum Ausbruch der Krankheit. Aus dem gleichen Grunde erkranken fettleibige häufiger als magere Personen, wobei der Unterschied weniger in der Konstitution, als in der Eßlust zu suchen ist. Hiermit dürfte es ferner zusammenhängen, daß die akute Pankreasnekrose, die häufig im Gefolge eines anderen Leidens als „zweite Krankheit" auftritt und als solche überwiegend eine Komplikation von Gallenwegserkrankungen der verschiedensten Art darstellt, Männer häufiger als Frauen befällt, obwohl gerade diese die meisten Gallenleiden aufweisen. Nach anderen

Angaben erkranken allerdings auch mehr Frauen als Männer. Durch die Verschiedenheit der Ernährungsweise wird schließlich die Erfahrungstatsache erklärt, daß das Leiden in ärmeren Bevölkerungsschichten und in wirtschaftlichen Notzeiten mit angespannter Ernährungslage ganz allgemein seltener in Erscheinung tritt.

In Deutschland war die akute Pankreasnekrose früher kein seltenes Ereignis. So konnte V. SCHMIEDEN für sein großes Referat auf dem Chirurgen-Kongreß 1927 aus rund 100 deutschen Kliniken und Krankenhäusern und einem Zeitraum von nur acht Jahren 2137 Krankheitsfälle zusammenstellen. Diese Zahl würde gewiß noch bedeutend größer gewesen sein, wenn die nichterkannten Erkrankungen sowie die leichteren und flüchtigeren Krankheitsfälle in der Statistik hätten miterfaßt werden können.

Die gleiche Annahme hat für spätere Zusammenstellungen Gültigkeit, zumal die chronische Pankreatitis nach neuerer Auffassung größtenteils auf symptomarm verlaufende Fälle von akuter Pankreasnekrose zurückzuführen ist. Neben der akuten Verlaufsform mit dem gefürchteten, akut-bedrohlichen Krankheitsbild gibt es nicht wenige leichte, meist wohl unter der Diagnose Gallensteinkolik verbuchte Fälle. Die absolute Häufigkeit der akuten Pankreasnekrose liegt nach statistischen Ermittlungen, die sich auf Sektionsbefunde stützen, zwischen 0,3 und 1%.

Pathologische Anatomie

Die *pathologisch-anatomischen Veränderungen,* die sich hierbei im und am Pankreas abspielen, sind vielgestaltig. Die eigentliche Zerstörung des Drüsengewebes durch Einwirkung der Pankreasfermente ist zu Beginn des Leidens und in leichten Fällen häufig nur mikroskopisch wahrnehmbar. Meist ist lediglich ein Teilgebiet des Organs, seltener von vornherein die ganze Drüse ergriffen.

Vielfach wird die Erkrankung durch ein *akutes Pankreasödem* eingeleitet, das als *Vorstufe* der eigentlichen akuten Pankreasnekrose aufzufassen ist. Das zuerst von ZOEPFFEL (1922) beschriebene akute Ödem, bei dem das Organ ganz oder teilweise glasig geschwollen und verhärtet ist, kann sich weit über das Pankreas hinaus auf seine Umgebung erstrecken und auf das retroperitoneale Gewebe und in das Mesocolon transversum hinein ausbreiten. Blutungen, Nekroseherde und Fettgewebsnekrosen werden in der Regel noch völlig vermißt. Selbst feingeweblich lassen sich noch keine wesentlichen Gewebsveränderungen feststellen. Das ödematöse Vorstadium weitergehender fermentativ bedingter Zerstörungsvorgänge deckt sich mit der von H. EPPINGER (1936) im Histaminschock experimentell erzeugten Pankreatitis serosa.

Klinisch ist eine Trennung des akuten Ödems von der akuten Pankreasnekrose aus verschiedenen Gründen berechtigt. Erstens braucht keineswegs jedes Ödem in Nekrose überzugehen; das Ödem kann vielmehr einen durchaus selbständigen Krankheitscharakter besitzen. Bei rechtzeitiger Behandlung und selbst ohne diese kann sich der Anfangszustand wieder vollständig zurückgeben. Zweitens besteht nach den gewonnenen klinischen Erfahrungen prognostisch insofern ein entscheidender Unterschied zwischen den beiden Stadien, als das Ödem eine wesentlich bessere Voraussage hat als das vollentwickelte Krankheitsbild.

Infolgedessen ist die von ELMAN u. a. begründete Auffassung, daß es sich bei dem akuten Pankreasödem um ein klinisch selbständiges Krankheitsbild handele, nicht ungerechtfertigt. Nur sind die Grenzen zwischen der dem Ödem zugrundeliegenden interstitiellen Pankreatitis und der akuten Pankreasnekrose nicht scharf zu ziehen. Auch pathogenetisch hat man der interstitiellen Pankreatitis eine Sonderstellung einzuräumen gesucht, indem man sie als die Folge einer bloßen Sekretstauung ohne begleitende Trypsinaktivierung gedeutet hat (COLE u. a.).

Mit *fortschreitenden Veränderungen* des Organs treten, oft schon nach wenigen Stunden, Fettgewebsnekrosen auf, die an ihrer weißlichen Farbe und ihrer scharfen Begrenzung unschwer zu erkennen sind und sich zunächst nur in der Drüse selbst, später im ganzen Bereich der Bauchhöhle und des rückwärtigen Bauchfells finden. Der Zerfallsvorgang geht ferner mit mehr oder weniger ausgedehnten Blutungsherden im Drüsengewebe und teils vereinzelten, teils ausgedehnten nekrotischen Bezirken von gelb-brauner bis dunkelbraun-roter Farbe einher. Sie verleihen der erkrankten Bauchspeicheldrüse im Verein mit den sich hell abhebenden Fettgewebsnekrosen auf dem Durchschnitt ein eigentümlich buntes marmoriertes Aussehen (Abb. 21).

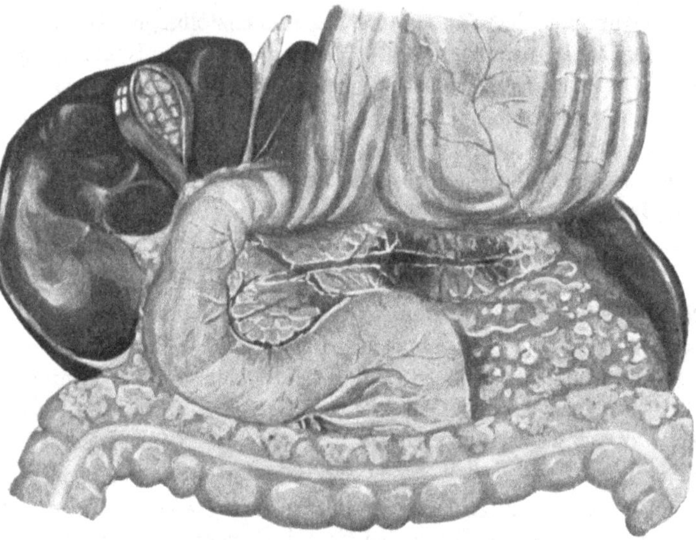

Abb. 21.
Akute Pankreasnekrose.

Mitunter wird das pathologisch-anatomische Bild vollkommen von der ***Blutung*** beherrscht. Die Blutungsherde können sehr ausgedehnt sein, das Drüsengewebe fast in ganzer Länge durchsetzen, sich weit in die Umgebung ausbreiten, die Bursa omentalis unter Verdrängung von Magen und Querdarm erfüllen und von hier aus in die freie Bauchhöhle vordringen. Wenn die Blutung derart im Vordergrund steht und sich bereits bei der Eröffnung der Bauchhöhle durch blutige Beschaffenheit des Ergusses bemerkbar macht, ist die jetzt nicht mehr gebräuchliche Bezeichnung „Pankreasapoplexie" sicher nicht fehl am Platze. Genauere Untersuchungen haben allerdings stets das gleichzeitige Vorhandensein schwerer Nekrosen und Zerfallsherde ergeben.

In anderen Fällen tritt die Blutung hinter der fermentativen Gewebszerstörung zurück. Sie kann sogar so geringfügig sein, daß die Blutaustritte mit bloßem Auge kaum zu erkennen sind. Namentlich aus diesen Beobachtungen ist der Schluß gezogen worden, daß nicht die Blutung, selbst wenn sie das hervorstechendste Krankheitsmerkmal abgibt, sondern die Selbstverdauung des Organs das Wesen der Erkrankung ausmacht und über ihren Verlauf und Ausgang entscheidet.

Über die Herkunft der Blutungen in das Organ und seine Umgebung sind verschiedene Auffassungen geäußert worden. Entsprechend ihrer Theorie von der vaskulären Genese der akuten Pankreasnekrose sehen RICKER, KNAPE und NATUS die Blutaustritte als neurovaskulär bedingt an, während GULEKE, ROSENBACH u. a. mit überzeugenderen Gründen die Meinung vertreten, daß die oft sehr erheblichen Blutungen auf eine Andauung der Gefäßwände durch die tryptischen Fermente der Drüse zurückzuführen sind.

Im weiteren Ablauf der Selbstzersetzungsvorgänge geht das Stütz- und Drüsengewebe des Organs in ganzer Ausdehnung der Nekroseherde und nicht selten noch darüber hinaus zugrunde. Die abgestorbenen Teile des Pankreas stoßen sich in Form schwärzlich-grünlicher *Sequester* ab und bleiben in den Zerfallshöhlen liegen, sofern sie nicht bei der Operation entfernt werden oder sich später durch die drainierte Wunde nach außen entleeren; auch Totalsequester des Pankreas kommen vor. In diesem Stadium tritt die Blutung fast ganz zurück, das weitgehend zerstörte Organ bietet das Bild der Pankreatitis gangränosa.

In der Umgebung der Erweichungsherde treten jedoch schon frühzeitig *reaktive Entzündungsvorgänge* auf, die eine Abgrenzung vorbereiten und schließlich zur bindegewebigen Abkapselung führen. Hat die Gewebszerstörung kein allzu großes Außmaß erreicht, dann kann es auf diese Weise zur Organisation der entstandenen Höhlen und selbst zur Resorption kleiner Drüsensequester kommen. Aus größeren Zerfallshöhlen gehen dagegen meist die hämorrhagischen Pseudozysten des Pankreas hervor, die nicht selten, auch noch lange Zeit nach überstandener Krankheit, eine operative Behandlung notwendig machen können.

Eine schwere Komplikation des Krankheitsverlaufes bedeutet in jedem Falle die *Sekundärinfektion* der Erweichungshöhlen. Schon in den ersten Tagen nach Ausbruch der Krankheit kann sich eine Infektion hinzugesellen. Vorwiegend werden Kolibakterien, seltener Staphylo- oder Streptokokken als Erreger gefunden. In ihrem Gefolge entstehen jauchige Abszesse und Phlegmonen, die sich meist retroperitoneal ausbreiten oder auf dem Wege über die Bursa omentalis in die freie Bauchhöhle durchbrechen. Sie greifen in besonders ungünstig verlaufenden Fällen selbst auf den linken Rippenfellraum über. Die günstigste Verlaufsform dieser Art stellt der isolierte abgekapselte Abszeß dar, die ungünstigste die fast ausnahmslos tödlich ausgehende Allgemeininfektion.

Die Tatsache, daß sich bei der akuten Pankreasnekrose verhältnismäßig häufig Erreger, sowohl in der Drüse wie im Exsudat, nachweisen lassen, hat mehrfach die Ansicht aufkommen lassen, als sei die ganze Erkrankung nichts anderes als eine schwere bakterielle Infektion. Diese Auffassung ist jedoch wiederholt, am überzeugendsten wohl von N. GULEKE, widerlegt worden. Wie viele andere Untersucher, so stellte N. GULEKE, entgegen den Befunden ZOEPFFELs, der bei seinen Fällen fast immer Erreger im Bauchhöhlenexsudat gefunden hatte, fest, daß sowohl das Exsudat als auch die Ödemflüssigkeit innerhalb der Pankreaskapsel und der Inhalt der Zerfallshöhlen im Pankreas selbst im Anfangsstadium fast ausnahmslos steril sind und daß sich Bakterien erst später nach Eintritt der Sekundärinfektion nachweisen lassen. Zu dem gleichen Ergebnis führten zahlreich ausgeführte Tierversuche. So rufen Einspritzungen von Bakterienaufschwemmungen in den Pankreasausführungsgang keine für die akute Pankreasnekrose charakteristische Gewebsveränderungen, sondern in der Regel nur eine akut oder subakut verlaufende eitrige Pankreatitis hervor.

Wenn sich demnach auch klinisch nicht immer eine scharfe Trennung beider Erkrankungen durchführen läßt, da sich einerseits entzündliche Vorgänge mit der Nekrose verbinden können und sich andererseits gelegentlich eine akute eitrige Pankreatitis nachträglich durch Hinzutreten einer rasch um sich greifenden Selbstverdauung der Drüse zu dem Bild der akuten Pankreasnekrose entwickeln kann, so ist es doch notwendig, wie GULEKE betont, beide Krankheiten ihrem Wesen nach grundsätzlich auseinander zu halten, um eine richtige Vorstellung von ihrer Entstehungsweise zu bekommen.

Das Wesentliche an den örtlichen Veränderungen bei der akuten Pankreasnekrose ist die Einwirkung des äußeren Pankreassekretes auf das Organ, seine nähere und weitere Umgebung und — durch Vermittlung der Blut- und Lymphbahnen — auch auf entfernte Gebiete des Körpers. Nicht nur die Selbstzerstörung des Drüsengewebes und die Gefäßandauung, sondern auch das Auftreten zerstreut gelegener *Fettgewebsnekrosen* sind Ausdruck und Folge der Entgleisung der im Bauchspeichel enthaltenen tryptischen Fermente und des Ausfließens des Pankreassekretes. Sie finden sich in Form opak-weißer, scharf begrenzter Flecke von 2—6 mm Durchmesser am stärksten in der Drüse selbst und in ihrer unmittelbaren Umgebung, ferner zerstreut im Fettgewebe des ganzen Bauchhöhlenbereiches, namentlich im großen Netz (Abb. 22), gelegentlich auch im mediastinalen und subkutanen Fettgewebe, ja selbst im Knochenmark, und pflegen sich bereits innerhalb der ersten zwei Tage nach Krankheitsbeginn auszubilden. Ihr Vorhandensein ist für den Operateur nicht nur ein wichtiger diagnostischer Hinweis, sondern bis zu einem gewissen Grade auch ein Anhaltspunkt für das Stadium und die Schwere des sich abspielenden Prozesses; ihr Fehlen schließt jedoch eine Verletzung oder Erkrankung der Bauchspeicheldrüse in keiner Weise aus.

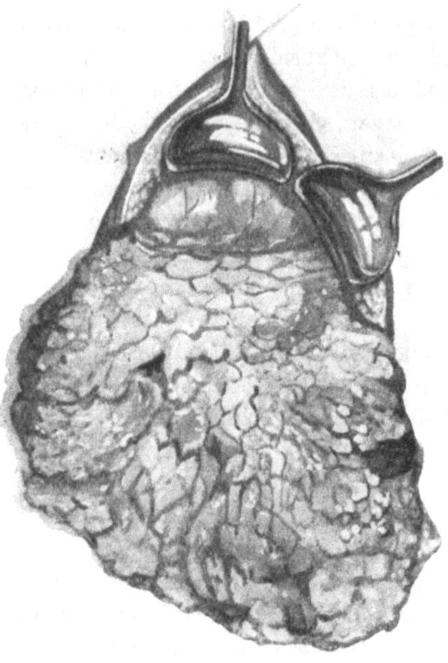

Abb. 22.
Multiple Fettgewebsnekrosen des großen Netzes bei akuter Pankreasnekrose.

Wie schon Langerhans feststellte und Flexner durch den Nachweis des fettspaltenden Fermentes in den Nekrosen bestätigte, entstehen die Fettgewebsnekrosen durch Einwirkung der Pankreaslipase (Steapsin) auf das Neutralfett der Fettzellen, das in lösliche Natron- und unlösliche Kalkseifen übergeführt wird. Das fettlösende Ferment gelangt aus dem zerfallenen Drüsengewebe teils durch einfaches Ausfließen des Sekretes, teils auf dem Lymphwege in die Umgebung der Bauchspeicheldrüse. Der erstgenannte Vorgang ist durch zahlreiche Beobachtungen und Versuche Gulekes sowie durch die vielfach gefundenen Abklatschnekrosen, die durch unmittelbaren Kontakt an sich berührenden Bauchfellflächen des Netzes und des Gekröses zustandekommen, hinreichend bewiesen. Die Ausbreitung des Fermentes auf dem Lymphwege konnte P. Rostock durch Darstellung der Lymphwurzeln nach der Methode von G. Magnus direkt nachweisen (Abb. 23). Wie Payr und Martina gezeigt haben, kann auch eine Verschleppung des Fermentes in entferntere Körpergegenden auf dem Blutwege stattfinden; bei diesem Vorgang handelt es sich wahrscheinlich um kleinste Embolien von fermentführenden Pankreaszellen.

Eine wichtige Rolle kommt ferner der *Aktivierung des Steapsins durch Gallensalze* zu, einmal bei dem verhältnismäßig seltenen Übertritt von Galle in den Pankreasausführungsgang, zum anderen dadurch, daß aus den trypsingeschädigten Pankreasgefäßen Gallensalze in das Gewebe austreten und hier dem Auftreten von Fettgewebsnekrosen den

Weg bereiten (GANDER). Auf diese Weise können auch Stauungsblutungen zu Fettgewebsnekrosen führen, ohne daß eine Pankreasnekrose vorliegt.

Die Bedeutung der auftretenden Fettgewebsnekrosen für den Krankheitsverlauf ist gering. Die kleinen Nekroseherde werden fast immer innerhalb Jahresfrist vom Gewebe aufgesogen. Nur ausnahmsweise kommt es zu einer Infektion der Fettgewebsnekrosen und damit zu multiplen kleinsten Abszessen. Ebenso selten wird eine Umwandlung abgestorbener Fettgewebsherde in zystenartige Höhlen oder in geschwulstähnliche Knötchen beobachtet.

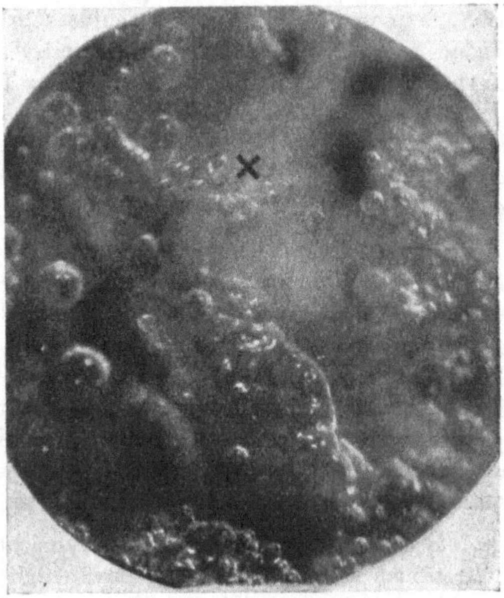

Abb. 23.
Fettgewebsnekrose im Netz des Menschen. Darstellung der Lymphgefäße nach G. MAGNUS (frisches Präparat).
Bei × Einmündung eines Lymphgefäßes in den Nekroseherd.
(Nach P. ROSTOCK.)

Das blutig-seröse *Exsudat der Bauchhöhle*, das sich bei der akuten Pankreasnekrose neben einer starken serösen Durchtränkung im Bereich des Pankreas, des Mesocolon transversum und der Radix mesenterii fast regelmäßig in reichlicher Menge findet, enthält, wie kaum anders zu erwarten, die *Fermente* des Bauchspeichels. Sie konnten in darauf gerichteten Untersuchungen bei fast allen operierten Kranken der Jenaer Chirurgischen Klinik von P. ROSTOCK nachgewiesen werden. Mitunter war nur das diastatische, meist auch das fettspaltende und in einigen Fällen auch das tryptische Ferment vorhanden. Ähnliche Befunde wurden an anderen Kliniken erhoben.

Bei *bakteriologischen* Untersuchungen erwies sich das Exsudat, wie bereits erwähnt, fast stets als steril; erst durch Hinzutreten einer Sekundärinfektion wird es eitrig. Mit diesen Befunden stimmt überein, daß sich das zwar stark gerötete, sonst aber spiegelnde Bauchfell bei der Operation in den ersten Tagen nach Ausbruch der Erkrankung als völlig frei von eitrigen Belägen erweist. Die Bauchfellreizung hat demnach zunächst nur toxischen Charakter. Inwieweit dem Bauchhöhlenerguß und seinem Fermentgehalt toxische Wirkungen zuzuschreiben sind, ist umstritten. Viele Chirurgen halten den Einfluß des Exsudates auf den Krankheitsablauf für bedeutungslos, und das wohl mit Recht, da die schweren allgemeinen Folgeerscheinungen sicher weniger dem Erguß als dem Austritt des Pankreassekretes in die Pankreasumgebung und in die Bauchhöhle zur Last zu legen sind.

Diese Frage hat im Hinblick auf die *Todesursache bei akuten Pankreasnekrosen* besondere Beachtung gefunden. Von HESS, BUNGE, OPI, GULEKE, POLYA u. a. konnte durch Sekretaktivierung vom Gang aus beim Tier ein analoges Krankheitsbild mit fermentativem Zerfall des Organs und tödlichem Ausgang erzeugt werden. Die gleichen

Folgen treten ein, wenn man Teile der Drüse in den Bauchraum bringt und sie dort zugrunde gehen oder wenn man das Pankreassekret durch Anlegen einer Lippenfistel des Pankreasausführungsganges (N. GULEKE) frei in die Bauchhöhle ausfließen läßt. Alle in dieser Weise behandelten Tiere gehen unter schweren Vergiftungserscheinungen zugrunde. Die gleiche Wirkung wird durch Trypsineinspritzungen in die Bauchhöhle erreicht. G. v. BERGMANN und N. GULEKE nahmen deshalb eine Trypsinvergiftung als Ursache des Todes an akuter Pankreasnekrose an und versuchten, durch Einspritzung steigender Trypsinmengen eine aktive Giftfestigkeit der Tiere zu erzielen. Dies gelang ihnen zwar, doch blieben alle Versuche, auf diesem Wege zu einer passiven Immunisierung zu gelangen, erfolglos. E. HARMS aus der Klinik GULEKES, der die späteren und anscheinend erfolgversprechenderen Untersuchungen OHNOS nachprüfte, vermochte ebensowenig eine passive Giftfestigkeit zu erreichen.

Der negative Ausfall dieser Bemühungen überrascht nach den heutigen Kenntnissen nicht. Wie G. v. BERGMANN selbst auf dem Chirurgen-Kongreß 1928 ausführte, gelangen durch den Gewebszerfall der Bauchspeicheldrüse außer den tryptischen Fermenten auch giftige Eiweißzerfallsstoffe (Polypeptide) in die Blutbahn, von der aus Kreislauforgane, Leber und Nieren auf das schwerste geschädigt werden. Die Selbstvergiftung des Körpers bei der akuten Pankreasnekrose ist also nach neuerer Auffassung nicht allein an das beim Untergang von Pankreasgewebe freiwerdende Trypsin gebunden, sondern auch die Folge einer Eiweißvergiftung, die dem Ferment erst die Angriffsmöglichkeit auf das Reticuloendothel gestattet, auf das es in erster Linie einwirkt.

Infolgedessen bestehen nur geringe Aussichten, der bei der akuten Pankreasnekrose auftretenden Allgemeinvergiftung durch entgiftende Maßnahmen Herr zu werden. Eine Ausschaltung der toxischen Eiweißwirkung ist nach den bisherigen Erfahrungen ebensowenig wie eine übertragbare Trypsinfestigkeit zu erreichen. Die von ROSENO und DREYFUSS versuchte Inaktivierung des Trypsins durch Chiningaben schlug gleichfalls fehl. Bemühungen um eine Blockade des Speicherzellensystems durch Verabfolgung speicherbarer kolloidaler Substanzen riefen durch „Zellreizung“ das Gegenteil der beabsichtigten Wirkung hervor, nämlich eine Zunahme der Vergiftungserscheinungen (STANDENATH). Auf die noch verbleibende therapeutische Möglichkeit, die Verankerung des Trypsins in den Zellen durch Heparineinspritzungen zu verhindern (K. BOSHAMER), gehe ich später ein.

Pathogenese

Nicht geringere Rätsel als die Todesursache hat die *Entstehung der akuten Pankreasnekrose* aufgegeben. Das Problem, wie es zum Auftreten der Selbstzersetzung der Drüse kommt und welches pathologische Geschehen dabei den Ausschlag gibt, hat ein fast unübersehbares Schrifttum hervorgerufen. Allen klinischen und experimentellen Forschungen zum Trotz läßt sich aber auf diese Fragen auch heute noch keine endgültige und erschöpfende Antwort geben. Keine der aufgestellten Theorien befriedigt ganz, bei jeder bleibt ein ungeklärter Rest und als Endergebnis der Schluß, daß für die Auslösung des Geschehens selten eine einzige Ursache, sondern meist eine ganze Reihe von Vorbedingungen und Voraussetzungen notwendig ist, deren Zusammentreffen den Stein erst ins Rollen bringt. Nur an dem Vorgang selbst, der intravitalen Selbstverdauung des Pankreas im Sinne CHIARIS, besteht kein Zweifel.

Wesentliche *Vorbedingungen* für das Zustandekommen der akuten Pankreasnekrose bilden ohne Frage der Grad der Leistungsfähigkeit des exkretorischen Drüsengewebes und der jeweilige Funktionszustand des Organs. Damit Selbstverdauungsvorgänge entstehen können, muß genügend *funktionierendes Pankreasparenchym* vorhanden sein. Wenn auch gelegentlich eine akute Pankreasnekrose auf dem Boden chronisch-entzündlicher Veränderungen des Organs, z. B. in Auswirkung eines in das Pankreas penetrierenden Magen- oder Zwölffingerdarmgeschwüres, entsteht (ARNSPERGER), so ist es doch höchst unwahrscheinlich, daß sich nach Eintritt weitgehender Verödung des Drüsengewebes, wie es bei der Pankreassklerose der Fall ist, noch ausgedehnte fermentative Gewebsschäden entwickeln können. Der auffallend leichte Verlauf der Rückfälle nach akuter Pankreasnekrose (S. 88) dürfte in der Hauptsache hiermit zusammenhängen. Besonders günstige Voraussetzungen liegen dagegen auf der Höhe der Verdauungsphase vor, wenn die fermentbereitenden Drüsenendstücke in voller Tätigkeit sind und das ganze Organ strotzend mit Blut gefüllt ist. Hierfür sprechen sowohl experimentelle als auch klinische Beobachtungen. So erwies sich die Schwere experimentell erzeugter Pankreasnekrosen als abhängig vom Grad der Verdauungstätigkeit des Organs; Tiere, die gehungert hatten, überstanden den Eingriff, Tiere, die auf der Höhe der Verdauung operiert wurden, gingen zugrunde (POLYA, GULEKE u. a.). Auch aus der Vorgeschichte vieler menschlicher Krankheitsfälle geht zur Genüge hervor, daß sich der Ausbruch der Erkrankung mit Vorliebe an eine fettreiche oder zumindest übermäßige Mahlzeit anschließt.

Eine weitere Vorbedingung für das Auftreten der intravitalen Selbstverdauung des Pankreas stellt die *Aktivierung des Sekretes innerhalb der Drüse* dar. Eine Sekretaktivierung kann durch Einwirkung der verschiedensten körpereigenen und körperfremden Stoffe erreicht werden, sei es, daß sie vom Ausführungsgang her in die Bauchspeicheldrüse gelangen, sei es, daß sie in ihr selbst durch Zelluntergang frei werden.

Doch nicht einmal das ist notwendig! Nach Untersuchungen von BABKIN (1906), SSAWITSCH (1909, EDELMANN (1918) u. a. erfolgt unter bestimmten Bedingungen eine *Selbstaktivierung* der Fermente im Pankreas *ohne* Hinzutritt eines Aktivators. Nach neueren physiologisch-chemischen Forschungsergebnissen scheint es sogar so zu sein, daß schon normalerweise nur ein Teil der tryptischen Fermentgruppe des Pankreassekretes von den Drüsenzellen in inaktivem Zustand gebildet wird, ein anderer Teil aber von vornherein aktiv wirksam ist. Die Produktion aktiven Trypsins ist auf den Einfluß des N. vagus zurückzuführen, dessen elektrische Reizung die Absonderung eines besonders fermentreichen, hochaktiven Sekretes nach sich zieht. Auf dieser Grundlage ist die Theorie von der neurogenen Entstehungsweise der akuten Pankreasnekrose entwickelt worden. STOCKER und v. LINHARDT vermuten als Ursache eine Dysharmonie zwischen N. vagus und N. sympathicus, bei der ersterer das Übergewicht erlangt. Auch WESTPHAL nimmt für den Ausbruch der Erkrankung einen Vagusreizzustand in Anspruch, der in Auswirkung viscero-visceraler Reflexe beim Auftreten krankhafter Störungen in den extrahepatischen Gallenwegen zustande kommen soll. In Parallele zu der bereits angeführten Bedeutung des auf der Höhe der Verdauungstätigkeit besonders verdauungskräftigen Pankreassaftes legt die neurogene Erklärung das Hauptgewicht auf die Absonderung eines überdurchschnittlich fermentwirksamen Bauchspeichels. Bereits OPIE vermochte im Tierversuch durch gleichzeitige Abflußhemmung des Bauchspeichels und gesteigerte nervöse Sekretionsreize — Pilocarpininjektionen nach Fettfütterung — der Nekrose ähnliche Veränderungen im Pankreas hervorzurufen!

Wie jedoch N. GULEKE wiederholt hervorgehoben hat, bilden reichlicher Trypsingehalt der Bauchspeicheldrüse und Aktivierung oder Selbstaktivierung ihres Sekretes innerhalb des Drüsengewebes zwar wesentliche Voraussetzungen für das Zustandekommen der akuten Pankreasnekrose, dürften dazu aber für sich allein nicht ausreichen. Vielmehr müssen zu diesen Vorbedingungen noch *Gewebsschädigungen* hinzutreten, da unverändertes Drüsengewebe von seinem eigenen Sekret nicht angegriffen wird, selbst wenn dieses bis zu einem gewissen Grade aktiviert ist. Die ganze Erörterung spitzte sich infolgedessen lange Zeit auf die Frage zu, ob die Sekretaktivierung oder die Gewebsschädigung das primäre Moment darstellt. Läsionen des Drüsengewebes, die geeignet sind, den fermentativen Zerstörungsprozeß in Gang zu setzen, können in sehr verschiedener Weise entstehen. Außer traumatischen Schäden und gefäßbedingten Ernährungsstörungen kommen vor allem Sekretstauungszustände und toxische Einwirkungen in Betracht. Um die Gesamtheit dieser Probleme kreisen die zahlreichen Fragestellungen und die durch Jahrzehnte hindurch in ungewöhnlich großem Umfang durchgeführten experimentellen und klinischen Untersuchungen, an denen namentlich deutsche Chirurgen führend beteiligt waren.

Eine *Aktivierung des Pankreassekretes*, insbesondere des Trypsins, *vom Gang aus* zu erzielen, gelingt experimentell mit großer Regelmäßigkeit. Während die Unterbindung des Pankreasausführungsganges nur eine einfache Druckatrophie des Drüsengewebes nach sich zieht und selbst die Durchschneidung des Ductus Wirsungianus allein noch keine Selbstverdauung des Organs herbeizuführen braucht, ist es durch Einbringung von Duodenalsaft und der in ihm enthaltenen Stoffe, wie Sekretin, Trypsin, Galle usw., in den Pankreasausführungsgang möglich, eine akute Pankreasnekrose beim Tier zu erzeugen. Das haben Versuche von KÖRTE, HESS, POLYA, HILDEBRANDT, GULEKE, SEIDEL u. a. in unbezweifelbarer Weise dargetan. Der Gedanke, daß die eiweißverdauende Kraft des Trypsins bei diesen experimentell erzeugten Pankreasnekrosen den ausschlaggebenden Faktor darstellt, stammt von E. POLYE, der sich auf Untersuchungen der PAWLOWschen Schule und die Beobachtungen von DELEZENNE und FROUIN über die Aktivierung von Pankreasfistelsaft durch Berührung mit Duodenalschleimhaut oder Duodenalsaft stützte. Die Wirksamkeit des Duodenalsaftes wird dabei durch seinen Gehalt an Enterokinase bestimmt, die als spezifischer Aktivator des Pankreassaftes anzusehen ist.

Die Prüfung der Verhältnisse im einzelnen ergab, daß nicht alle in den Ductus Wirsungianus eingespritzten Stoffe in gleichem Maße wirksam sind; viele von ihnen, darunter sterile Galle, erwiesen sich fast als wirkungslos (BOTTIN) oder mußten in so großen Mengen eingespritzt werden, wie sie beim Menschen gar nicht in Betracht kommen. Aus dem gleichen Grunde läßt sich die Einspritzung körperfremder, insbesondere ätzender Substanzen, wie Olivenöl, Paraffin, Natriumchlorid u. ä. (HESS, HLAVA u. a.) nicht auf menschliche Verhältnisse übertragen. Selbst Bakterienaufschwemmungen führen zwar zu geringfügigen reaktiven Veränderungen des Drüsengewebes, aber nicht zur Nekrose (POLYA, SEIDEL, GULEKE).

Auch in der Folge verliefen alle Versuche, das Krankheitsbild experimentell durch Bakterieneinwirkung hervorzurufen, unbefriedigend. Die bakterielle Entzündung spielt dabei offensichtlich eine völlig untergeordnete Rolle. Das gleich gilt, wie klinische Erfahrungen ergeben haben, für toxische und bakterielle Schädigungen, die das Pankreas auf dem Blut- oder Lymphwege treffen. Sie lassen eher eine eitrige Pankreatitis als eine akute Pankreasnekrose entstehen. Auf die Seltenheit letzterer im Anschluß an eine hämatogen entstandene Infektpankreatitis wurde S. 53 bereits hingewiesen. Auch die lymphogenen, in erster Linie von Gallenwegsinfektionen ausgehenden und unterhaltenen Entzündungen der Bauchspeicheldrüse bilden nur ausnahmsweise die Grundlage akut einsetzender Selbstzersetzungsvorgänge.

Dagegen bewirkt das Eindringen von *infizierter Galle* in den Pankreasausführungsgang eine schnelle Aktivierung des Bauchspeichels und eine ausgedehnte fermentative Zerstörung des Drüsengewebes. Wie POLYA zeigte, wird die tryptische Kraft des Pankreassekretes, das durch die Anwesenheit von Bakterien nur schwach aktiviert wird, durch das gleichzeitige Vorhandensein von Galle gewaltig gesteigert und erst dadurch zu seiner gewebsandauenden Wirkung befähigt.

Am sichersten läßt sich die Selbstverdauung des Organs mit reinem Duodenalsaft, mit Auszügen aus der Duodenalschleimhaut und mit Enterokinase erzeugen.

Alle Versuche dieser Art lassen außerdem eine unterstützende Wirkung der Verdauungsphase erkennen: *Während* des Verdauungszustandes der Drüse führt selbst die sonst fast wirkungslose Einspritzung von steriler Galle zur Zersetzung des Organs. Demnach unterliegt weder die ursächliche Bedeutung der Sekretaktivierung vom Gang aus noch die des Trypsinreichtums der Drüse einem Zweifel.

Die Versuche zeigen aber weiter, daß auch *Zellschädigungen innerhalb der Drüse* eine wichtige Rolle für das Auftreten von Selbstverdauungsvorgängen im Pankreas zukommt. Denn, wie schon GULEKE betonte, werden durch die kanalikuläre Erzeugung der akuten Pankreasnekrose gleichzeitig Gewebsschäden gesetzt, die den weiteren Ablauf der Ereignisse begünstigen. Diese Ansicht fand eine Bestätigung u. a. in den Beobachtungen von MANN und GIORDANO, die eine Abhängigkeit der durch Gangeinspritzung erzielten fermentativen Zersetzung des Organs vom Injektionsdruck nachwiesen; die Anwendung eines niedrigen Druckes hatte geringe, die eines hohen schwere pathologische Veränderungen zur Folge.

Des weiteren wurde der überaus wichtige Nachweis erbracht, daß *Gewebsschäden ihrerseits stets zu einer Aktivierung des Pankreassekretes führen.* Nach LATTES ist in der Bauchspeicheldrüse eine Substanz vorhanden, die bereits beim geringsten Gewebszerfall frei wird und den Saft der Drüse aktiviert. Schon Leukozytenzerfall reicht dazu aus. Somit können unter Umständen selbst geringfügige Läsionen des Drüsengewebes über eine Trypsinaktivierung zu fermentativen Andauungsvorgängen Veranlassung geben. Angesichts dieser Feststellung ist es allerdings verwunderlich, daß das Drama „Pankreasnekrose“ nicht wesentlich häufiger abrollt, als es in Wirklichkeit der Fall ist. Möglicherweise jedoch treten auch aus geringfügigem Anlaß schon Gewebskatastrophen der gleichen Art, aber in kleinstem Ausmaß, etwa unter Begrenzung auf ein Drüsenendstück oder ein Drüsenläppchen, auf. Derartige Mikronekrosen könnten tatsächlich viel häufiger sein als sich nachweisen läßt, weil der ursächliche Vorgang auf einen engen Gewebsbezirk beschränkt bleibt, während es zur Auslösung einer ausgedehnten Pankreasnekrose weit schwererer Gewebsschädigungen oder einer massiven, durch den Fermentreichtum des Organs in der Verdauungsphase begünstigten Aktivierung des Pankreassaftes bedarf. In diesem Sinne sind vielleicht die so häufig beobachteten Fermententgleisungen bei Steinkoliken und anderen, nur einen Reizzustand des Pankreas auslösenden Nachbarschaftserkrankungen zu deuten.

Die *pathogenetische Bedeutung des Gewebsschadens*, dessen Zustandekommen ebensowenig wie die Sekretaktivierung an nur eine Ursache gebunden ist, war gleichfalls Gegenstand umfangreicher Tierversuche, bei denen der Gedanke an die Gewebsschädigung als den primären Vorgang in den Vordergrund gestellt wurde. Das Ergebnis dieser Versuche, daß nämlich *schwere mechanische Schädigungen* der tierischen Bauchspeicheldrüse zur Fermentnekrose des Organs führen, stimmt mit den bei Menschen gewonnenen Erfahrungen durchaus überein. Sowohl im Gefolge schwerer Verletzungen des Pankreasgewebes in Form von Quetschungen, Zerreißungen oder Stich- und Schußverletzungen, aber auch nach Zufallstraumen und operativen, beabsichtigten oder unbeabsichtigten Verletzungen des Pankreas schließt sich erfahrungsgemäß gelegentlich eine akute Pankreasnekrose an.

Stärkere Beachtung beanspruchen die *Durchblutungsschäden*, die sich auf dem Boden von Ernährungsstörungen infolge ungenügender Blutversorgung des Pankreas entwickeln. Arteriosklerotische und luetische Gefäßwandveränderungen, Blutungen, Thrombosen und Embolien der Pankreasgefäße sind hier an erster Stelle zu nennen. Sie wurden zum Teil auch experimentell herbeigeführt. Schon 1862 erzeugte PANNEN durch Einspritzung von Wachskügelchen, LEPINE durch Injektion von Lycopodiumaufschwemmung in die Körperschlagadern Embolien in den Pankreasgefäßen mit nachfolgenden Blutungen in das Drüsengewebe. Auf ähnliche Weise gelang es BUNGE und GULEKE, durch Embolien und Thrombosen im Verein mit mechanischen oder chemischen Schädigungen des Pankreas ein dem menschlichen ähnliches Krankheitsbild beim Hunde hervorzurufen. Für die menschliche Pathologie dürfte diese Entstehungsweise der akuten Pankreasnekrose allerdings nur ausnahmsweise in Betracht kommen.

In abgewandelter Form hat die Gefäßtheorie, die zugleich den ältesten Versuch darstellt, die Pathogenese des Leidens zu klären, in der von G. RICKER und seinen Schülern vertretenen Auffassung weite Verbreitung erfahren. Nach ihr geben durch Gefäßnervenreiz ausgelöste *kapilläre Blutungen* den Anstoß zu der Erkrankung. Auf Grund mikroskopischer Lebendbeobachtung am Kaninchenpankreas (KNAPE 1912) und klinischer Beobachtungen wird eine reflektorisch bedingte Strömungsverlangsamung in den Pankreasgefäßen als eigentliche Ursache angenommen. Die Stase soll zu Blutaustritten in das Gewebe und zu Ernährungsstörungen Veranlassung geben, in deren weiterer Folge das Drüsengewebe der Fermenteinwirkung anheimfällt. Dem tryptischen Ferment wird dabei nur eine nebensächliche Rolle zuerkannt. Insbesondere für das Zustandekommen der Blutungen wird vielmehr der hohe, die Gefäßnervenreizung bedingende Salzgehalt des Pankreassekretes verantwortlich gemacht.

Der Erklärungsversuch der RICKERschen Schule besticht in mehr als einer Hinsicht: Er verzichtet auf die vom Gang aus erfolgende Sekretaktivierung, für die nach den klinischen Erfahrungen die Voraussetzungen nur selten gegeben sind, und steht auch mit anderen klinischen und pathologisch-anatomischen Beobachtungen gut in Einklang, so besonders mit der Tatsache, daß die bei der akuten Pankreasnekrose auftretenden Organveränderungen vielfach enge Beziehungen zu den Pankreasgefäßen erkennen lassen. Die Nekrosen erstrecken sich selten auf größere Abschnitte, meist treten sie herdförmig auf und stehen, ebenso wie die Blutungsherde, mit mittleren und kleinen Arterien in Verbindung. Das größere Blutungen vielfach fehlen, spricht nicht unbedingt gegen diese Theorie, die der Auslösung des Krankheitsgeschehens ja kapilläre Blutungen zugrunde legt, wie sie KNAPE auch bei chronischer Pankreatitis in Form einer Diapedeseneigung nachwies. Begründeter ist der Einwand, daß das akute Pankreasödem außer der ödematösen Durchtränkung des Drüsengewebes feingewerbliche Veränderungen anderer Art, also auch die primären Blutaustritte, fast immer vermissen läßt. F. BERNHARD zieht deshalb eine abweichende Entstehungsweise in Erwägung und nimmt an, daß zunächst ein Austritt des Pankreassaftes in das ödematöse Gewebe erfolgt und dieser eine Reizung der Gefäßnerven mit Neigung zu kapillären Blutungen nach sich zieht.

Der vaskulären steht die bereits erwähnte *neurogene Theorie* insofern nahe, als sie nicht nur den durch gesteigerte Sekretionsreize (N. vagus!) bedingten Trypsinreichtum des Pankreassaftes in den Vordergrund stellt, sondern auch *Gefäßnervenreize* als auslösend ansieht. Die reflektorische Reizung des Gefäßnervensystems der Bauchspeicheldrüse wird von den meisten Forschern ursächlich mit Reizzuständen in Verbindung gebracht, die von Gallenwegserkrankungen und geschwürigen Prozessen am Magen und Zwölffingerdarm ausgehen. Nach BECKMANN, UNGER, SOSTMANN u. a. greifen namentlich bei Gallensteinleiden abnorme Reizzustände auf das Gefäßsystem des Pankreas über. O. NORDMANN und F. SAUERBRUCH führen das Auftreten der akuten Pankreasnekrose auf Gefäßspasmen zurück, die in ähnlicher Weise zustande kommen. Aber auch entfernt vom Pankreas gelegene Reizquellen lösen offenbar derartige Reize aus, wie eine Beobachtung ROEPPKES zeigt, der die Anfänge einer akuten Pankreasnekrose bei der Operation einer sehr erregten Basedow-Kranken in Erscheinung treten sah.

Auf dieser Basis bewegen sich auch die neueren experimentellen Untersuchungen von P. MALLET-GUY, J. FEROLDIN, E. REBOUL zur Pathogenese akuter Pankreasveränderungen, die sie im Tierversuch durch elektrische Reizung des linken N. splanchnicus in allen Graden, vom akuten Ödem bis zur hämorrhagischen Nekrose, zu erzeugen vermochten.

Überblickt man die verschiedenen Theorien und die zu ihrer Stützung angeführten experimentellen und klinischen Beobachtungen, so kann man sich dem Eindruck nicht entziehen, daß *der Selbstverdauung vorangehende Gewebsschäden, gleich welcher Herkunft, als conditio sine qua non anzusehen* sind. Erst die Gewebsschädigung ermöglicht die pathologische Auswirkung des trypsinreichen Pankreassekretes, dessen Aktivierung sie aber auch ihrerseits herbeizuführen vermag. Umgekehrt vermögen die verschiedenartigen krankhaften Vorgänge, bei denen durch Eindringen aktivierender Stoffe vom Gang aus, mit und ohne gleichzeitige Sekretstauung, oder durch übergreifende bzw. fortgeleitete Entzündungen eine Aktivierung des Pankreassekretes erfolgt, auch von sich aus Gewebsschäden zu setzen. In beiden Fällen sind also die von GULEKE genannten drei Grundbedingungen für die Entstehung der akuten Pankreasnekrose: Trypsinreichtum der Drüse, Schädigung und Andauungsbereitschaft des Gewebes und Trypsinaktivierung erfüllt. Welcher Umstand im Einzelfall überwiegt und damit den Ausschlag gibt, hängt von der Art ihres Zusammenwirkens ab. Danach kann auch ein einheitlicher Ursachenkomplex allein ausreichen, wenn er *Gewebsschädigung und Sekretaktivierung gleichzeitig* bewirkt.

Die Regel dürfte jedoch sein, daß sich *primär* ein Parenchymzerfall irgendeiner Ursache — traumatisch, vasculär oder toxisch bedingt — ereignet, aus den Gewebszellen Cytokinase freisetzt und dadurch über die Umwandlung von Trypsinogen in aktives Trypsin den Zerstörungsprozeß in der Drüse in Gang setzt. Durch die Trypsineinwirkungen kommt es zu Blutungen, und mit dem extravasalen Blut gelangen Gallensalze in das Gewebe, die zur Aktivierung des Steapsins und damit zur Entstehung der Fettgewebsnekrosen beitragen. Das verschiedene Ausmaß der eintretenden Veränderungen ergibt sich dabei zwanglos aus dem unterschiedlichen Grade der ineinandergreifenden Vorgänge, die von dem jeweiligen Verdauungszustande und Fermentreichtum des Organs, der Art und Ausdehnung der Parenchymschädigung und dem jeweiligen Gallensalzgehalt des Blutes im Leberkreislauf bestimmt werden.

Die Gleichzeitigkeit der krankmachenden Vorgänge wird in der jüngsten Hypothese über die Entstehung der akuten Pankreasnekrose am besten bewahrt. Ihre Vertreter fassen die Erkrankung als eine hyperergetische Entzündung in einem zuvor sensibilisierten Organismus auf. Den Anstoß geben auch nach dieser Theorie Nachbarschaftserkrankungen der Bauchspeicheldrüse. Der sensibilisierende Fokus wird vor allem in der Gallenblase gesucht und das Gallensteinleiden als lokalisierender Faktor gewertet. Das Bestechende der *allergischen Theorie* liegt darin, daß sie Auslösung und Ablauf der Erkrankung in einheitlicher Weise zu erklären vermag und den scheinbaren Widerspruch zwischen der oft geringfügigen Ursache und den meist stürmisch einsetzenden Krankheitserscheinungen ohne Schwierigkeit löst. Sie kommt ferner der neuzeitlichen funktionellen Betrachtungsweise entgegen, indem sie im Organ selbst auftretende Störungen in den Vordergrund stellt und von der mechanischen kanalikulären Entstehungsweise, die am wenigsten Allgemeingültigkeit beanspruchen kann, abrückt.

Diese Deutung, die von ihren Urhebern (SILVESTRI, COURVELAIRE und BARGETON, SSOLOWOW) durch Erzeugung anaphylaktischer Schockzustände experimentell unterbaut wurde, ist in der Folge eifrig, jedoch ohne Nachprüfung aufgegriffen worden (J. HARTMANN, K. BOSHAMER), obwohl die im Tierversuch erzielten Ergebnisse sich durchaus nicht ohne weiteres auf die menschlichen Verhältnisse übertragen lassen. Immerhin können auf allergischer Grundlage — z. B. im Histaminschock (H. EPPINGER) — am Pankreas alle Übergänge vom akuten Ödem bis zur hämorrhagischen Zerstörung der Drüse erzeugt werden. Auch G. v. BERGMANN, H. EPPINGER, G. KATSCH u. a. sehen deshalb in der Allergie eine mögliche Entstehungsursache des Leidens. Wenn sich diese Auffassung bestätigt, dann würde die Selbstverdauung der Bauchspeicheldrüse ein Seitenstück in der nekrotisierenden Jejunitis haben, die ebenfalls als allergische Krankheit aufgefaßt wird und alle Übergänge vom entzündlichen Ödem bis zur schweren Nekrose aufweist.

Aetiologie

Die große Zahl der angeführten Erklärungsversuche zeigt, daß für die Entstehung des Krankheitsbildes eine ganze Reihe verschiedener Konstellationen in Betracht kommt und daß die Frage nach der Aetiologie wohl öfter für den Einzelfall als allgemein beantwortet werden kann. Über die unterschiedliche Wertigkeit der erörterten und experimentell durchgeprüften ursächlichen Faktoren sowie über die Häufigkeit ihrer Verwirklichung geben *die klinischen Erfahrungen* Auskunft.

Die Klinik der akuten Pankreasnekrose läßt z. B. keinen Zweifel darüber, daß das *Eindringen von Duodenalsaft in den Pankreasausführungsgang* nur für Ausnahmefälle in Betracht zu ziehen ist. WALZEL hat zwei, STOCKER eine einschlägige Beobachtung mitgeteilt. Praktisch besteht die Möglichkeit hierzu nur dann, wenn der Ductus Santorini, der an der Papilla duodeni minor einmündet, entweder als einziger Ausführungsgang der Bauchspeicheldrüse vorhanden ist, was nach CLAIRMONT in etwa 8% der Fälle vorkommt, oder zum Hauptausführungsgang wird und den Ductus Wirsungianus als Nebengang aufnimmt. Da der Ductus Santorini keinen Schließmuskel besitzt, ist es durchaus denkbar, daß der Duodenalinhalt bei überfülltem Darm im Gang aufsteigt, den Bauchspeichel aktiviert und auf diese Weise Selbstverdauungsvorgänge in der Drüse zur Auslösung bringt.

In ähnlicher Weise sind die Vorgänge zu deuten, die bei *Divertikeln des Duodenums* mit Sitz im Papillenbereich gelegentlich eine akute Pankreasnekrose nach sich ziehen (SCHMIEDEN). Auch die explosionsartig auftretende Pankreasnekrose nach irrtümlicher Sondierung des Pankreasausführungsganges bei transduodenaler Choledochotomie ist nach WALZEL eine Folge des Eindringens von infiziertem Duodenalinhalt. Gleichartig wirkt sich das Eindringen eines Bandwurmes (PICK) oder von Spulwürmern in den Pankreasgang aus. Ascariden wurden bisher mehr als 50mal im Pankreasausführungsgang gefunden.

Größere Bedeutung haben Beobachtungen gewonnen, nach denen der *Übertritt von Galle in den Pankreasausführungsgang* den Bauchspeichel aktiviert. Nach übereinstimmendem klinischen Urteil ist der weitaus größte Teil aller akuten Pankreasaffektionen mit Gallenwegskrankheiten, insbesondere mit dem Gallensteinleiden, vergesellschaftet. Das Zusammentreffen beider Erkrankungen fand sich in der Zusammenstellung von SCHMIEDEN (1927) in 81%, von WALZEL (1936) in 86%, von F. BERNHARDIN in 87,7% und von MARTENS in 76,6% der Fälle. Auch MAYO fand ein Gallensteinleiden bei 86% der akuten Pankreasnekrose. Am häufigsten wurden Steine in der Gallenblase, nicht selten aber auch gleichzeitig im Ductus choledochus gefunden. Der vermutete Zusammenhang erhält dadurch eine weitere Bestätigung, daß sich die Erscheinungen der beginnenden akuten Pankreaserkrankung verhältnismäßig häufig unmittelbar an das Auftreten eines Gallensteinanfalles anschließen. Aber auch steinfreie Entzündungen der Gallenblase oder der Gallengänge sowie Dyskinesien der Gallenwege wurden bei der akuten Pankreasnekrose gefunden und als ursächliche Störung angeschuldigt (BERNHARD, POPPER, STOCKER u. a.).

Dieses häufige Zusammentreffen wird in verschiedener Weise erklärt. Am nächsten liegt die Annahme direkter Beziehungen, wie sie sich aus den anatomischen Verhältnissen ergeben. Ausgehend von der Beobachtung OPIEs, der bei der Sektion einer akuten Pankreasnekrose einen kleinen eingeklemmten Gallenstein in der Papilla Vateri fand und daraus auf das Eindringen gestauter Galle in den Pankreasausführungsgang mit nachfolgender Trypsinaktivierung schloß, wurde dieser Möglichkeit ganz besondere Aufmerksamkeit geschenkt. Ursächlich ist vor allem an ein Eindringen infizierter Galle in den Pankreasgang zu denken, wobei jedoch, entsprechend den Feststellungen E. POLYAs, weniger die Infektion als das Zusammenwirken von Galle und Bakterien maßgebend ist. Daß aber selbst der Übertritt infizierter Galle nicht unbedingt den Ausbruch der Erkrankung nach sich zieht, geht aus Beobachtungen von MOULONGUET und BÈCLERE u. a. hervor.

Die *anatomischen Voraussetzungen* für das Überfließen von Galle in den Pankreasgang sind nur bei einem Teil der Krankheitsfälle gegeben, wie die Abbildungen 11a—d und 17a—d deutlich erkennen lassen. Am ehesten ist ein Übertritt möglich, wenn der Ductus Wirsungianus *vor* der Ampulle in den Ductus choledochus einmündet (d). Auch bei gemeinsamer Einmündung beider Gänge in die Ampulle (c) besteht eine Übertrittsmöglichkeit, doch darf der Stein nicht so groß sein, daß er die Ampulle vollständig ausfüllt. Etwa die gleichen Verhältnisse liegen bei einer Stenose an der Papille vor, wie sie nach wiederholtem Steindurchgang auftreten können. Zur Rückstauung der Galle in dem Pankreasausführungsgang bedarf es jedoch weder eines Papillensteines noch einer Stenose, denn schon ein gewöhnlicher Choledochusstein kann dadurch, daß er einen Spasmus des Sphinkter oddi auslöst, die Ausmündung beider Gänge in den Zwölffingerdarm völlig verschließen. Münden Ductus choledochus und pankreaticus dagegen getrennt in gemeinsamer Papille (b), so wird es zwar nicht zum Übertritt von Galle, wohl aber zu einer Abflußstockung des Pankreassekretes kommen können, was nach den experimentellen Erfahrungen unter Umständen ebenfalls zu einer akuten Pankreasnekrose Veranlassung gibt. Lediglich die völlig getrennte Ausmündung beider Gänge (a) schließt jede gegenseitige Beeinflussung aus.

Die *Häufigkeit*, in der die verschiedenen Gangmündungsformen gefunden werden, habe ich bei der Abbildung 11a—d vermerkt. Die Einmündung des Pankreasganges in den Gallengang vor der ihnen gemeinsamen Papille, die den Gallenübertritt in das Pankreas ohne weiteres gestattet, ist danach sehr selten. Unter Einbeziehung der Fälle mit getrennter Einmündung der Gänge in die Ampulle nehmen CAMERON und NOBEL an, daß ein Übertreten bei 66% der Kranken erfolgen könne. Nach den Zahlen von MEHNEN besteht diese Möglichkeit in 61% der Fälle, und E. HELLER errechnete auf Grund mehrerer Zusammenstellungen des Schrifttums 54%.

Während diese Berechnungen ziemlich gut übereinstimmen, gehen die Angaben über das tatsächliche Vorkommen dieses Ereignisses weit auseinander. So beobachteten SCHMIEDEN und SEBENING den Übertritt von Galle in den Pankreasgang unter 35 Kranken nur achtmal = 22,8%. Noch seltener wurde der Befund galliger Anfärbung der Pankreasgänge erhoben.

Cholangiographien führten gleichfalls zu stark voneinander abweichenden Ergebnissen. Operations-Cholangiographien der Chirurgischen Klinik Lund (LINDBERG, E. MILLBOURN) ergaben in 40% der Fälle einen Rückfluß des Kontrastmittels in den Ductus Wirsungianus. F. BERNHARD dagegen gibt für die rückläufige Füllung des Pankreasganges eine Häufigkeit von nur 5—10% an.

Unter Berücksichtigung der *Druckverhältnisse in den Gallen- und Pankreaswegen* ist nach experimentellen Feststellungen von GIRODANO, MANN und JUDD trotz gemeinsamer Mündung von Gallen- und Pankreasgang mit einem Übertritt von Galle in den letzteren sogar nur in 3,5—4,5 der Fälle zu rechnen, weil sich der Druck in den Gallenwegen und im Pankreasausführungsgang ziemlich gleich verhält. Diese Beobachtungen erfuhren eine Ergänzung durch die bereits erwähnten Tierversuche von E. HARMS, einem Schüler GULEKEs, der bei sehr sorgfältigen Druckmessungen zu dem Ergebnis gelangte, daß der Sekretionsdruck in den Gallenwegen im Hungerzustand höher ist als im Pankreasausführungsgang und daß nur nach der Nahrungsaufnahme und im Verdauungszustand der Bauchspeicheldrüse eine Druckumkehr eintritt, bei welcher der Druck im Pankreasgang den in den Gallengängen weit übertrifft. Ein Überfließen von Galle in den Pankreasgang ist danach nur im Hungerzustand möglich, während für das Auftreten der akuten Pankreasnekrose erfahrungsgemäß gerade die Verdauungsphase von Bedeutung ist. HARMS hält deshalb eher das umgekehrte Verhalten, nämlich das Eindringen von Pankreassekret in die Gallenwege, für das wahrscheinlichere Ereignis, das auch SCHMIEDEN und SEBENING bei Injektionsversuchen an der Leiche nach Abklemmung der Papille wiederholt beobachteten.

Zu den Versuchsergebnissen von E. HARMS, die der Lehre von der aufsteigenden Aktivierung des Bauchspeichels vom Gang aus und vom Überfließen der Galle in das Pankreasgangsystem einen schweren Stoß versetzt haben, ist allerdings ergänzend hinzuzufügen, daß bei der Einklemmung eines Steines in der Papilla Vateri auf beiden Seiten abnorme Druckverhältnisse auftreten, die eine Vermischung der Sekrete im Bereich der

Ampulle in keiner Weise ausschließen. Ferner erscheint unter diesen Umständen, ähnlich wie dies bei aszendierenden Infektionen regelmäßig der Fall ist, eine aufsteigende Sekretaktivierung entgegen der Druck- und Stromrichtung im Gangsystem der Bauchspeicheldrüse durchaus vorstellbar.

Die Allgemeingültigkeit der behaupteten mechanisch-kanalikulären Entstehungsweise des Leidens wird freilich auch durch den Nachweis der relativen *Seltenheit von Steineinklemmungen in der Papille* eingeschränkt. Bestünde die Anschauung von der engen Verknüpfung beider Erkrankungen in dieser einfachen Form zu Recht, so wäre zu erwarten, daß sich bei der akuten Pankreasnekrose besonders häufig Choledochus- und namentlich Papillensteine finden, zumal letztere das Pankreas viel eher in Mitleidenschaft zu ziehen geeignet sind als das Bestehen einer Steingallenblase oder gar einer steinfreien Gallenblasenentzündung. Die klinischen Feststellungen zeigen jedoch, daß die Anzahl der gefundenen Choledochus- und Papillensteine zwar verhältnismäßig groß ist, aber selbst bei genauester Durchmusterung des Krankengutes doch längst nicht den gehegten Erwartungen entspricht. GULEKES Umfrage (1924) ergab unter 437 Fällen von akuter Pankreasnekrose 50% Gallensteine, aber nur 5% Choledochussteine und 1,4% Papillensteine, und in der 1278 Fälle umfassenden Zusammenstellung SCHMIEDENS (1927) lauten die entsprechenden Zahlen 70%, 13,6% und 4,4%. Noch wesentlich niedrigere Zahlen ermittelte R. DEMEL für ein genau untersuchtes Operations- und Sektionsmaterial. Er ist deshalb der Meinung, daß der Papillenstein bei der Entstehung der Erkrankung nur in den seltensten Fällen eine Rolle spielt, während noch O. NORDMANN die Ansicht vertrat, daß der Zusammenhang viel häufiger sei als das Schrifttum erkennen lasse.

Daß eine Steineinklemmung in der Papilla Vateri so selten angetroffen wird, findet aber vielleicht darin eine Erklärung, daß der oft sehr kleine Papillenstein entweder schon einige Zeit vor der Operation oder Sektion in das Duodenum abgegangen oder in den Choledochus zurückgerutscht ist. In dieser Hinsicht hat E. MILLBOURN an dem Operationsgut der Lunder Klinik überraschende Erhebungen angestellt. Er konnts den Nachweis erbringen, daß von 104 Kranken mit Choledochussteinen und sicheren Anzeichen für eine Beteiligung des Pankreas nahezu alle Kranken Steine mit Sitz im Papillenbereich gehabt hatten; 54mal konnte der Abgang von Steinen vor der Operation durch laufende Stuhluntersuchungen festgestellt werden, 50mal war eine Fermententgleisung im zeitlichen Zusammenhang mit dem Steinabgang aufgetreten. Der Steindurchgang durch die Papille scheint also doch wesentlich häufiger vorzukommen als allgemein angenommen wird.

Gegen die duktogene Entstehung der Erkrankung wird ferner die Seltenheit des autoptischen Befundes einer galligen Verfärbung der Pankreasgänge angeführt (BORCHARDT, BENDA, MARKUS u. a.). Unter den 437 Fällen der Umfrage GULEKES (1924) wurde nur 3mal *Galle im Pankreasausführungsgang* nachgewiesen. Selbst bei genauester Fahndung wird die Anwesenheit von Galle im Ductus Wirsungianus fast immer vermißt. Bei 37 Leichenöffnungen WALZELS fand sich nur 1mal, bei 8 Fällen R. DEMELS keinmal und bei 53 Sektionen PRIESELS nur 3mal Galle im Endstück des Pankreasausführungsganges.

Erhebungen mit demselben Ergebnis veranlaßten deshalb H. POPPER, das Eindringen von Galle in das Pankreas und eine auf diesem Wege erfolgende Aktivierung des Pankreassekretes trotz aller dafür sprechenden experimentellen Versuche für unwahrscheinlich zu halten. Er stellte vielmehr im Einklang mit dem Ausfall der Druckmessungen von E. HARMS die These auf, daß gerade umgekehrt der unter gleichartigen Bedingungen — Spasmus oder Stenose des Sphinkter Oddi, Papillenstein — mögliche *Übertritt von Bauchspeichel in die Gallenwege* zu einer akuten Pankreasnekrose führe, indem das im untersten, innerhalb des Pankreas verlaufenden Abschnitt des Ductus choledochus aktivierte Trypsin von hier aus auf das Drüsengewebe übergreife und dadurch seine verhängnisvolle Wirkung entfalte. An der Möglichkeit des Übertritts von Pankreassekret in die Gallengänge dürfte auf Grund der anatomischen und physiologischen Verhältnisse nicht zu zweifeln sein. Bekanntlich hat K. WESTPHAL das Auftreten schwerster fermentativer Gewebsschäden an den Gallenwegen und der Leber durch Eindringen und Aktivierung des tryptischen Pankreasfermentes allein auf Grund dyskinetischer Störungen im Mündungsgebiet beider Ausführungsgänge sicher nachgewiesen. Die Auffassung POPPERs wird weiter durch den häufigen Befund (BUNDSCHUH und RUPPANER, H. POPPER, K. WESTPHAL, BLAD, ERB nud BARTH) von Pankreasfermenten in den Gallenwegen und in der Gallenblase gestützt. Gegen den vermuteten Zusammenhang spricht jedoch, daß der Pankreaskopf meist völlig frei von Nekrosen gefunden wird und daß hauptsächlich oder ausschließlich Körper oder Schwanz der Bauchspeicheldrüse befallen sind. Hierauf haben besonders P. WALZEL und R. DEMEL hingewiesen. Dieser Einwand wird auch durch die Annahme H. POPPERs, daß die nach seiner Theorie primär in den Gallenwegen stattfindende Trypsinaktivierung sich rückläufig auf dem Wege des Ductus Wirsungianus bis zu den mündungsfernen Abschnitten der Drüse erstrecken und in ihnen Nekrosen erzeugen könne, nicht entkräftet.

Die Entstehung des Krankheitsbildes durch Aktivierung des Pankreassekretes vom Gang aus kommt demnach höchstens für solche Fälle in Betracht, bei denen die anatomischen und pathologischen Vorbedingungen für diesen Vorgang besonders günstig liegen. Für die Mehrzahl der Krankheitsfälle sind andere Entstehungsgrundlagen wahrscheinlich zutreffender. Da der ursächliche Zusammenhang zwischen dem Ausbruch der akuten Pankreasnekrose und Erkrankungen und Störungen seitens der Gallenwege jedoch für wenigstens $^4/_5$ aller Fälle außer Frage steht, ist die Erklärung trotzdem im Rahmen dieses sicher nicht rein zufälligen Zusammentreffens zu suchen.

Die Theorien, die diesen Erwägungen Rechnung tragen und Gefäßnerveneinflüsse *und* abnorme Sekretionsreize als ursächliches Moment in den Vordergrund stellen, wurden bereits erwähnt. An dieser Stelle ist noch auf die *Vorstellungen* K. WESTPHALs einzugehen, der in einleuchtender Weise funktionelle Abweichungen und vom Gang aus einwirkende Schädigungen miteinander verknüpft. Nach seiner Darstellung lösen Gallenwegserkrankungen durch viscero-viscerale Reflexe nicht nur am Magen, sondern auch an der Bauchspeicheldrüse Reizzustände mit erhöhter Sekretionstätigkeit aus, die durch den direkt am Pankreas angreifenden Reiz besonders fleisch- und fettreicher Mahlzeiten noch gesteigert werden. Die Folge ist die Absonderung eines außergewöhnlich verdauungskräftigen Bauchspeichels mit bereits teilweise aktiviertem Trypsin. Kommt es nun durch nervöse Fehlsteuerung der Muskulatur im Mündungsgebiet der Ausführungsgänge oder durch mechanische Abflußstörungen zu einer Rückstauung des Pankreassaftes, so entstehen zwangsläufig fermentative Schäden an den Gängen und im Drüsengewebe, die ihrerseits wiederum aktivierende Stoffe vom Charakter der Enterokinase freisetzen und dadurch schließlich zur Selbstverdauung des Organs führen.

Das von K. WESTPHAL vermutete Zusammenwirken und Ineinandergreifen *mehrerer* schädigender Einflüsse ist besonders geeignet, das Zustandekommen eines großen Teiles der akuten Pankreaserkrankungen nach Gallensteinanfällen auch ohne Steinpassage oder Steineinklemmung zu erklären, zugleich aber das Verständnis für das häufige Vorkommen leichter, oft nur durch die eintretende Fermententgleisung nachzuweisender Reizzustände des Pankreas zu erleichtern, wie sie namentlich bei Steinkoliken zur Beobachtung gelangen.

Alles in allem haben die umfangreichen experimentellen und klinischen Forschungen zwar keine restlose Klarstellung gebracht, aber doch wesentliche Fortschritte in der Frage der Entstehungsgrundlagen, die namentlich in der Hervorhebung funktioneller Gesichtspunkte gegenüber den ursprünglich als allein ausschlaggebend angesehenen grobmechanischen Störungen und Schädigungen zum Ausdruck kommen. Sie sind vor allem auch für die Beurteilung des klinischen Verlaufes der Erkrankung und der einzuschlagenden Behandlungs- und Nachbehandlungswege von großer Wichtigkeit. Sie berücksichtigen ferner weit mehr als die älteren Vorstellungen vom Wesen der Erkrankung die Tatsache, daß der akuten Pankreasnekrose fast ausnahmslos Krankheiten der Nachbarorgane zugrunde liegen, deren Beseitigung nach Überstehen des „Zweitschadens" vielfach angezeigt ist. Das gilt in erster Linie für das Gallensteinleiden, dessen ätiologische Bedeutung für das Auftreten vorwiegend leichter, aber auch schwerster Pankreasschädigungen heute außer allem Zweifel steht.

Klinisches Bild

Das klinische Krankheitsbild zeichnet sich durch einen wechselvollen Verlauf aus, der sich über mehrere Tage hinzieht, in ultraakuten Fällen sich aber auf wenige Stunden zusammendrängen kann.

Es wird gewöhnlich durch *Schmerzen* eingeleitet, die oft ohne alle Vorboten einsetzen. Häufiger schließen sich die Beschwerden an leichte Schmerzanfälle gleicher oder ähnlicher Art an, die im Laufe einiger Jahre mehrfach aufgetreten sind und als Magenkrämpfe oder Gallensteinanfälle gedeutet wurden. Mitunter geht dem Pankreasschmerz ein typischer Gallensteinanfall auch unmittelbar voraus. Dieses Zusammentreffen wird besonders in den ersten beiden Jahren eines bestehenden Gallensteinleidens beobachtet; manchmal liegt der erste Gallensteinanfall jedoch schon Jahre zurück.

Die Schmerzen können sich rasch zu äußerster Heftigkeit steigern. Als *typisch* ist ein *nach links ausstrahlender Oberbauchschmerz* anzusehen. Von Gallensteinanfällen unterscheiden sich die Beschwerden hauptsächlich dadurch, daß sie nicht kolikartig auftreten, sondern anhaltend vorhanden sind. Auch an Heftigkeit übertrifft der Pankreasschmerz meist die Gallensteinkolik und ebenso den Durchbruchsschmerz des Magen- oder Zwölffingerdarmgeschwürs. Die Kranken schreien vor Schmerz oft gellend auf, Angst und Schmerz spiegeln sich in ihrem Gesichtsausdruck. Bei vielen von ihnen führt der als vernichtend bezeichnete Schmerz zu schweren Schock- und Kollapserscheinungen.

Druckschmerz findet sich nicht nur im Oberbauch — hier namentlich unterhalb des linken Rippenbogens —, sondern oft auch im linken Rippenwirbelsäulenwinkel oder in der linken Lendengegend. Der Puls pflegt klein, infolge Vagusreiz zunächst auch verlangsamt zu sein; die Atmung ist anfangs meist ruhig, die Temperatur nicht erhöht oder infolge des begleitenden Kollapszustandes sogar subnormal.

Das Anfangsbild zeichnet sich besonders häufig durch *Störungen des peripheren Kreislaufes* aus. Fast immer ist eine auffallende tiefrote Verfärbung des Gesichts vorhanden. Andere Kranke weisen eine starke Cyanose des Gesichts und der Gliedmaßen auf. Am

Rumpf machen sich die peripheren Durchblutungsstörungen in Form erweiterter Venen und bläulicher Flecken, namentlich um den Nabel herum, bemerkbar. Sie werden in diesem Maße kaum je bei einer anderen Baucherkrankung beobachtet und sind meist Vorläufer oder Begleiterscheinungen des Kreislaufversagens. Ob das Kreislaufhormon der Bauchspeicheldrüse, das Kallecrein, die Ursache dieser Veränderungen ist, steht dahin.

Die ersten Krankheitszeichen, die nicht selten im Anschluß an eine überreichliche Mahlzeit oder eine unmäßige Trinkerei unvermittelt auftreten, können nach kürzerer oder längerer Dauer des Anfalles wieder völlig zurückgehen. Sie beruhen wahrscheinlich auf dem Anfangsstadium der Erkrankung, dem akuten Pankreasödem, das mit einer serösen Durchtränkung des Organs und einer dadurch bedingten Spannung der Pankreaskapsel einhergeht, und erklären sich in ihren verschiedenen Erscheinungs- und Ausstrahlungsformen durch den wechselnden Sitz der Veränderungen in der Bauchspeicheldrüse.

In der großen Mehrzahl der Krankheitsfälle verschlimmert sich der Zustand des Kranken rasch. Entsprechend der zunehmenden Ergußbildung in der Umgebung des Pankreas, namentlich in der Bursa omentalis, kommt es zu einer *Auftreibung des Oberbauches*; reflektorische Bauchdeckenspannung, wie sie für die Perforationsperitonitis kennzeichnend ist, wird dagegen fast immer vermißt. In typisch verlaufenden Fällen läßt sich das verdickte und geschwollene Pankreas in dieser Phase der Erkrankung als quere Resistenz in der Tiefe des Epigastriums durchtasten, nach Körte und Guleke das sicherste Anzeichen für das Vorliegen einer akuten Pankreaserkrankung. Die Auftreibung des Leibes und der Umstand, daß es sich oft um fettleibige Kranke handelt, erschweren allerdings den Nachweis des querverlaufenden durckschmerzhaften Widerstandes; meist aber läßt sich doch wenigstens der Herd der Erkrankung im linken Oberbauch lokalisieren.

Zu den genannten Krankheitserscheinungen gesellen sich in der Regel ziemlich frühzeitig die Zeichen eines unvollständigen paralytischen Ileus. Der Leib ist infolge der *Darmlähmung* stärker gespannt und an mehreren Stellen oder im ganzen druckempfindlich; auch das Bauchfell erscheint jetzt stärker in Mitleidenschaft gezogen. Vielfach tritt wäßriges oder *galliges Erbrechen* auf, das sich oft mehrfach wiederholt. Die Aufblähung des Leibes dehnt sich mit zunehmendem Meteorismus auf den Mittel- und Unterbauch aus. Da aber kein vollständiger Darmverschluß vorliegt, gehen Stuhl und Winde meist noch spontan ab oder lassen sich wenigstens vorübergehend durch Einläufe erzielen.

Nach neueren Beobachtungen wird ein, bereits von Clairmont beschriebener, linksseitiger Rippenfellerguß häufiger gefunden; auch Lungenentzündung kommt vor. Die mikroskopische Untersuchung des Ergusses kann durch den Nachweis von Fettseifennadeln und von mit Fett körnchen besetzten Endothelien als Ausdruck auf dem Lymphwege entstandener subpleuraler Fettgewebsnekrosen diagnostisch verwertbar sein (Liebmann, W. Hess).

Dazu sei erwähnt, daß es auch durch Bauchpunktion gelang, die Diagnose auf akute Pankreasnekrose mit Fettgewebsnekrosen zu stellen (Lennart-Petterson).

Mit dem weiteren Fortgang des Leidens entwickelt sich das Bild der diffusen *Peritonitis*. Die Abwehrspannung der Bauchdecken nimmt zu, die Druckschmerzhaftigkeit beschränkt sich nicht mehr allein auf den Oberbauch, sondern erstreckt sich auf den ganzen Leib. Der Puls ist stark beschleunigt, die Temperatur erhöht, Stuhl und Winde verhalten. Dem peritonitischen Stadium liegen schwerste Zerfallserscheinungen des Pankreas, Austritt des Pankreassaftes in die freie Bauchhöhle und eine in großem Ausmaß erfolgende Aufsaugung toxischer Abbaustoffe und tryptischer Fermente zugrunde.

Besonders ernste und prognostisch ungünstige Begleiterscheinungen stellen dabei Bluterbrechen, Darmblutungen, Harnsperre, Singultus und gelegentlich zu beobachtende allgemeine Krämpfe toxischer Herkunft dar. Sie sind eine Folge des ausgedehnten und fortschreitenden Zerfalls der Drüse. Am stärksten wird dabei die *Leber* geschädigt, zu der die Zerfallsprodukte und das Trypsin des Bauchspeichels auf dem Blutwege gelangen. Die Veränderungen des Leberparenchyms reichen von der fettigen Degeneration der Leberzellen bis zur zentralen Läppchennekrose. Mit zunehmender Leberschädigung wird die Urobilinogenprobe im Harn positiv. Stärkere Grade führen zum Übertritt von Gallenfarbstoff in Blut und Harn. Die früher oder später hinzutretende *Gelbsucht* beruht vielfach hierauf; sie kann aber auch die Folge einer Gallenrückstauung sein, die durch den Druck des geschwollenen Pankreaskopfes auf den Ductus choledochus herbeigeführt wird.

Wie die Leber, so werden häufig die *Nieren* toxisch geschädigt. Im Harn finden sich dann Eiweißtrübung und granulierte Zylinder. Unterstützt durch häufiges Erbrechen kann die Nierenschädigung leicht zu einer Oligurie und selbst zu einer vorübergehenden oder unbeeinflußbaren Anurie mit Hinzutritt urämischer Zeichen zu den schon bestehenden schweren Krankheitsäußerungen führen.

Nicht selten geht die Nierenschädigung mit Hypertonie einher. Reststickstofferhöhung ist ein häufiger Befund (Bernhard, Griessmann). Ferner wurden Fettgewebsnekrosen in der Fettkapsel der linken Niere nachgewiesen (Fergusson u. a.).

Im Harn kann ferner Zucker als Ausdruck begleitender Zuckerverwertungsstörungen nachweisbar werden. Zuckerausscheidung im Harn tritt jedoch nur in etwa 10% der Krankheitsfälle auf, obwohl der Blutzucker fast stets abnorm stark ansteigt. Störungen der äußeren Pankreassekretion machen sich nur ausnahmsweise in nennenswertem Maße bemerkbar.

Eine seltenere Komplikation stellen Pfortaderthrombosen und eitrige Venenentzündung im Stromgebiet der Pfortader dar; letztere ruft fast regelmäßig metastatische Leberabszesse hervor. Das oben erwähnte Bluterbrechen wird durch retrograde Thrombosen und Embolien erklärt. Auch Einbrüche von Blutungsherden des Pankreas und seiner Umgebung in den Magendarmkanal und Ausfließen von Blut aus dem Pankreasgang in den Zwölffingerdarm werden als Ursache genannt. Auf derselben Grundlage entstehen die nur selten beobachteten Darmblutungen und Blutbeimengungen zum Stuhl.

Eine Reihe neuerer Befunde ist sowohl in pathogenetischer wie in diagnostischer Hinsicht von Bedeutung. So wurden wiederholt Hypocalcämien mit einem Serumkalkspiegel unter 9 mg% gefunden. Sie werden auf Kalkbindung in den Fettgewebsnekrosen zurückgeführt und für die bei Pankreasnekrosen gelegentlich beobachtete Tetanie (Bertelsmann, Edmundson und Berne u. a.) verantwortlich gemacht. Als weitere Abweichungen der Blutbeschaffenheit wurden Hypercholesterinämie, Hyperphosphatidämie und Hyperlipämie beobachtet; ein Zusammenhang mit dem pankreatogenen Fettstoffwechselfaktor liegt nahe.

Das voll entwickelte Krankheitsbild der akuten Pankreasnekrose verläuft unter den Erscheinungen einer schweren *Allgemeinvergiftung* und führt meist in wenigen Tagen, mitunter auch schon in Stunden, zum Tode. Der Kranke verfällt zusehends, Herz und Kreislauf versagen völlig.

Die *Vorhersage* des Leidens ist infolgedessen stets ernst. Auch anfänglich leichte Krankheitsfälle können sich wider Erwarten verschlimmern und einen ungünstigen Verlauf nehmen. Weder der Allgemeinzustand noch das Verhalten des Pulses oder die diagnostischen Hilfsmethoden sind in dieser Beziehung verläßliche Wegweiser. Selbst der bei operativer Freilegung des Pankreas erhobene Befund läßt keine sicheren prognostischen

Schlüsse zu, da die Weiterentwicklung der morphologischen Veränderungen des Organs, von deren Ausmaß und Schwere die Allgemeinschädigung des Kranken abhängt, unberechenbar ist. Das gilt für den gesamten Verlauf der Erkrankung. Ein spontaner Rückgang der Krankheitszeichen bildet die Ausnahme; eher ist von den rechtzeitig angewandten Behandlungsmaßnahmen ein Umschwung zu erhoffen. Geht der schwere Anfall nicht tödlich aus, so tritt ganz allmählich eine Erholung ein, der Kranke kommt langsam wieder zu Kräften, ist aber auch dann noch keineswegs außer Gefahr. Erneute leichte Verschlechterungen, aber auch ernste Rückfälle können noch nach längerer Zeit auftreten. Mit einem glücklichen Ausgang ist nur bei leichtverlaufenden Krankheitsfällen sicher zu rechnen.

Die *Verwicklungen des Spätstadiums* beruhen in erster Linie auf einer hinzutretenden Sekundärinfektion. Die nachträgliche Infektion der Erweichungshöhlen im Pankreas, die meistens einen Drüsensequester enthalten, führt zur Ausbildung von Pankreasabszessen. Gefürchtet sind vor allem Senkungen des eitrig gewordenen Exsudates, die retroperitoneale, am häufigsten nach der linken Beckenschaufel zu sich entwickelnde Abszesse nach sich ziehen. Auch Douglasabszesse werden beobachtet. Nicht selten sind ferner Abszesse in der linken Lendengegend, subphrenische Abszesse und toxisch bedingte Rippenfellergüsse, die mitunter gleichfalls vereitern.

Neben der akuten und ultraakuten wird mitunter eine *subakute Verlaufsform* beobachtet, die zwar gleichfalls mit bedrohlichen Krankheitserscheinungen beginnt, dann aber weniger stürmisch verläuft und von selbst ausheilen kann. Ihr Vorkommen wird durch den gelegentlichen Befund älterer oder bereits verkalkter Fettgewebsnekrosen bei Eingriffen an den Gallenwegen nach Abklingen vorangegangener, meist als Steinkoliken gedeuteter Schmerzanfälle bewiesen. Wird dagegen im Anfall operiert, dann findet sich häufig entweder ein Pankreasödem oder es werden frische und ältere Nekroseherde in der Bauchspeicheldrüse nebeneinander angetroffen. Sie können ohne jeden Eingriff zur Aufsaugung gelangen; manchmal geht aus ihnen aber auch eine Pseudozyste hervor. Die Häufigkeit der subakuten Pankreasnekrose wird auf 10% aller Krankheitsfälle geschätzt.

Diagnostik

So vielgestaltig das Krankheitsbild der akuten Pankreasnekrose ist, so vieldeutig ist es häufig auch. Seine *Erkennung* galt daher lange Zeit als überaus schwierig und unsicher. Noch im Jahre 1927 berechneten SCHMIEDEN und SEBENING, daß nur 21,8% der Krankheitsfälle vor der Operation richtig diagnostiziert werden. GULEKE hatte auf Grund seiner drei Jahre zurückliegenden Umfrage einen Prozentsatz von 28,7 angegeben. Bis heute kennt man kein einziges, wirklich zuverlässiges Zeichen. Am ehesten gelingt die Erkennung zu Beginn der Erkrankung. Die häufigen Vorboten des akuten Anfalles, das Befallensein meist fettleibiger Personen mit Gallenanamnese, das Auftreten eines vernichtenden Dauerschmerzes im Oberbauch mit Linksausstrahlung, verbunden mit einem schweren Kollapszustand, Cyanose des Gesichtes, Untertemperatur und kleinem, oft verlangsamten Puls und begleitet von heftigem Erbrechen, sind so charakteristisch, daß die Früherkennung vielfach unmöglich ist, wenn nur an das Vorliegen einer akuten Pankreaserkrankung gedacht wird. Der Nachweis einer tiefliegenden queren und druckschmerzhaften Resistenz entsprechend der Lage des Pankreas erhärtet die Diagnose und läßt ohne weiteres die Feinunterscheidung gegenüber der Gallensteinkolik und der Coronarembolie zu, die beide ähnlich schwere Krankheitserscheinungen auszulösen vermögen.

Wesentlich schwieriger ist die *Abgrenzung und Erkennung im Ileus- und Peritonitisstadium.* Außer einem hochsitzenden Darmverschluß kommt differentialdiagnostisch vor allem der Geschwürsdurchbruch am Magen und Zwölffingerdarm in Frage. Hier kann, soweit Zeit dazu vorhanden ist, mit Vorteil die Röntgenuntersuchung herangezogen werden. Fehlende Luftansammlung unter dem Zwerchfell und nicht vorhandene Spiegelbildungen sprechen gegen die genannten Erkrankungen. Bei der Pankreasnekrose stellt sich die Bauchspeicheldrüse, namentlich bei nicht zu korpulenten Kranken, oft als dichter Schatten dar (GOLDMANN). Der Dickdarm ist meist auffallend gebläht, während das linke Zwerchfell bei der Atmung deutlich nachschleppt. Die Umrisse des Magens und Zwölffingerdarmes können infolge der Verdickung des Pankreas Veränderungen aufweisen, die Duodenalschleife kann erweitert sein (NAEGELI).

Die perforierte Appendizitis als Ursache peritonitischer Erscheinungen läßt sich auf Grund ihres andersartigen Verlaufes in der Regel mit einiger Sicherheit ausschließen. Größeren Schwierigkeiten begegnet die Ausschließung einer Mesenterialvenenthrombose, die aber doch wesentlich seltener vorkommt.

Die klinischen Zeichen der Komplikationen des Gallensteinleidens überschneiden sich vielfach mit denen der akuten Pankreasnekrose. Das überrascht um so weniger, als fast jeder schwere Gallensteinanfall mit einer mehr oder weniger ausgesprochenen Beteiligung der Bauchspeicheldrüse einhergeht. Anzeichen einer Gallenwegserkrankung sollten deshalb stets ein Grund mehr sein, an das mögliche Vorliegen einer Pankreasnekrose zu denken und ihren Krankheitsmerkmalen, insonderheit der Linksirritation der Schmerzausstrahlungen und den vorwiegend linksseitigen Oberbaucherscheinungen, besondere Aufmerksamkeit zu schenken.

Alles in allem erweisen sich nach wie vor die *klinischen Erscheinungen* als die zuverlässigsten, und der Erfahrene, der mit dem Krankheitsbild und seinem Verlauf einigermaßen vertraut ist, wird sich bereits auf Grund des klinischen Befundes ein ausreichend sicheres Urteil bilden können. SCHLOFFER z. B. verließ sich bei der Diagnosestellung ausschließlich auf das klinische Bild und konnte dadurch in 42% der Fälle zu der richtigen Diagnose gelangen. Auch N. GULEKE stellt die Beurteilung des klinischen Befundes in den Vordergrund, der ihn, wie er schreibt, „in den Stand gesetzt hat, seit einer Reihe von Jahren bei fast allen in meine Klinik eingewiesenen Fällen die Diagnose mit größter Wahrscheinlichkeit, nicht selten mit voller Sicherheit, schon vor der Operation zu stellen". Allein auf Grund des klinischen Befundes und des Krankheitsverlaufes zu einer Wahrscheinlichkeitsdiagnose zu gelangen, ist demnach bei der Mehrzahl der Kranken durchaus möglich und muß deshalb das Ziel jedes Untersuchers sein.

Die zur Verfügung stehenden diagnostischen Hilfsmittel haben dem klinischen Urteil gegenüber nur einen ergänzenden und unterstützenden Wert. Sie dienen in erster Linie der Sicherung der klinischen Diagnose und können die Feinunterscheidung bei diagnostisch unklaren Krankheitsfällen erleichtern. Zu diesem Zweck sind sie daher nach Maßgabe der zur Verfügung stehenden Zeit in vollem Umfange heranzuziehen. Leider gestatten bisher weder das klinische Bild noch die Anwendung der zusätzlichen Untersuchungsverfahren, eine zuverlässige Unterscheidung zwischen den leichten und den schweren Formen der Erkrankung zu treffen. Diese, für den einzuschlagenden Behandlungsweg so außerordentlich wichtige Seite der Diagnosestellung bleibt infolgedessen weiterhin ein ungelöstes Problem.

Die *diagnostischen Laboratoriumsuntersuchungen*, auf deren physiologische und klinische Grundlagen ich bereits früher (S. 36) eingegangen bin, erstrecken sich auf Störungen der äußeren und inneren Funktion der Bauchspeicheldrüse sowie auf Veränderungen allgemeiner Natur, die mit dem Wesen der Erkrankung zusammenhängen oder sich aus der Art ihres Ablaufes ergeben.

Störungen der exokrinen Pankreasfunktion äußern sich vor allem in der *Fermententgleisung*. Die Fermente des Bauchspeichels gelangen bei der akuten Pankreasnekrose nicht mehr in den Darm, sondern werden unter dem Einfluß der pathologischen Vorgänge in die Blutbahn aufgenommen und von hier aus in den Harn ausgeschieden. Große diagnostische Bedeutung hat namentlich der Diastase- und der Lipasenachweis gewonnen.

Die WOHLGEMUTHsche Probe fällt bei der weit überwiegenden Mehrzahl der Erkrankten positiv aus. Die *Diastasebestimmung* im Serum ist genauer als die im Harn, doch genügt letztere vollauf für die praktischen Bedürfnisse. Werte, die über 256 WOHLGEMUTH-Einheiten hinausgehen, sind als pathognomonisch anzusehen; sie zeigen eine akute Pankreasbeteiligung mit Sicherheit an, wenn sie auch nichts über die Schwere der ursächlichen Veränderungen des Organs aussagen. Hohe Diastasewerte finden sich namentlich zu Beginn der Erkrankung (JORNS, WALZEL); bei länger zurückliegendem Erkrankungsbeginn werden sie dagegen nicht selten vermißt. Nach F. FELSENREICH kann der anfängliche Diastaseanstieg im Serum und im Harn nach 2—3 Tagen bereits wieder zur Norm absinken, obwohl die Krankheit weiter fortschreitet. Bei ganz schweren und rasch verlaufenden Krankheitsfällen kann die Diastaseentgleisung infolge Ferment schwund auch gänzlich ausbleiben.

SCHMIEDEN und SEBENING gaben die Zahl der Versager mit 20% an. Viele andere Untersucher bestätigen diese Angaben. So wertvoll die Diastasebestimmung bei akuter Pankreasnekrose als Bereicherung unseres diagnostischen Rüstzeuges also auch ist, so erlaubt doch nur der positive Ausfall im Zusammenhang mit der klinischen Beurteilung des Krankheitszustandes einen begründeten Rückschluß auf die Natur des Leidens. Eine weitere Einschränkung erfährt die Methode durch die Erfahrungstatsache, daß das Gallensteinleiden und besonders der Choledochusverschlußstein ebenfalls fast regelmäßig zu einer starken Vermehrung der Harndiastase Veranlassung geben. Trotz dieser einschränkenden Feststellungen aber bleibt die in einfacher Weise und kurzer Zeit auszuführende Diastasebestimmung im Harm ein in jedem Verdachtsfall unentbehrliches Untersuchungsverfahren, das aus der Diagnostik der Pankreaskrankheiten nicht mehr fortzudenken ist.

Der *Nachweis atoxylresistenter Pankreaslipase im Serum* stellt die zweifellos zuverlässigere, aber auch zeitraubendere und technisch umständlichere Probe dar. Sie hat sich infolgedessen weniger durchgesetzt als die Diastaseuntersuchung, obwohl sie bei fast jeder akuten Pankreaserkrankung positiv ausfällt. Sie besitzt den weiteren Vorzug, daß die schon zu Beginn der Erkrankung erhöhten Werte längere Zeit bestehen bleiben und in der Regel auch noch dann gefunden werden, wenn eine Diastasevermehrung längst nicht mehr nachweisbar ist und die klinischen Krankheitserscheinungen bereits im Rückgang sind. Einen Nachteil bedeutet jedoch das Auftreten vermehrter Pankreaslipase im Serum auch bei Krebs und einigen anderen Erkrankungen.

Störungen der inneren Pankreasfunktion kommen im Blutzuckeranstieg (CALCAVARA, JORNS) und verminderter Zuckerverwertung nach Traubenzuckerbelastung (BERNHARD) zum Ausdruck. Sie sind im wesentlichen eine Folge der Zerstörung des Pankreasparenchyms. Der Nüchternblutzucker ist ausnahmslos stark erhöht, ohne daß Zucker im Harn aufzutreten braucht. Glycosurie findet sich nur bei etwa 10% aller akuten Pankreasnekrosen. Trotzdem sollte die Untersuchung auf Zucker in keinem Verdachtsfalle unterlassen werden, da der positive Ausfall der TROMMERschen Probe einen wertvollen Hinweis auf das Vorliegen einer akuten Pankreasnekrose abgibt; der Unregelmäßigkeit der Zuckerausscheidung wegen sind wiederholte Harnuntersuchungen angezeigt. Nüchtern-Blutzuckerbestimmung und Harnzuckerprobe gehören heute ebenso wie die Diastaseuntersuchung zu den diagnostischen Verfahren, die stets herangezogen werden. Durch die Zuckerbelastungsprobe wird die Schwäche des Inselorgans noch sicherer erkannt. Freilich ist diese Untersuchung bei Schwerkranken und namentlich wegen der häufigen Brechreizung nicht immer möglich. Die Belastung mit 50—100 Gramm Traubenzucker führt bei etwa der Hälfte aller akuten Pankreaserkrankungen und bei fast jeder Pankreasnekrose zu einer alimentären Glycosurie. Nach vielfachen Beobachtungen (SCHMIEDEN und SEBENING, BERNHARD, JORNS u. a.) gestattet das Blutzuckerverhalten bis zu einem gewissen Grade auch Rückschlüsse auf die Schwere der Erkrankung. So findet sich Hyperglykämie fast stets in Krankheitsfällen mit fehlender Diastasevermehrung und spricht dann für einen weitgehenden Zerfall des Organs.

Von den übrigen Untersuchungsmethoden verdient besonders das *weiße Blutbild* Beachtung. Fast regelmäßig besteht eine starke *Leukozytose.* Werte zwischen 15 und 60000 sind keine Seltenheit. Lediglich bei ultraakut verlaufenden Pankreasnekrosen bleibt die Leukozytose infolge der herabgesetzten Abwehrkraft des Körpers mitunter aus. Im Differentialblutbild überwiegen die Leukozyten (BRINGMANN). Eine Leukozytenvermehrung bis zu 25000 Zellen spricht nach SCHMIEDEN und SEBENING im allgemeinen für eine leichtere Erkrankung, die noch von selbst ausheilen kann, während nach KLIMKO u. a. bei den schwersten Fällen sehr hohe Werte gefunden werden und daher eine ungünstige Vorbedeutung haben. Aufschlußreich ist vor allem die tägliche Kontrolle des Blutbildes. Leukozytenabfall läßt Besserung, Zunahme Verschlechterung des Krankheitbildes erwarten.

Die *Harnuntersuchung* ergibt neben reichlich Ziegelmehlniederschlag Urobilinogen und manchmal auch Urobilin, während Bilirubin in der Regel vermißt wird. Die Urobilinogenvermehrung pflegt mit dem Rückgang der ursächlichen Leberschädigung wieder zu verschwinden. In Auswirkung der begleitenden toxischen Nierenschädigung treten, wie bereits erwähnt, häufig Eiweiß, seltener auch granulierte Zylinder im Harn auf.

Bei bereits einige Tage bestehender Erkrankung steigen gewöhnlich *Reststickstoff* und Indikan im Blut erheblich an. Der Reststickstoffbestimmung kommt nach BERNHARD zwar kein bedeutender diagnostischer, aber ein um so größerer prognostischer Wert zu, da sie Ausdruck einer Anhäufung giftiger Eiweißzerfallstoffe im Blut und damit ein Gradmesser für die Schwere der Vergiftungserscheinungen ist, mit der die Zerstörung des Pankreas einhergeht.

Therapie

In der Frage der Behandlung der akuten Pankreasnekrose wurde ursprünglich ein abwartender Standpunkt eingenommen (KÖRTE 1898). Man glaubte nicht, durch operative Maßnahmen einen Erfolg erzielen zu können, und beschränkte sich deshalb, dem Vorschlage von POLYA folgend, zunächst auf die Spaltung sekundärer Abszesse. In dem Maße aber, in dem die Kenntnis vom Wesen der Erkrankung fortschritt, setzte sich *die operative Behandlung* durch. Für sie traten KÖRTE selbst, HAHN, GULEKE, SCHMIEDEN u. a. ein. Die meisten Chirurgen schlossen sich ihnen an. Ihr Standpunkt, die akute Pankreasnekrose operativ zu behandeln und den Eingriff dabei so früh wie möglich vorzunehmen, wurde bald allgemein anerkannt. Nur wenige Chirurgen (DRESEMANN, O. NORDMANN) sprachen sich dafür aus, die leichten und die ganz schweren Krankheitsfälle von der Operation auszunehmen, erstere, weil sie auch ohne Eingriff gesunden können, letztere, weil sie dem Eingriff, der ihren Zustand nur verschlechtere, nicht mehr gewachsen seien. Auf Grund der Unsicherheit der prognostischen Beurteilung des Einzelfalles und der erfahrungsgemäß sehr hohen Sterblichkeit der nichtoperierten Kranken hielt jedoch die Mehrzahl der Chirurgen an der Auffassung fest, daß mit der Diagnose, und ebenso in jedem Verdachtsfalle, die Anzeige zur sofortigen Operation gegeben sei. Ihr sollten auch die Schwerkranken, mit Ausnahme allein der Moribunden (v. HABERER, N. GULEKE), unterworfen werden, vorausgesetzt, daß sie dem Eingriff noch gewachsen sind und daß schnell und schonend operiert wird. Die Zielsetzung ging dahin, das giftige Exsudat aus der Bauchhöhle abzuleiten, dadurch seine Ausbreitung und Aufsaugung zu verhindern, den zerstörenden Prozeß in der Drüse durch Spaltung der Pankreaskapsel und Eröffnung von Einschmelzungsherden aufzuhalten und so die Vorbedingungen für die Ausheilung zu schaffen. Die anfangs, auf Empfehlung von HAHN geübte, bloße Eröffnung der Bauchhöhle mit einfachem Ablassen des Sekretes erschien dazu nicht ausreichend, da sie keine wirkliche Entlastung bringt und den Krankheitsvorgang selbst unbeeinflußt läßt.

Für die Berechtigung und Zweckmäßigkeit des gründlichen operativen Vorgehens sprach seine unmittelbare Auswirkung. Der Erfolg zeigte sich in dem Aufhören der heftigen, bis zum Kreislaufversagen sich steigernden Schmerzen und einer wesentlichen Besserung des Allgemeinbefindens; er wird oft in überraschender Weise erreicht und ist, wie GULEKE schreibt, „sogar bei den Kranken, die später doch noch zugrunde gehen, nach meinen Erfahrungen immer wieder so eindrucksvoll, daß er den günstigen Einfluß des Eingriffes geradezu beweist. Ein besseres Mittel, dem Kranken Erleichterung zu bringen, gibt es m. E. überhaupt nicht".

Dem Sinn der Operation entsprechend erscheint ein *möglichst frühzeitiger Zeitpunkt* als der günstigste, da nur auf diese Weise die örtliche Ausbreitung des Krankheitsgeschehens in der Bauchspeicheldrüse und ihrer Umgebung wirksam bekämpft und die schwere Allgemeinvergiftung, die durch Aufnahme von Eiweißzerfallsstoffen und tryptischen Fermenten aus dem Pankreas hervorgerufen wird, am ehesten verhütet werden kann. Die klinischen Erfahrungen der früheren Zeit haben diese Anschauung durchaus bestätigt. So ergaben Beobachtungen der Leipziger Chirurgischen Klinik (STEFAN) bei der Operation am ersten und zweiten Krankheitstage $66^2/_3\%$, am dritten Krankheitstage 77% und nach dem dritten Tage 100% Sterblichkeit. Andere Zahlenangaben lauten ähnlich. Dabei ist jedoch zuzugeben, daß der Zerstörungsvorgang in ganz schweren Fällen schon so früh und ausgedehnt auftreten kann, daß selbst der in den ersten Stunden vorgenommene Eingriff zu spät kommt. Das konnte aber nach dem damaligen Stand der Dinge kein Grund sein, die Frühoperation zu verlassen.

Für *das operative Vorgehen* reicht ein kleiner Bauchschnitt nicht aus. Das erkrankte Organ muß vielmehr auf einem der bereits beschriebenen Zugangswege (S. 8) übersichtlich freigelegt werden, um nach Entleerung des vorhandenen Bauchhöhlenergusses sorgfältig abtamponiert werden zu können. Durch Entspannungsschnitte in die geschwollene Pankreaskapsel sowie durch vorsichtige Eröffnung nachweisbarer Erweichungsherde und anschließende Drainage sucht man das weitere Umsichgreifen des fermentativen Zerfalls zu verhüten und dem Exsudat und den Zerfallsmassen Abfluß zu schaffen. Dabei darf freilich nicht schematisch vorgegangen werden. Liegt nur das von ZOEPFELL beschriebene akute Ödem als Ausdruck des Frühstadiums oder einer leichten Form der Erkrankung vor, so genügt in der Regel die Tamponade des freigelegten Organs. Die Tamponade soll so vorgenommen werden, daß das Pankreas möglichst allseitig abgedichtet wird. Das ist wichtig für den Fall, daß die Zerfallsvorgänge in der Drüse fortschreiten. Da die Tampons nicht genügend ableiten und zudem nicht allzulange belassen werden können, da sonst Sekret- und Eiterverhaltungen eintreten, sind stets auch Drains einzulegen. Durch die Drainage sollen auch die hinter dem Organ gelegenen Sekret- und Blutansammlungen eine zuverlässige Ableitung erfahren. Eher kann man auf die Tamponade verzichten und die Ableitung lediglich mit mehreren Drains durchführen, die viele Chirurgen zur besseren Abdichtung gegenüber der Umgebung mit Gazestreifen umgeben. Aus dem Bestreben heraus, nach Möglichkeit auch den hinter dem Pankreas sich bildenden Exsudatmassen guten Abfluß zu verschaffen und ihren gefährlichen Senkungen und Retentionen vorzubeugen, wurde von LOTHEISSEN, STREISSLER u. a. der lumbale Drainageweg und von HAYNES eine Drainage der Rückseite des Pankreas empfohlen.

Über die Zweckmäßigkeit der *Eingriffe am Pankreas selbst* gehen die Meinungen auseinander. Während P. WALZEL, RIESS u. a. Inzisionen in das Pankreas oder auch nur in seine Kapsel als „zwecklos", ja als nachteilig und gefährlich ablehnen, halten GULEKE u. a. bei ausgedehnter praller Schwellung ausgiebige Einschnitte, zumindest in den Bauchfellüberzug des Organs, für unbedingt angezeigt, um das eingeschnürte Gewebe zu entlasten und seine Durchblutung zu fördern. Vorgeschrittener Gewebszerfall macht nach ihrer Auffassung Entlastungseinschnitte oder stumpfes Vordringen in das Drüsengewebe erforderlich. Abgegrenzte Einschmelzungsherde müssen erst recht eröffnet und drainiert werden. Dabei wird besser stumpf mit der Kornzange oder mit dem Finger als mit dem Messer vorgegangen, es sei denn, daß der Schmelzschnitt benutzt wird. Vorsicht ist besonders im Bereich des Pankreashalses geboten, weil ihm große Gefäße anliegen und der Hauptausführungsgang der Drüse hier nahe der Oberfläche verläuft.

Angesichts der Häufigkeit gleichzeitig bestehender Gallenwegsleiden und ihrer ursächlichen Bedeutung für die Pankreaserkrankung ist es bei der Operation stets erforderlich, die Gallenwege nachzusehen und angetroffene Veränderungen, soweit es der Kräftezustand des Kranken irgend erlaubt, je nach Lage des Falles durch Cholezystektomie oder Choledochotomie und Choledochusdrainage zu beseitigen. Schwere Eingriffe dieser Art verbieten sich allerdings häufig wegen des schlechten Allgemeinbefindens des Kranken, der die schnelle Beendigung des Eingriffes ratsam erscheinen läßt. Notfalls kann man aber wenigstens die Gallenblase entleeren und eine Gallenblasenfistel als Drainage anlegen.

Mit dem operativen Vorgehen sind verschiedene Gefahrenmomente auch für die *Nachbehandlungsperiode* verbunden. Nicht selten treten *Sekret- und Eiterverhaltungen* mit ihren bedrohlichen Begleiterscheinungen — Fieberanstieg, peritoneale Reizung, Kollapszustände — ein und zwingen zu frühzeitiger Herausnahme der Tampons. Auf der anderen Seite wurden bei zu früher Entfernung der Tamponade wiederholt tödliche Arrosionsblutungen beobachtet. Eine häufige Folge stellen ferner die *postoperativen Pankreasfisteln* dar, deren erfolgreiche Behandlung (S. 117) große Schwierigkeiten bereiten kann. Solche Fisteln bleiben vor allem dann leicht zurück, wenn Erweichungsherde im Pankreas selbst eröffnet und drainiert werden. Häufig liegt ihrem Auftreten auch eine Gangverletzung zugrunde. Wegen des oft lange anhaltenden Bestehens der Pankreasfisteln ist es unbedingt erforderlich, die Haut in der Umgebung der Bauchwunde vor der Andauung durch das Wundsekret von Anfang an sorgfältig zu schützen, da ein einmal entstandenes Hautekzem nur schwer zur Abheilung zu bringen ist.

Die operative Einstellung wurde mit geringen Abweichungen von dem geschilderten Vorgehen lange Jahre hindurch von fast allen Chirurgen vertreten. In den letzten 1½ Jahrzehnten tauchten jedoch mehr und mehr Zweifel an der Richtigkeit dieses Standpunktes auf. *Für* die Frühoperation war bis dahin immer die hohe *Sterblichkeit* ins Feld geführt worden, die nach den älteren Statistiken bei den nichtoperierten Schwerkranken bis zu 95% betrug. Die Ergebnisse, die mit der operativen Behandlung erzielt wurden, waren jedoch gleichfalls unbefriedigend und entsprachen in keiner Weise den gehegten Erwartungen. Trotz aller aufgewendeten Mühe konnte die Sterblichkeit nicht wesentlich herabgedrückt werden, wie aus nachstehender Zusammenstellung hervorgeht:

KÖRTE	(1911)	103 Fälle	60 %	Sterblichkeit
GULEKE	(1924)	318 „	52,2%	„
SCHMIEDEN	(1927)	1278 „	51,2%	„

Eine weitere Verbesserung der Operationserfolge schien nur durch ein noch früheres Eingreifen möglich zu sein (GULEKE). Dafür sprach die Abhängigkeit der Sterblichkeitsziffer nicht nur von dem Zeitpunkt der Operation, sondern auch von der Schwere der jeweils vorliegenden Pankreasveränderungen, wie folgende Aufstellung zeigt:

Befund	Sterblichkeit	post operat.
	GULEKE	SCHMIEDEN
Ödem und Infiltrat	30 %	30,6%
blutige Infarzierung	69 %	63,9%
Nekrose	85,7%	68 %

Trotz möglichst frühzeitigen Eingreifens und gründlichsten Vorgehens gelang es jedoch auch in der Folge nicht, die Gesamtmortalität wesentlich zu senken.

Die hieraus abgeleiteten *Bedenken gegen die Zweckmäßigkeit des operativen Eingriffs* stützten sich noch auf andere Erwägungen und Beobachtungen. So wurde nicht nur mit Recht bezweifelt, ob überhaupt eine ausreichende Ableitung des Exsudates aus der Bauchhöhle möglich ist, sondern darüber hinaus auch bestritten, daß man den Krankheitsvorgang selbst durch operative Maßnahmen günstig beeinflussen oder gar aufhalten könne. Bereits zur Zeit der allgemein anerkannten Frühoperation warnten daher POLYA, NORDMANN, HELLER und STICH, FINSTERER u. a. davor, an der Bauchspeicheldrüse selbst Eingriffe vorzunehmen, weil das pathologisch-anatomische Zustandsbild dadurch nicht geändert würde, sondern völlig unabhängig davon seinen schicksalsmäßigen Ablauf nehme. Insbesondere die Nekrosen lassen sich nach dieser Anschauung durch die Operation in keiner Weise aufhalten, sondern schreiten fort (R. DEMEL). In der Tamponade oder Drainage eines Nekroseherdes im Pankreas wurde nur eine Begünstigung des Auftretens einer sekundären Infektion und der Entstehung von Sequestern gesehen, die ohne Eröffnung des eingeschmolzenen Drüsengewebes und ohne Tamponade vielleicht ausbleiben würden. O. NORDMANN und E. HELLER gingen deshalb so weit, zu empfehlen, bei der Operation der akuten Pankreasnekrose nur die begleitende Gallenwegserkrankung anzugehen, das Pankreas selbst völlig in Ruhe zu lassen und allenfalls ein Drain in die

Bursa omentalis einzulegen. Ihre Operationserfolge waren jedoch nur unwesentlich besser als die des früher geübten, gründlichen Vorgehens, dies wahrscheinlich deshalb, weil ihre, vielfach im Schockzustand operierten Kranken dem Eingriff an den Gallenwegen nicht gewachsen waren.

Diese und ähnliche Überlegungen und Erfahrungen waren die Veranlassung, daß — unabhängig voneinander — P. WALZEL (1929) und im gleichen Jahre O. NORDMANN von der operativen Behandlung abgingen und an ihrer Stelle die *Rückkehr zur abwartenden Behandlung* der mit Sicherheit diagnostizierten akuten Pankreasnekrose empfahlen. Sie begründeten ihren Schritt, der für die Pankreaschirurgie von umwälzender Bedeutung war und eine gänzliche Abkehr von der bis dahin nachdrücklich geforderten Frühoperation darstellte, außer mit der hohen Sterblichkeit des operativen Vorgehens mit ihrer Überzeugung, daß das Schicksal des Organs wie das des Kranken bereits mit dem Ausbruch der Erkrankung entschieden sei und daß der weitere Verlauf mehr von der Gut- oder Bösartigkeit des Krankheitsgeschehens im Einzelfall, als von der Beeinflussungsmöglichkeit durch operative Maßnahmen abhängig wäre. Sie vermieden auf diese Weise vor allem die Operation im Schockzustand, der sie einen großen Anteil an der operativen Sterblichkeit zuschrieben.

Ihrem Vorschlage des planmäßigen Abwartens, zumindest der schweren Schock- und Kollapserscheinungen, schlossen sich in der Folgezeit F. FELSENREICH, KÄSTNER, A. W. FISCHER u. a. an, während KÖRTE, KAPPIS, BERNHARD u. a. an der Frühoperation festhielten und das abwartende Verhalten höchstens bei leichteren Erkrankungsfällen für berechtigt erklärten. Andere Chirurgen wieder nahmen einen vermittelnden Standpunkt ein, indem sie die Operation im Intervall nach Abklingen des akuten Anfalls namentlich für jene Fälle empfahlen, die auf Grund des nachweisbaren Bestehens eines latenten Gallenleidens einen Eingriff angezeigt sein ließen. Dieser Vorschlag stammt gleichfalls von P. WALZEL, der hierin aber bereits, u. a. in v. HABERER, Vorläufer hatte. Ihr Vorgehen gewann mehr und mehr Anhänger, die alle das Abklingen der akuten Erscheinungen abzuwarten rieten, um erst dann zu operieren. Ich nenne u.a. SCHLOSSER, HENDERSON-KING, MOYNIHAN, Mc KENZIE, R. DEMEL und KNOPFLACH. Hinsichtlich der leichteren Krankheitsfälle gingen die Meinungen über Frühoperation oder abwartendes Verhalten noch eine ganze Zeit lang auseinander, bis sich auch hier folgerichtig der konservative Standpunkt weitgehend durchsetzte.

Gegenwärtig gilt es als nahezu allgemein anerkannte Regel, die akute Pankreasnekrose, gleich welchen Stadiums, *nicht* zu operieren, wenn die Diagnose feststeht oder wenigstens mit an Sicherheit grenzender Wahrscheinlichkeit gestellt werden kann. Das trifft allerdings bestenfalls auf die Hälfte aller Krankheitsfälle zu. Die akute Pankreasnekrose als solche gibt nach den jetzt geltenden Anschauungen keinen unmittelbaren Grund zum Eingriff ab, zumal die Mehrzahl dieser Fälle unter abwartender Behandlung in Heilung ausgeht. Für einen Teil der tödlich endenden Krankheitsfälle mag es dabei zutreffen, wie BERNHARD hervorhebt, daß sie durch die Frühoperation hätten gerettet werden können. Dieser Möglichkeit steht aber bislang die weit größere Sterblichkeit bei grundsätzlich operativer Einstellung gegenüber. Von der Operation auszuschließen sind auch Kranke in schlechtem Allgemeinzustand und mit ersichtlich rascher Verlaufsform des Leidens, da sie ohnehin wahrscheinlich nicht zu retten sind und selbst einen Probebauchschnitt in örtlicher Betäubung nicht mehr aushalten dürften.

Dagegen ist die sofortige Laparotomie nach wie vor bei allen Kranken angezeigt, bei denen die Diagnose unsicher ist und eine eitrige Bauchfellentzündung, ein Darmverschluß oder ein Geschwürsdurchbruch nicht mit Bestimmtheit ausgeschlossen werden kann. Stößt man bei der Operation dann doch auf eine akute Pankreasnekrose, so ist es von dem angetroffenen Befunde abhängig zu machen, ob man die Bauchhöhle nach Entleerung des Exsudates gleich wieder schließt, was zur Vermeidung eines längeren Eingriffes von vielen geraten wird, oder ob man das Pankreas freilegt und die Bursa omentalis drainiert, um eine Ableitung des Exsudates zu erreichen, was nach SCHMIEDEN allein schon eine entscheidende Wendung bringen kann. Von Eingriffen am Pankreas selbst — Kapselspaltung, Eröffnung und Drainage von Erweichungshöhlen — wird nach der übereinstimmenden Meinung der meisten Chirurgen besser abgesehen.

Trotz der gegenwärtigen, vorwiegend konservativen Einstellung zur Behandlung der akuten Pankreasnekrose bleiben demnach genug Fälle, vor allem Verdachtsfälle, übrig, bei denen das operative Vorgehen unbedingt geboten ist. Infolgedessen kann gar keine Rede davon sein, dieses Leiden zu den internen Krankheiten zu rechnen und seine Behandlung zu einer Aufgabe der Inneren Medizin zu erklären, so viel Anregungen diese sowohl zur Erfassung der leichten Erkrankungen dieser Art als auch zur Therapie beigesteuert hat. Die akute Pankreasnekrose gehört vielmehr nach wie vor in die Hand des Chirurgen!

Diese Forderung wird noch dadurch unterstrichen, daß sich häufig *Späteingriffe* notwendig machen. So erfordern die im weiteren Verlauf der Erkrankung nicht selten auftretenden *Abszesse des Pankreas und seiner Umgebung* fast ausnahmslos ein operatives Eingreifen. An diese Komplikation ist vornehmlich bei erneuten Temperatur- und Leukozytenanstieg und umschriebenem Schmerz im linken Oberbauch oder in der linken Lendengegend zu denken. Pankreasabszesse bilden sich zudem nach abwartender Behandlung wahrscheinlich häufiger als nach operativer aus. Dabei sind die Spätabszesse wegen der bereits erfolgten Abkapselung im allgemeinen prognostisch wesentlich günstiger zu beurteilen als die Frühabszedierungen.

Ein weiterer Grund für einen späteren Eingriff ergibt sich aus dem *Fortbestehen von Beschwerden und Störungen seitens der Gallenwege.* Die engen Beziehungen, die nachweislich zwischen der Entstehung der akuten Pankreasnekrose und dem latenten Vorhandensein von Gallenblasen- und Gallenwegsleiden bestehen, machen nachträgliche Eingriffe zur Versorgung der erkrankten Gallenwege zur unbedingten Pflicht. Durch Anerkennung dieses Grundsatzes konnten nach allgemeiner Erfahrung — ich nenne nur V. SCHMIEDEN, N. GULEKE, P. WALZEL und J. DOUGLAS — bereits die Ergebnisse der operativen Frühbehandlung der akuten Pankreasnekrose wesentlich verbessert werden, während die Nichtbeseitigung von Hindernissen im Choledochus oder an der Papille oft Nachschübe und eine Reihe von Spättodesfällen (F. FELSENREICH, R. DEMEL) zur Folge hatte. Der gleiche Sachverhalt trifft für die konservative Behandlung des Leidens zu.

Man soll die *Intervalloperation* auch nicht zu lange aufschieben, da Fälle beobachtet wurden, bei denen infolge Fortbestehens der primären Erkrankung eine neue Pankreasnekrose (s. u.) ausgelöst wurde, noch bevor der beabsichtigte Eingriff zur Ausführung gelangte. Die Intervalloperation beschränkt sich in der Regel auf die Beseitigung des Gallenwegleidens. Auch wenn sich dabei noch Veränderungen der Bauchspeicheldrüse in Form ödematöser Schwellung oder chronisch-entzündlicher Verdickung finden, ist das Organ in Ruhe zu lassen; nur beim Vorhandensein abgegrenzter Einschmelzungsherde oder Abszesse im Pankreas oder seiner Umgebung ist deren Eröffnung und Drainage angezeigt.

Die zur Zeit gültigen und anerkannten *Richtlinien für die konservative Behandlung* gehen von der Vermeidung jedes Eingriffes zumindest während des anfänglichen schweren

Schockzustandes aus. Der *Schockbekämpfung* dient die Verabfolgung von Morphium und Atropin, da sich mit der Minderung der oft aufs äußerste gesteigerten Schmerzen auch die Schock- und Kollapserscheinungen zu bessern pflegen. Zur weiteren Hebung des Allgemeinzustandes ist die Anlegung einer intravenösen Dauertropfinfusion mit iso- oder leicht hypertonischer Traubenzuckerlösung und entsprechendem Insulinzusatz (1 Einheit auf 4 Gramm Traubenzucker) angezeigt. Mit der Infusionsflüssigkeit werden zweckmäßig kreislaufstützende Mittel sowie Ephetonin oder Racedrin zugeführt. Bei allen Schwerkranken ist außerdem der Infusion eine Blutübertragung vorauszuschicken.

E. Melchior hat sich ferner, ausgehend von dem Gedanken, daß sich nahezu jeder von einer akuten Pankreasnekrose befallene Kranke im Zustand eines „temporären“ Diabetes befände, sehr warm für eine den jeweiligen Blutzuckerbefunden angepaßte exakte Insulintherapie sowohl bei operierten wie bei nichtoperierten Patienten eingesetzt. Er sieht — wohl mit Recht — in der Überzuckerung des Körpers bei diesem Leiden die gleichen Gefahren für den Kranken wie bei Diabetikern mit chirurgischen Komplikationen. Die Durchführung der Insulintherapie in dieser Weise erfordert eine laufende, möglichst zweimal täglich vorzunehmende Blutzuckerkontrolle. Sie ergab Melchior sehr deutliche, mit der Insulinmedikation einsetzende Besserungen der bestehenden Krankheitserscheinungen.

Außerdem hat Melchior, namentlich bei Krankheitsfällen, die mit einer wahrscheinlichen Infektion der Gallenwege oder einer Sekundärinfektion der Bauchspeicheldrüse einhergehen, empfohlen, das im allgemeinen nur als Spezifikum gegen die Amöbenruhr bekannte *Emetin* anzuwenden, von dem er in Verbindung mit der Insulintherapie ebenfalls sehr günstige Einwirkungen auf den Krankheitsverlauf beobachtete.

Daß der größte Teil der angeführten konservativen Behandlungsmaßnahmen in entsprechender Weise auch für die Nachbehandlung operierter Kranker heranzuziehen ist, bedarf in diesem Zusammenhange wohl nur der Erwähnung.

An Stelle der vergeblich gebliebenen Versuche, der dem Ausbruch der Erkrankung folgenden schweren Vergiftungserscheinungen durch eine passive Immunisierung gegen Trypsin Herr zu werden, ist im Laufe der Zeit eine Reihe anderer Vorschläge getreten. K. Boshamer hat sich bemüht, die Wirkung der giftigen Zerfallsstoffe der Bauchspeicheldrüse auf das Retikuloendothel durch Einspritzungen von Heparin und Ephetonin aufzuhalten. Aus ähnlichen Erwägungen heraus hat Baumann die Verabreichung von Trypaflavin und Kongorot empfohlen. Ausreichende Erfahrungen über die Erfolge bei der Verwendung dieser Mittel liegen jedoch nicht vor. Das gleiche gilt für die Versuche Casbergs, der die ursächliche kapilläre Stase in der erkrankten Drüse im Sinne G. Rickers mit Amylnitrit zu beeinflussen suchte. Eindrucksvollere Wirkungen hat Wustmann mit der Verwendung des durchblutungsfördernden, pankreatotropen Hypophysen-Vorderlappenhormons erzielt, das aber zur Zeit kaum zu beschaffen ist.

Angesichts des geringen Wertes der genannten, mehr oder weniger kausal gedachten Mittel besteht der wesentlichste Teil der konservativen Behandlung in der von G. v. Bergmann empfohlenen, möglichst vollständigen *„Ruhigstellung“ der Bauchspeicheldrüse.* Um die nervale Übererregbarkeit der Gallenwege und die Sekretionsreize für das Pankreas zu dämpfen, ist die Verabfolgung mittelgroßer Atropingaben in den ersten Tagen der Erkrankung anzuraten. Auf diese Weise soll namentlich der Vagusreiz herabgesetzt werden, dessen Einfluß die Absonderung und Zusammensetzung des Bauchspeichels unterliegt. Wichtiger noch erscheint das Verbot jeglicher Nahrungs- und Flüssigkeitsaufnahme, da die Pankreassekretion bereits durch Getränke angeregt wird. Die Hunger- und Durstkur muß je nach Schwere des Krankheitsbildes mehrere Tage hindurch streng eingehalten werden. Der Flüssigkeitsbedarf des Körpers und die zur beschleunigten Ausscheidung der giftigen Eiweißzerfallsstoffe erforderliche reichliche Flüssigkeitszufuhr kann, außer durch den intravenösen Dauertropfeinlauf, durch subkutane Infusionen oder rektale Tropfeinläufe gedeckt werden, verbunden mit *Dauerabsaugung* des Magens.

Unterstützend ist Penicillin in hohen Dosen zusammen mit Streptomycin zu empfehlen. Die *Antibiotica* sind wahrscheinlich ebenfalls über die Infektionsabwehr wirksam; jedenfalls konnten antifermentative Wirkungen nicht nachgewiesen werden (CRONE-MÜNZEBROCK). CARTER verwendet spezifische Bakteriophagen.

Einen neuen Weg in der Behandlung der akuten Pankreasnekrose bedeutet ohne Frage die *Novocainblockade des vegetativen Nervensystems.* POPPER, MALLET-GUY, MARION u. a. schalteten die Nn. splanchnici aus und erzielten rasche Schmerzbeseitigung. Von anderen, z. B. VEJDA, wurde der thoracale Grenzstrang mit angeblich gutem Erfolge blockiert.

Schließlich sei die *Röntgenbestrahlung* des Pankreas mit wiederholten kleinen Dosen erwähnt. Ihrer bedienten sich MORTON, PAXTON und PAYNE u. a. zur Dämpfung der exkretorischen Funktion der Drüse; sie berichteten über günstige Erfahrungen.

Die abwartende Einstellung in der Anzeige zur operativen Behandlung der akuten Pankreasnekrose hat die *Sterblichkeit* um etwa die Hälfte herabzudrücken vermocht; sie liegt zwischen 20 und 30% aller Krankheitfälle und ist demnach im Durchschnitt nur etwa halb so groß wie zur Zeit der allgemein durchgeführten Frühoperation. Trotzdem kann das Gesamtergebnis noch nicht als zufriedenstellend bezeichnet werden; denn die Sterblichkeit ist auch mit $\frac{1}{4}$ bis $\frac{1}{3}$ nach wie vor sehr hoch. Von einigen Chirurgen wurden zwar wesentlich günstigere Ergebnisse mit dem konservativen Vorgehen mitgeteilt, dabei liegt aber die Annahme nahe, daß ihre Heilungsziffern durch die Einbeziehung leichter verlaufender Fälle zustande gekommen sind.

Überhaupt unterliegt die Entscheidung, inwieweit man das operative Vorgehen zugunsten der abwartenden Behandlung, die sich überraschend schnell durchgesetzt hat, mit wirklich gutem Gewissen aufgeben darf, der großen Schwierigkeit, daß weder der klinische Befund noch die Laboratoriumsuntersuchungen zuverlässige diagnostische und prognostische Schlüsse zulassen. Die *Unsicherheit der Vorhersage* für den Einzelfall ist geblieben. Kranke mit schwersten Zerstörungen des Organs und nahezu hoffnungslosem Allgemeinbefinden erholen sich wieder, andere, die scheinbar nur leicht erkrankt sind, verschlechtern sich wider Erwarten und gehen ein. Das gilt für die konservative wie für die operative Behandlung. Neben Krankheitsfällen, bei denen der ausgeführte Eingriff nur eine Anschwellung und Verhärtung des Pankreas mit starker ödematöser Durchtränkung der benachbarten Gewebsabschnitte, die Sektion aber eine ausgedehnte Zerstörung der ganzen Drüse ergibt, werden schleichende Verlaufsformen beobachtet, bei denen sich an die anscheinend bereits erfolgte Heilung ein tödlich ausgehender Rückfall anschließt. Entscheidend ist offenbar stets, ob die örtlichen Vorgänge zum Stillstand kommen und ob der Körper mit der Vergiftung fertig wird. Beides ist therapeutisch aber bisher kaum mit Sicherheit zu beeinflussen.

Infolgedessen ist durchaus F. BERNHARD beizupflichten, der es als die Aufgabe der Zukunft bezeichnet, die Anzeigestellung für das operative oder abwartende Verhalten auf eine sichere Grundlage zu stellen, um die immer noch große Zahl der Mißerfolge herabzusetzen. Auch V. SCHMIEDEN tritt zwar dafür ein, auf Grund der von O. NORDMANN u. a. mitgeteilten Erfahrungen die Operationsindikation erheblich einzuschränken, warnt aber ebenso wie N. Guleke davor, auf Grund der von den Gegnern der Frühoperation vertretenen Anschauung in das Gegenteil zu verfallen und den operativen Standpunkt grundsätzlich zu verlassen: „es können Fehler gemacht werden durch eine übereilte Frühoperation, ebenso aber durch Verschleppung. Die Kunst besteht darin, beiden Fehlern aus dem Wege zu gehen.“

Ansätze in dieser Richtung sind durchaus vorhanden. Sie zielen darauf ab, die mit der operativen Behandlung verbundenen Chancen zu nutzen, ohne die Nachteile in Kauf nehmen zu müssen. Sie laufen infolgedessen unter Vermeidung der Frühoperation im Schockzustand darauf hinaus, durch die bis zum 3., 4. oder 5. Tage *hinausgezögerte Operation* der drohenden Infektion des Exsudates und durch dessen Ableitung auch dem Auftreten von intra- und parapankreatischen Abszessen vorzubeugen. Die Anzeige für die „delayed operation“, wie dies Vorgehen im amerikanischen Schrifttum bezeichnet wird, kann nur von Fall zu Fall gestellt werden.

Wie schon ausgeführt, gibt weder die Beobachtung des Verlaufes noch die Verwertung der Funktionsprüfungen des Pankreas einen zuverlässigen Aufschluß über die Schwere der Erkrankung. Am ehesten läßt sich die Höhe des Blutzuckers hierfür verwerten. Auch die Leukozytenkurve ist aufschlußreich, der Wert der Diastasebestimmung in dieser Hinsicht dagegen gering. Gehen im Weiterverlauf Rückgang der klinischen Erscheinungen sowie Hyperglykämie- und Leukozytoseabfall Hand in Hand, so können daraus günstige prognostische Schlüsse gezogen werden. Im umgekehrten Fall ermöglicht es ein Wiederanstieg der Diastase-, Blutzucker- und Leukozytenwerte nach vorangegangener Besserung, die Diagnose auf Komplikation oder Rückfall zu stellen und damit die Frage der Operationsanzeige erneut aufzuwerfen.

Aus diesem Grunde ist es geboten, die genannten Untersuchungsverfahren *fortlaufend* anzuwenden. Mit dem Ausgang in Heilung ist der Kranke keineswegs bereits allen Gefahren glücklich entronnen. Wenn man auch im allgemeinen damit rechnen kann, daß mit dem Überstehen der Erkrankung ein Dauererfolg erzielt wird und Rückfälle ebenso ausbleiben wie dauernde Funktionsstörungen des Organs, so gibt es doch eine ganze Reihe von *Nachkrankheiten und Spätfolgen*, die eine erneute Behandlung, unter Umständen auch operativer Art, erforderlich machen. Das Auftreten von Verhaltungen, sekundären Infektionen und postoperativen Pankreasfisteln in der Nachbehandlung der operierten Krankheitsfälle wurde bereits erwähnt. Sowohl bei den operierten wie bei den nichtoperierten Kranken können sich ferner in den nächsten Wochen und Monaten *Pankreaspseudozysten* entwickeln, die fast immer der operativen Behandlung bedürfen. Die Angaben über die Häufigkeit ihres Auftretens schwanken zwischen 5 und 10%. Auf ihre Behandlung komme ich später (S. 112) zurück.

Weder die Frühoperation noch die abwartende Behandlung der akuten Pankreasnekrose stellt eine kausale Therapie dar, und da auch die Entstehungsursachen im Einzelfall meist im dunkeln bleiben und nicht behoben werden, so überrascht es nicht, daß die Bereitschaft zum Wiederauftreten der Krankheit vielfach fortbesteht. Echte *Rückfälle der Erkrankung* werden allerdings verhältnismäßig selten beobachtet. Sie können sich schon in den ersten Wochen nach Abschluß der Behandlung einstellen, treten aber überwiegend doch erst Monate, ja selbst Jahre nach überstandener Pankreasnekrose auf. Ihre Häufigkeit macht etwa 5%, möglicherweise auch mehr aus, da die Zahl der nicht veröffentlichten Beobachtungen außer Ansatz bleibt. Schmieden errechnete auf Grund seines Krankengutes 4,1%. Die Beobachtung BRENTANOS, der einen Kranken zweimal wegen Spätrückfall nachoperieren mußte, gehört zweifellos zu den Ausnahmen. Wesentlich ist ferner, daß die Rückfallserscheinungen im allgemeinen nicht in so schwerer Form auftreten wie der erste Anfall und infolgedessen durchaus nicht immer zu einem Eingriff zwingen, sondern unter abwartender Behandlung wieder abklingen. Fast alle Fälle, die das Schrifttum aufweist, gingen in Heilung aus. Wie GULEKE vermutet, wirkt die im Anschluß an die Ersterkrankung entstandene Vernarbung des Drüsengewebes und seiner Umgebung der raschen Ausbreitung der erneuten Krankheitsvorgänge entgegen. Wahrscheinlich spielt die Verarmung des Organs an fermentbildendem Parenchym ebenfalls eine Rolle. In der gleichen Ebene liegt die Erfahrung, daß selbst von den Kranken, die einem Wiederholungseingriff unterzogen wurden, die weitaus größere Hälfte geheilt werden konnte. Auch scheint es für das Auftreten oder Ausbleiben von Rückfällen gleichgültig zu sein, ob und in welcher Weise ursprünglich am Pankreas eingegriffen wurde. Von größerer Bedeutung erwies sich dagegen die Durchführung oder Unterlassung der Beseitigung krankhafter Veränderungen an den Gallenwegen. Durch die grundsätzliche operative Versorgung bestehender Gallenwegserkrankungen bei dem ersten Eingriff oder, wenn dies nicht möglich war oder wenn auf Grund konservativer Einstellung überhaupt nicht operativ vorgegangen wurde, durch Intervalloperation in nicht zu kurzer Frist nach durchgemachter Pankreasnekrose können die Grundlagen für das Auftreten von Rückfällen weitgehend ausgeschaltet und deren Häufigkeit bedeutend herabgesetzt werden. Allerdings haben Beobachtungen von SCHMIEDEN, HOFFMANN, GULEKE u. a. gezeigt, daß selbst das gründlichste operative Vorgehen nicht unbedingt vor einem Rückfall schützt. Das nimmt nicht wunder, da ja nicht jede Pankreasnekrose ihren Ausgang von den Gallenwegen nimmt und infolgedessen, wie u. a. COENEN betont hat, bei den auf andere Weise entstandenen Erkrankungen die Beseitigung des Gallensteinleidens ohne Wirkung bleibt.

Als eine nahezu unausbleibliche Folge der überstandenen akuten Pankreasnekrose treten in mehr oder weniger ausgedehntem Maße narbige, zirrhotische Veränderungen des Drüsengewebes auf. Mitunter entwickelt sich aus der Vermehrung des interlobären Bindegewebes eine *chronische Pankreatitis*, die nicht ganz selten mit sehr unangenehmen Begleiterscheinungen — Abmagerung, Eßunlust, in den Rücken ausstrahlende anfallsartig auftretende Schmerzen, Fettstühle — einhergeht. Beobachtungen von N. GULEKE, R. DEMEL u. a. machen es wahrscheinlich, daß die aus der akuten Pankreasnekrose hervorgehende chronische Pankreatitis durch fortbestehende Gallenwegserkrankungen unterhalten und verschlimmert wird. Als Quelle kommen in erster Linie Choledochussteine und Cholangitis in Frage. Anhaltende Beschwerden und nachgewiesene Pankreasbeteiligung laufen daher auch bei dieser Folgekrankheit auf eine Anzeige zur Revision der extrahepatischen Gallenwege hinaus.

Morphologische Untersuchungen der *Ausheilungsvorgänge* liegen nur spärlich vor. Außer Beobachtungen bei Relaparotomien (KÖRTE, FELS LEUSDEN, GULEKE u. a.) sind nur wenige Leichenbefunde mitgeteilt worden. In einigen Fällen fand sich ein teilweise stark vernarbtes Organ, in anderen, so bei den beiden von H. SPRENGELL mitgeteilten Beobachtungen, war das Pankreas trotz des vorausgegangenen schweren Krankheitsgeschehens in auffallend geringer Weise verändert. Daraus darf auf eine außerordentlich große Widerstandsfähigkeit und Regenerationskraft des Gewebes nach Stillstand des Vernarbungsvorganges geschlossen werden. Diese Feststellung trifft besonders für die LANGERHANSschen Inseln zu, die auch in zirrhotischen Gewebsbezirken meist auffallend gut erhalten und oft vergrößert sind.

Diese Feststellung macht es verständlich, daß dauernde *Störungen des Zuckerstoffwechsels* eine verhältnismäßig seltene Auswirkung der durchgemachten Erkrankung darstellen. Während der ersten Monate ist zwar bei genauer Funktionsprüfung des Organs fast regelmäßig eine Schwäche des Inselorgans nachzuweisen, sie verliert sich aber nach etwa ½ Jahr wieder (SEBENING). Späte Zuckerstoffwechselstörungen treten nur in etwa 10% aller Fälle auf. Sie lassen sich in der Regel durch Zuckerbelastungsproben nachweisen; Zucker im Harn ist sehr selten vorhanden. Ein sekundärer Diabetes mellitus, wie er bei den beiden von MERTENS und PATZER beobachteten Kranken auftrat, die daran 4—5 Jahre nach der Operation der akuten Pankreasnekrose zugrunde gingen, schließt sich nach den vorliegenden Erfahrungen nur ausnahmsweise an. H. P. SHUMACKER beziffert die Häufigkeit des Spätdiabetes auf Grund eines sehr großen Krankengutes auf etwa 2%. An seinem Zustandekommen ist wahrscheinlich nicht nur der Untergang großer Teile der Drüse, der an sich ohne wesentlichen Nachteil für die Aufrechterhaltung der endokrinen Funktion des Organs sehr weitgehend sein darf, sondern auch eine sekundäre Schädigung des unzerstörten Restes durch zirrhotische oder sekundärentzündliche Veränderungen maßgebend beteiligt. Inwieweit dabei eine die ursprüngliche Pankreasnekrose begleitende Sekundärinfektion mit- und nachwirkt, ist ungeklärt. Trotz der relativen Seltenheit des Ausganges in Diabetes sollten aber regelmäßige Kontrolluntersuchungen der überlebenden Kranken durchgeführt werden, damit die ersten Störungen aufgedeckt und Behandlungsmaßnahmen eingeleitet werden können, bevor sich eine schwere Zuckerkrankheit entwickelt.

Prophylaxe

Die operative *Beseitigung ursächlicher Leiden* ist ohne Frage zugleich die zuverlässigste Art der Vorbeuge gegen das Auftreten der akuten Pankreasnekrose überhaupt. Ihre Rolle als Zweitkrankheit wurde schon wiederholt hervorgehoben. Neben der Beseitigung seltener Entstehungsgrundlagen, wie Duodenalstenosen und Duodenaldivertikel, kommt vor allem die rechtzeitige Behandlung nachgewiesener Gallenwegserkrankungen als vorbeugende Maßnahme in Betracht. Dabei handelt es sich keineswegs, wie früher vielfach angenommen wurde, nur um schon lange bestehende oder vernachlässigte Krankheitsfälle. Nach F. BERNHARD führt die Cholelithiasis vielmehr gerade in den ersten Jahren ihres Bestehens verhältnismäßig häufig zum Auftreten akuter Pankreaserkrankungen. Diese Feststellung kann nur ein Grund mehr sein, die Anzeige zur Operation des Gallensteinleidens nicht allzulange hinauszuschieben oder gar abzuwarten, bis durch Beteiligung der tiefen Gallenwege Verwicklungen eingetreten sind. Deshalb ist bereits die sachgemäße Behandlung des schweren Gallensteinanfalles auf die Verhütungsmöglichkeit der akuten Pankreasnekrose abzustellen, zumal dieser nicht selten mit einer durch Funktionsprüfungen — Fermententgleisung, Hyperglykämie — erkennbaren Beteiligung der Bauchspeicheldrüse einhergeht. Dabei kann dem Übergreifen mechanischer und entzündlicher Einwirkungen oder neurovaskulärer Reize auf das Pankreas durch sorgfältige Beachtung der Vorschriften vorgebeugt werden, die für die abwartende Behandlung der akuten Pankreasnekrose aufgestellt worden sind.

Die gleiche Sorgfalt erfordert die operative Behandlung des Gallenleidens. Nicht nur die Steinbildungen in der Gallenblase, sondern auch Gallenblasenentzündungen ohne

Steine, ferner Dyskinesien und Cholangitiden, vor allem aber Choledochussteine, die oft sehr klein sind und sich daher dem röntgenologischen Nachweis meist entziehen, können die auslösende Ursache abgeben. Infolgedessen reicht die einfache Cholezystektomie als Behandlungsmaßnahme in der Regel nicht aus. Sie ist im Gegenteil sogar geeignet, den Druck im Ductus choledochus noch weiter zu steigern (SCHMIEDEN) und dadurch erst recht günstige Vorbedingungen für den Ausbruch der akuten Pankreasnekrose zu schaffen. Aus diesem Grunde ist das Hauptgewicht bei der Operation auf eine wirkliche Entlastung der Gallenwege zu legen, was nur durch die Choledochusdrainage oder eine Choledochoduodenostomie erreicht werden kann. So wird es verständlich, daß eine akute Pankreasnekrose im Anschluß an offenbar unvollkommene Eingriffe an den Gallenwegen gelegentlich noch nach Monaten und sogar nach Jahren auftritt. F. BERNHARD hat aus dem von ihm bearbeiteten großen Krankengut errechnet, daß nahezu die Hälfte aller späteren akuten Pankreasnekrosen hätte vermieden werden können, wenn man sich bei der operativen Behandlung des Gallensteinleidens nicht mit der Entfernung der kranken Gallenblase begnügt, sondern auch den Choledochus eröffnet und auf Steine abgesucht hätte. Dagegen geht die Auffassung von BERGMANN, nach der jede Cholezystektomie die Entstehung der akuten Pankreasnekrose begünstige, zweifellos zu weit. BERNHARD konnte bei der Nachuntersuchung von 5000 Cholezystektomien und 1000 Choledochotomien nur sechs Kranke ermitteln, die nachträglich an einer akuten Pankreasnekrose erkrankten. Das bedeutet eine Häufigkeit von nur 1%.

Akute und subakute eitrige Pankreatitis

Die akuten eitrigen Entzündungen der Bauchspeicheldrüse sind von der akuten Pankreasnekrose, mit der sie die weitgehende Zerstörung des Organs und viele Züge des klinischen Erscheinungsbildes gemeinsam haben, ihrem Wesen nach grundsätzlich zu trennen.

Die *auf dem Blutwege* entstehende *Infektpankreatitis* wurde bereits erörtert. Sie entwickelt sich nur ausnahmsweise zu einer schweren, mit eitrigen Einschmelzungen des Gewebes einhergehenden Erkrankung. Auch bei eitriger Allgemeininfektion, z. B. bei einer Puerperalsepsis, kann eine metastatische Infektion der Bauchspeicheldrüse zustande kommen. Der auftretende Pankreasabszeß stellt dann meist nicht die einzige eitrige Absiedlung dar.

Häufiger ist die Entstehung der akuten eitrigen Pankreatitis *auf dem Lymphwege.* Aus der Gallenblase und aus den Gallenwegen, aber auch von einem appendizitischen Abszeß aus können Bakterien, die meist der Coligruppe angehören, mit dem Lymphstrom zum Pankreas gelangen und sich hier ansiedeln. Am häufigsten wird dabei der Pankreaskopf infiziert. Für andere Abszesse des Pankreas ist als Ausgangsherd eine eitrige Lymphadenitis anzunehmen.

Nach KÖRTE und NORDMANN entsteht die eitrige Pankreatitis ferner *fortgeleitet* durch unmittelbares Übergreifen der Infektion von den tiefen Gallenwegen aus. In der gleichen Weise ist eine Beteiligung der Bauchspeicheldrüse durch penetrierende Magen- oder Zwölffingerdarmgeschwüre möglich. Den Vorgängen, die sich hierbei abspielen, steht die gelegentlich beobachtete Aufpfropfung der eitrigen Infektion auf eine schon vorhandene chronische, nicht eitrige Pankreatitis nahe.

Das Eindringen von Eitererregern in die Bauchspeicheldrüse *vom Gang aus*, also die *aufsteigende Infektion*, ist gleichfalls kein ganz seltenes Ereignis und in der Regel mit

Sekretabflußstörungen gekoppelt. Ihr Angehen hat die Rückstauung des Bauchspeichels wahrscheinlich überhaupt zur Voraussetzung. Die Gangentzündung kann bis zu den kleinsten Verzweigungen der Ausführungsgänge aufsteigen und führt von hier aus zu einer Einschmelzung des Drüsengewebes. Mitunter ist das Organ von zahllosen miliaren Eiterherden durchsetzt (GRUBER); größere sichtbare Abszeßbildungen kommen wesentlich seltener vor.

Die *morphologischen Veränderungen* des Organs reichen von der diffusen interstitiellen Entzündung, auch als Pankreasphlegmone bezeichnet, bis zum abgegrenzten Abszeß. Der Pankreasabszeß geht meist aus der Verschmelzung mehrerer kleiner Eiterherde hervor. Der Hauptsitz der einzelstehenden Abszesse ist der Pankreaskopf; zerstreut liegende, oft in größerer Anzahl vorhandene Abszesse können sich über die ganze Drüse verteilt finden. Während die umschriebenen Eiterungen zurückgehen und narbig ausheilen können, führen fortschreitende eitrige Entzündungen und Abszesse zur Einschmelzung einzelner Teile der Drüse, die dabei der Nekrose oder — bei Anwesenheit anaerober Erreger — der Gangrän verfallen. An diesen Vorgängen wirkt die tryptische Fermentgruppe des Bauchspeichels ohne Frage mit, doch werden Fettgewebsnekrosen und blutiges Exsudat in der Bauchhöhle, im Gegensatz zu der akuten Pankreasnekrose, fast immer vermißt.

Die über das Organ hinausreichende Eiterung führt zu peripankreatischen und subphrenischen Abszessen sowie zu Durchbrüchen in die Bursa omentalis, wenn die Eiteransammlung im Pankreas nicht rechtzeitig erkannt und nach außen abgeleitet wird. Dabei kann es zur Ausbreitung im retroperitonealen Raum und zu Senkungen des Eiters bis in den Bereich der linken Niere und der Gekrösewurzel kommen. Der Abszeßdurchbruch in die freie Bauchhöhle zieht unweigerlich eine tödlich verlaufende eitrige Bauchfellentzündung nach sich.

Das *klinische Bild* der akuten eitrigen Pankreatitis ist sowohl hinsichtlich der Schwere wie der Krankheitszeichen dem der akuten Pankreasnekrose sehr verwandt. Beide Krankheiten wurden deshalb früher vielfach verwechselt oder einheitlich aufgefaßt, weil die fermentative Entstehungsgrundlage der akuten Pankreasnekrose noch unbekannt war und die Rolle der bakteriellen Infektion bei ihrem Zustandekommen lange Zeit überschätzt wurde. Die Feinunterscheidung stößt namentlich zu Beginn des Leidens auf Schwierigkeiten. In der Regel entwickelt sich die eitrige Pankreatitis jedoch langsamer und weniger stürmisch als die Nekrose, die anfänglichen Schmerzen sind erträglicher, Schockerscheinungen fehlen zumeist. Nicht selten wird eine ausgesprochen subakute Verlaufsform beobachtet. Dem von Anfang an infektiösen Charakter der Erkrankung entsprechend stehen die Entzündungserscheinungen — hohes Fieber, Schüttelfröste, septisches Krankheitsbild — durchaus im Vordergrund. Mit einem Temperaturanstieg beginnt es meist; Fieber bis zu 40 Grad ist keine Seltenheit und wird nur ausnahmsweise beim Pankreasabszeß vermißt. Mit der Lokalisierung der Eiterung im Pankreas kommt es allmählich zu einer Auftreibung und Druckschmerzhaftigkeit des Oberbauches, die eine beginnende freie Bauchfellentzündung vortäuschen kann. Die meist vorhandene Verdickung und Anschwellung der Bauchspeicheldrüse gibt einen Hinweis auf den Sitz der Erkrankung; sie pflegt jedoch nicht so ausgesprochen zu sein, wie es bei der akuten Pankreasnekrose der Fall sein kann. Bei der Entwicklung eines größeren Abszesses im Pankreaskopf tritt infolge Einengung des Ductus choledochus häufig eine Gelbsucht auf.

Wird in diesem Stadium der Erkrankung nicht operativ eingegriffen, dann ist der ungünstige Ausgang kaum aufzuhalten. Außer der freien eitrigen Bauchfellentzündung droht die Allgemeininfektion mit eitrigen Absiedlungen. Die Kranken magern stark ab und verfallen. Der rasche Verfall wird auf den septischen Charakter der Infektion und auf die schwere Schädigung der Pankreasfunktionen zurückgeführt. Im weiteren Verlauf kommt es häufig zu Arrosionsblutungen aus der Milz und den Mesenterialgefäßen. Auch septische Thrombosen in den benachbarten großen Venen mit nachfolgenden Leber- und Lungenabszessen werden beobachtet. Die *Vorhersage* hängt infolgedessen u. a. weitgehend von der Rechtzeitigkeit des operativen Eingreifens ab. Hieran ändert nichts, daß gelegentlich Spontanheilungen vorkommen. So kann sich ein nicht zu großer Abszeß durch den Ausführungsgang in den Zwölffingerdarm entleeren und dadurch die Ausheilung anbahnen. Auch Selbstheilungen nach Abszeßdurchbruch in den Magen sind beschrieben worden.

Die *Erkennung* gelangt im allgemeinen nicht über die Vermutungsdiagnose hinaus. Sie ist, wenn überhaupt an eine Pankreaserkrankung gedacht wird, zu Beginn des Leidens leichter als in einem vorgeschrittenen Stadium. Fieber, Schüttelfröste und die meist starke Leukozytose weisen auf die entzündliche Grundlage hin. Eine nachweisbare Quelle der Infektion kann die differentialdiagnostischen Erwägungen erleichtern. Anfangs sind die selten fehlenden und meist erheblichen Störungen der äußeren und inneren Pankreassekretion fast immer nachzuweisen. Sie stellen einen überaus wertvollen diagnostischen Hinweis dar; zumal die Diastasewerte im Blut und im Harn sind oft vorübergehend sehr stark erhöht, sinken aber mit fortschreitender Eiterung rasch ab und können bei hochgradiger Zerstörung des Organs infolge Fermentschwund auch von vornherein erniedrigt sein. Das gleiche gilt für den Nachweis atoxylresistenter Lipase im Serum. Als diagnostisch zuverlässiger und aufschlußreicher sind daher die nur selten ausbleibende Hyperglykämie und die verhältnismäßig häufig auftretende Glycosurie anzusehen.

Die *Behandlung* der eitrigen Pankreatitis kann, wenn sie erfolgreich sein soll, nur eine operative sein und hat die Ableitung des Eiters nach außen zum Ziel. Die Anzeige zur Operation ist ohne weiteres gegeben, sobald die Diagnose Wahrscheinlichkeitswert erlangt. In unklaren Fällen ist der Probebauchschnitt angezeigt. Da der Pankreaskopf am häufigsten Sitz eines oder mehrerer Abszesse ist, wird dieser von einem Mittelschnitt oder rechtsseitigen Oberbauchschnitt aus zuerst zugänglich gemacht, indem man durch das Ligamentum gastrocolicum oder von der Bursa omentalis aus auf ihn vordringt. Findet sich ein größerer isolierter Abszeß, so muß er nach sorgfältiger Abstopfung der Umgebung eröffnet und drainiert werden. Spricht der Befund für das Vorhandensein einer phlegmonösen Eiterung oder einer Vielzahl von Abszessen, so bleibt, da nach Möglichkeit alle Eiteransammlungen eröffnet werden müssen, nichts anderes übrig, als in das eitrig durchsetzte Drüsengewebe einzuschneiden und der Verschleppung der Infektion in die Umgebung durch Tamponade vorzubeugen. Die Eiteransammlung in der Bursa omentalis bedarf gleichfalls der Entleerung. Da es dabei leicht zu Blutungen kommt, ist bei der Entfernung von Sequestern, die sich mitunter in den Eiterhöhlen finden, besondere Vorsicht geboten. Bei entsprechendem Sitz des Abszesses kann die Drainage von einer in der linken Lendengegend angelegten Gegenöffnung angelegt werden. Dieses Vorgehen bietet sich erst recht bei Eitersenkungen und retroperitonealen Phlegmonen an. Nach der Lendengegend zu durchgebrochene Abszesse lassen sich mitunter allein von hier aus angehen und ableiten. Dieser Weg verbindet mit der Schaffung guter Abflußbedingungen für den Eiter den Vorteil einer Vermeidung der Bauchhöhleneröffnung.

Der an sich berechtigten Forderung, zugleich mit dem Eiterherd im Pankreas das meist bestehende Grundleiden, in erster Linie also die häufig vorhandene ursächliche Gallenwegserkrankung zu versorgen, stehen namentlich zwei Gründe gegenüber: einmal der meist sehr schlechte Allgemeinzustand des Kranken, zum anderen die Gefahr, die Bauchhöhle bei der Ausdehnung des Eingriffes zu infizieren. Infolgedessen wird man in der Regel von jedem zusätzlichen Eingriff absehen und die Beseitigung des Gallenleidens auf einen späteren Zeitpunkt verschieben müssen, sofern nicht eine schwere Infektion der Gallenwege doch dazu zwingt, um einer weiteren Ausbreitung vorzubeugen.

Zusätzlich sind alle jene, den Krankheitsablauf günstig beeinflussenden Maßnahmen durchzuführen, die bereits bei der Erörterung der konservativen Behandlung der akuten Pankreasnekrose (S. 85) besprochen wurden. Auf die dort ebenfalls erwähnte, von E. MELCHIOR angewandte kombinierte Insulin-Emetin-Behandlung ist besonders hinzuweisen.

Die *Heilungsaussichten* sind zwar um so günstiger, je früher der Entschluß zur Operation gefaßt und ausgeführt wird, hängen aber vor allem von der Art und Ausdehnung der eitrigen Entzündung ab. Der einzelne Abszeß hat verständlicherweise eine bessere Prognose als die Phlegmone oder die — glücklicherweise seltene — Durchsetzung der ganzen Drüse mit zahlreichen kleinen Abszessen. Ähnlich der akuten Pankreasnekrose ist die Sterblichkeit bei der akuten eitrigen Pankreatitis sehr hoch. Mehr als die Hälfte der operierten Kranken erliegen dem Leiden. Für die nichtoperierten Fälle hat OESER eine Mortalität von 90%, für die operierten von 52,8% errechnet. An der Todesursache sind außer Venenthrombosen und Arrosionsblutungen vornehmlich die eitrige Allgemeininfektion und die rasche Entkräftung der Kranken beteiligt.

Der Ausgang in Heilung bedeutet noch keine endgültige Wiederherstellung. Entsprechend dem Ausmaß der eitrigen Einschmelzung und Zerstörung des Organs tritt bestenfalls eine Defektheilung ein. Dazu kommen Ausheilungs- und Vernarbungsvorgänge von der Art der chronischen Pankreatitis. Infolgedessen stellen sich nicht nur Verdauungsschwächen verschiedener Schwere, sondern häufig auch Zuckerstoffwechselstörungen ein. Mehrfach wurde als Endzustand ein schwerer Diabetes beobachtet (KÖRTE, NICOLAS u. a.). Nach Überstehen der Erkrankung ist daher nachsorgende Überwachung und Regelung der Ernährungsweise eine notwendige und zugleich dankbare Aufgabe.

Chronische Pankreatitis

Unter dem Sammelbegriff der chronischen Bauchspeicheldrüsenentzündung werden Veränderungen des Organs ganz verschiedener Art und Schwere zusammengefaßt. Das ist um so verständlicher, als dieses Leiden meist nicht als selbständige Erkrankung, sondern als Begleiterscheinung oder Folge anderer Erkrankungen auftritt. Auch kann von einer chronischen Pankreatitis nur dann die Rede sein, wenn über bloße Funktionsschwächen des Organs hinausgehende Beschwerden und Ausfallserscheinungen seitens der Bauchspeicheldrüse vorliegen.

Ihr *Vorkommen* ist sicher häufiger als allgemein angenommen wird. Das trifft zumal dann zu, wenn, wie es meist geschieht, auch die nicht eigentlich entzündlichen, ihnen jedoch morphologisch nahestehenden Veränderungen des Drüsengewebes dem Krankheitsbilde zugeordnet werden. Auf seine Häufigkeit wurde die Aufmerksamkeit namentlich durch die Untersuchungen von G. KATSCH gelenkt, der die diagnostischen Merkmale der Erkrankung herausgearbeitet und gezeigt hat, wie mit ihrer Hilfe auch leichtere Krankheitsfälle erkannt werden können. In dieser Beziehung haben sich besonders die

Funktionsprüfungen bewährt. Dagegen stößt die Erkennung und Beurteilung des Leidens bei operativen Eingriffen viel eher auf Schwierigkeiten. Denn nicht jedes leicht vergrößerte und höckrig sich anfühlende Pankreas weist chronisch-entzündliche Veränderungen auf, es kann sich auf der Höhe der Verdauungsphase vielmehr ganz ähnlich anfühlen. Eine absolut sichere Feststellung ist nur durch mikroskopische Untersuchungen möglich (Heiberg, Gruber, Guleke).

Die ebenso erwünschte Unterscheidung, ob es sich im Einzelfall um bereits zum Stillstand gekommene oder um noch fortschreitende Veränderungen des Organs handelt, kann gleichfalls nur durch feingewebliche Untersuchung getroffen werden. Dasselbe gilt für den Nachweis der interazinösen Pankreatitis, die im Gegensatz zu der interlobären Form (s. u.) bedeutend stärkere Ausfallserscheinungen seitens der äußeren und inneren Pankreasfunktion nach sich zieht. Eher vermag die vermutliche Ursache der Erkrankung Hinweise auf die Schwere und den weiteren Verlauf zu geben.

Die *Entstehungsgrundlagen* der chronischen Pankreatitis sind mannigfaltiger Art. Mitunter schließt sich das Leiden an *abgelaufene akute Erkrankungen der Bauchspeicheldrüse* an; bei der akuten Pankreasnekrose und der eitrigen Pankreatitis kann man es geradezu als deren Endzustand betrachten, wenn man die zurückbleibenden narbigen Veränderungen des Organs dazu rechnet. Das verhältnismäßig selten beobachtete Auftreten schwerer funktioneller Ausfallserscheinungen spricht aber dafür, daß es sich dabei im wesentlichen um Ausheilungs- und nicht um fortschreitende Entzündungsvorgänge handelt.

Nach neuerer Auffassung ist die chronische Pankreatitis in der Mehrzahl der Fälle als unmittelbare Folge einer vorausgegangenen akuten Pankreasnekrose anzusehen. Diese Auffassung geht vor allem auf die feingeweblichen Untersuchungen von Ferrandu und von Plauchu zurück, die alle Übergänge von akuten zu fortschreitenden chronischen Veränderungen des Organs nachweisen konnten. Auch klinisch gelang es, Übergangsbilder von der akuten zur chronischen Verlaufsform aufzudecken (Comfort, Gambil und Baggenstoss).

Eine weitere Quelle der chronischen Pankreatitis bilden *auf dem Blutwege entstandene Infektionen*, wie Mumps, Grippe und Typhus abdominalis. In den meisten Fällen kommt die bakterielle Entzündung zur Ruhe, ohne dauernde Schädigungen der Pankreasfunktion zu hinterlassen. Das trifft für die meisten der *aus der Nachbarschaft oder auf dem Lymphwege übergreifenden Entzündungsvorgänge* ebenfalls zu. Unter ihnen kann die Appendizitis eine Rolle spielen. Als Ursache kommt ferner das Eindringen infektiösen Darminhaltes in den Pankreasausführungsgang in Frage. Auf dem Boden der aufsteigenden, oft in Schüben verlaufenden *Gangentzündung* entwickelt sich häufig eine chronische Entzündung auch des Drüsengewebes. Auch Duodenalkatarrhe können vom Gang aus eine chronische Pankreatitis hervorrufen.

Von den *spezifischen Entzündungen* des Organs sind vornehmlich *Lues* und *Tuberkulose* zu nennen. Beide sind ausgesprochen selten. Die Pankreaslues tritt überwiegend connatal auf; sie kann einen Diabetes mellitus nach sich ziehen. Die Tuberkulose der Bauchspeicheldrüse geht mit uncharakteristischen Krankheitserscheinungen einher und führt nur selten zu einer vorübergehenden Glycosurie.

Eine besonders wichtige Rolle bei der Entstehung der chronischen Pankreatitis spielen *Erkrankungen der Gallenwege und Geschwüre des Magen-Darmkanals.*

Das *Gallensteinleiden* ist häufig mit chronisch-entzündlichen Veränderungen der Bauchspeicheldrüse verknüpft. Namentlich G. KATSCH hat immer wieder auf den ursächlichen Zusammenhang zwischen Cholezystopathie und chronischer Pankreatitis hingewiesen. Die Art und Weise, wie die Schädigung des Pankreas dabei zustande kommt, entspricht durchaus den Vorgängen, die für die Entstehung der akuten Pankreasnekrose in Anspruch genommen werden.

Das *penetrierende Magen- und Zwölffingerdarmgeschwür* beteiligt die Bauchspeicheldrüse vorwiegend in Form einer umschriebenen chronischen Entzündung des betroffenen Drüsenabschnittes. Zwischen Geschwürsgrund und Drüsengewebe bildet sich dabei eine dicke entzündliche Schwiele fibrösen Bindegewebes aus, die weit in das Parenchym hineinreicht. Die Schwiele wird aus pankreaseigenem Bindegewebe gebildet (CLAIRMONT, GRUBER). Mitunter ist darüber hinaus die gesamte Drüse chronisch-entzündlich verändert. Für diesen Befund sind wahrscheinlich weitere, auf dem Lymphwege oder vom Gang aus hinzugetretene Schädigungen des Organs und möglicherweise auch Stauungseinflüsse verantwortlich zu machen.

Von den nichtentzündlichen Ursachen der chronischen Pankreatitis sind außer *Gefäßkrankheiten*, wie Arteriosklersoe und — seltener — Endangiitis obliterans, namentlich Stauungszustände im Pfortadergebiet bei Lebercirrhose sowie *chronischer Alkoholismus* und andere Intoxikationen zu nennen. Die auf dieser Grundlage zustandekommenden Sklerosen des Pankreas paaren sich nicht selten mit sekundären entzündlichen Veränderungen.

Ähnliche Veränderungen des Pankreas rufen anhaltende *Sekretstauungen in den Ausführungsgängen* hervor. Infolgedessen kommt als Ursache einer chronischen Pankreatitis auch die mechanische Behinderung des Bauchspeichelabflusses durch ein in Gangnähe auftretendes Karzinom des Pankreaskopfes oder ein Papillenkarzinom in Frage.

Dieser Überblick bestätigt, daß die *primär-chronische Pankreatitis*, bei der sich keinerlei krankhafte Veränderungen an den Nachbarorganen oder an den Gefäßen finden, selten ist. Ungleich häufiger tritt die Erkrankung *sekundär* als Begleitkrankheit oder Folgeerscheinung anderer Leiden auf. Als häufigste Quelle sind zweifellos Gallenwegserkrankungen (Gallenblasen- und Gallengangsteine, rezidivierende Gallenblasenentzündungen, chronischer Gallengangsverschluß) anzusehen. Die große klinische Bedeutung dieser ursächlichen Zusammenhänge liegt in der Möglichkeit, die Entzündung der Bauchspeicheldrüse durch rechtzeitige Beseitigung des Grundleidens zum Stillstand und Rückgang bringen zu können. Das gilt in erster Linie für die einer operativen Behandlung zugänglichen ursächlichen Leiden. Besteht die Grundkrankheit dagegen fort oder wird sie operativ zu spät angegangen, dann begibt man sich leicht dieser Heilungsaussichten. Nach den vorliegenden Erfahrungen kann das Fortbestehen und Weiterschreiten der Veränderungen im Pankreas zu Schäden führen, die nicht mehr rückbildungsfähig sind und sich später unabhängig von dem Ausgangsleiden unaufhaltsam weiter entwickeln. Der Endausgang ist dann eine *Pankreasatrophie* mit völliger Verödung des Drüsengewebes und fortschreitendem Schwund auch des Inselgewebes, die unter den Zeichen des schweren Diabetes und der zunehmenden Kachexie zum Tode führt.

Es ist also ohne weiteres verständlich, daß als Spätfolge der chronischen Pankreatitis in einer gewissen Häufung *Zuckerkrankheit* beobachtet wird. Das ist nicht nur bei den rein entzündlichen, sondern erst recht bei den auf primären Gefäßveränderungen beruhenden Formen der Erkrankung der Fall, da sie fast immer fortschreitender Natur sind. Dabei ist es natürlich möglich, daß der Ausgang in Zuckerkrankheit mit einer ererbten Schwäche des Inselorgans zusammentrifft und die angeborene Minderwertigkeit des Inselgewebes auf diese Weise durch die hinzutretende Erkrankung erst zur Auswirkung gelangt.

Für die mit Zuckerstoffwechselstörungen einhergehenden erworbenen Pankreasschäden hat G. KATSCH den *Begriff des sekundären Diabetes* geprägt. Er sieht in ihm das eine Ende einer verschiedene Zwischenglieder aufweisenden Kette, deren anderes Ende die erbbedingte Krankheitsbereitschaft bildet. Diese Trennung in mehr anlagegemäße und allein oder überwiegend sekundär auftretende Diabetesfälle ist wegen der bereits erörterten, vornehmlich operativen Möglichkeiten der Vorbeugung von großer praktischer Bedeutung, sei es nun, daß den erworbenen Pankreasschäden Infektionskrankheiten, sei es, daß ihnen lokalisierte Oberbaucherkrankungen vorausgegangen sind. G. KATSCH betont vor allem die häufige ursächliche Verknüpfung des sekundären Diabetes mit Gallenleiden.

Er berichtete 1928 über ein großes Krankengut, auf Grund dessen er den Diabetes in 39,8% der Fälle als Folgeschaden einer Erkrankung der Gallenwege wahrscheinlich machen konnte. W. WÖHRMANN ermittelte einen ursächlichen Zusammenhang in 24% der von ihm untersuchten Diabetesfälle.

Diese Angaben über die Häufigkeit des Zusammentreffens beider Leiden haben im Schrifttum jedoch keine Bestätigung erhalten. So wies LANDE an dem großen Krankengut der UMBERTschen Klinik — 2100 Fälle — nach, daß Gallensteine bei Zuckerkranken nicht häufiger als bei stoffwechselgesunden Personen vorkommen, und A. TERBRÜGGEN lehnte auf Grund pathologisch-anatomischer Untersuchungen das Auftreten des Diabetes mellitus als einer zweiten Krankheit in bezug auf Gallenwegsleiden ab.

So vielfältig die Entstehungsbedingungen der chronischen Pankreatitis sind, so gleichförmig ist das Bild der *morphologischen Veränderungen* des Organs.

Makroskopisch wird eine hypertrophe Form, bei der das Pankreas verdickt und höckrig ist, von einer atrophischen, mit starker Schrumpfung des Organs einhergehenden Form unterschieden. Die Atrophie kann, braucht aber nicht die Folge des hypertrophischen Stadiums zu sein. Die stärksten Veränderungen pflegt der Kopf der Bauchspeicheldrüse aufzuweisen, der zudem am häufigsten befallen ist; mitunter findet man aber auch das ganze Organ vom Kopf bis zum Schwanz in einen derben Strang verwandelt. Häufig nimmt die Umgebung, namentlich des Pankreaskopfes, in Form schwieliger Verdickung, vor allem des Bauchfellüberzuges, und vergrößerter Lymphknoten an der Erkrankung der Bauchspeicheldrüse teil. Der verdickte und höckrige Pankreaskopf kann daher eine Geschwulst vortäuschen, zumal er sich zuweilen „eisenhart“ (RIEDEL) anfühlt. Als Unterscheidungsmerkmale werden die beim Krebs umschriebener auftretende Verhärtung des Gewebes, die weniger deutliche Läppchenabgrenzung, die Bildung derberer, miteinander verlöteter Lymphknoten und das Vorhandensein von Ascites bezeichnet.

Mikroskopisch fällt vor allem die oft außerordentlich mächtige Zunahme des bindegewebigen Gerüstes der Drüse auf. Dichte Bindegewebszüge umschließen Gefäße, Ausführungsgänge und Läppchen. Bei frischeren Entzündungsvorgängen finden sich reichlich leukozytäre Infiltrate. Die Bindegewebsvermehrung tritt nicht nur perilobulär, sondern auch interlobulär auf. Bindegewebszüge, welche die Drüsenläppchen umgeben, dringen als bindegewebige Stränge in das Innere der Läppchen ein und drängen die Azini auseinander. Mit zunehmender Sklerosierung fällt das Parenchym der Atrophie anheim. Das zugrundegegangene Drüsengewebe wird teils durch fibröses Bindegewebe, teils durch Fettgewebe ersetzt. Am längsten pflegen die LANGERHANSschen Inseln erhalten zu bleiben. Sie erscheinen vielfach sogar vergrößert. Bei der interazinösen Form der chronischen Pankreatitis aber werden mit dem Eindringen des Bindegewebes in die Azini auch die Inseln größtenteils zum Schwinden gebracht. Ein ähnliches Schicksal erfahren die Ausführungsgänge. Dadurch, daß die größeren Gangabschnitte eingescheidet und oft bis zur Verödung eingeengt werden, erweitern sich die kleineren Gänge gelegentlich bis zu kleinzystischen Bildungen. Ihr Gangepithel weist dabei meist lebhafte Wucherungen auf, die ein inselähnliches Gewebe entstehen lassen. Der Endausgang der fortschreitenden chronisch-entzündlichen Veränderungen besteht in einer hochgradigen Cirrhose und Lipomatose des Organs (Abb. 24a), von dem nur noch einige Gangabschnitte und Parenchymreste neben wenigen erhaltengebliebenen Inseln übrigbleiben.

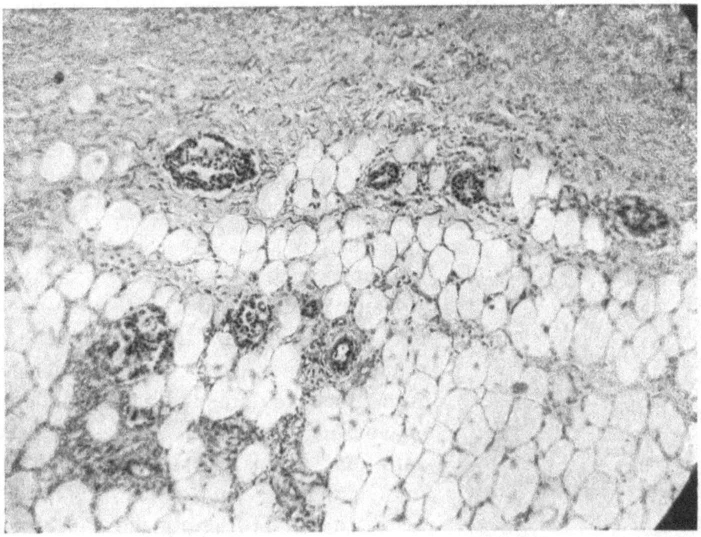

a

Abb. 24a und b.

a: Sklerose und Lipomatose des Pankreas infolge hochgradiger Sekretstauung durch ein Papillencarcinom. Im Fettgewebe und auch innerhalb des sklerotischen Gewebes noch verhältnismäßig reichlich erhaltene LANGERHANSsche Inseln. Parenchym völlig geschwunden. Stellenweise kleinzellige Infiltration und Wucherungen von Resten kleiner Ausführungsgänge. Glycosurie: 1%.

Das *klinische Bild* weist fast regelmäßig eine Überschneidung der Krankheitsäußerungen des Grundleidens mit den Krankheitszeichen auf, die der chronischen Pankreatitis zugehören. Erst bei den schon längere Zeit bestehenden, vorgeschrittenen Krankheitsfällen verdichten sich die auf das Pankreas hindeutenden Beschwerden und Störungen derart, daß an die Erkrankung gedacht werden muß. Das führende Krankheitsmerkmal stellt fast stets der anfallsweise auftretende *Schmerz* dar, vor allem der charakteristische Linksschmerz. Oftmals setzen die Beschwerden ziemlich plötzlich und

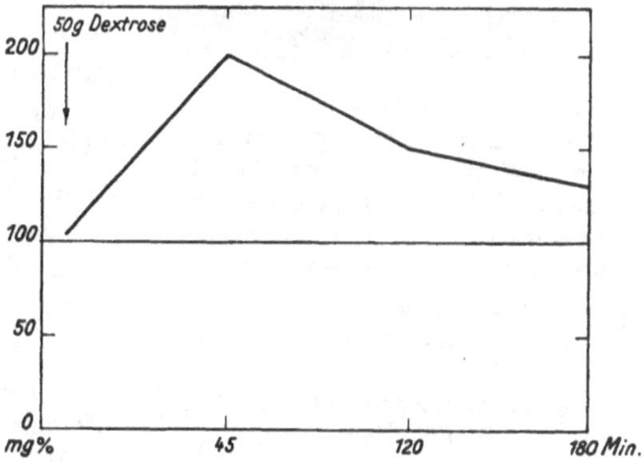

b

b: Traubenzuckerbelastungskurve des gleichen Falles. (Eigene Beobachtungen.)

ohne Vorboten im Oberbauch ein und strahlen von hier in die linke Flanke oder in das linke Schulterblatt aus. Mitunter besteht ein Zusammenhang mit der einige Stunden zurückliegenden Nahrungsaufnahme. Die Häufigkeit der Schmerzanfälle wird verschieden angegeben; auch ihre Intensität wechselt, meist sind sie leichter Natur, in anderen Fällen heftig und kolikartig.

Mit den Schmerzzuständen verbinden sich in der Regel *Darmerscheinungen*, deren Ausmaß vom Grad der Ausfallserscheinungen der äußeren Pankreassekretion abhängt. Blähungsbeschwerden und Stuhlunregelmäßigkeiten werden häufig geklagt, sind aber meist nicht kennzeichnend genug, um diagnostische Beachtung zu finden. Erst wenn die Ausnutzungsstörungen zunehmen, eine Aufblähung des Leibes hinzutritt, die Stuhlentleerungen durchfällig, die Stühle stinkend werden und ein grauweißes Aussehen annehmen, erhebt sich der Verdacht. Längeres Bestehen der Verdauungsstörungen geht mit Eßunlust, Widerwillen gegen Fleisch und Fett, mitunter auch gegen süße Speisen, üblem Aufstoßen nach dem Essen und einem unangenehmen Mundgeruch einher. Häufig ist Mundspeichelabsonderung gesteigert. Als Folge der anhaltenden Appetitlosigkeit und der ungenügenden Nahrungsausnutzung tritt allmählich eine starke Abmagerung ein, die bis zur ausgesprochenen Kachexie und Asthenie gehen kann.

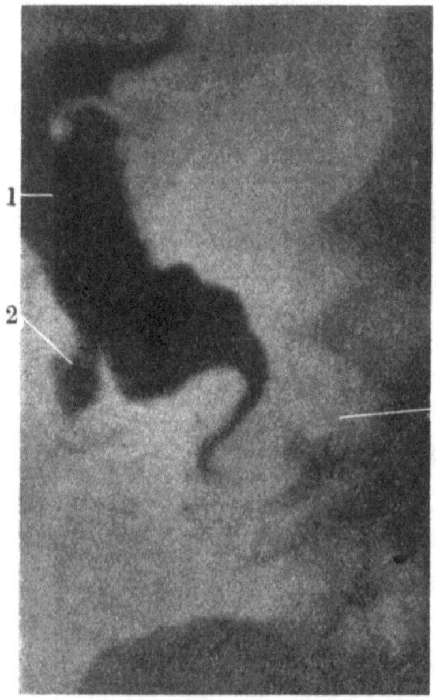

Abb. 25.
Operationscholangiographie nach Anlegung einer Choledochoduodenostomie. Choledochus infolge chronischer Pankreatitis hochgradig eingeengt, oberhalb der Stenose erweitert.

1 Choledochus.
2 Anastomose zwischen Choledochus und Duodenum.
3 Bulbus duodeni, luftgefüllt.
(Nach F. Bernhard).

Dadurch, daß häufig der Pankreaskopf allein oder wenigstens in der Hauptsache krankhaft verändert ist, kommen Druckwirkungen auf den Ductus choledochus zustande, der bei intrapankreatischem Verlauf auch durch bindegewebige Schrumpfungsvorgänge innerhalb des Pankreaskopfes eingeengt werden kann. Die Folge ist eine zunehmende Erweiterung des Gallenganges (Abb. 25) und in nicht wenigen Krankheitsfällen das Auftreten einer *Gelbsucht*. Auch der Zwölffingerdarm kann durch den verdickten und vergrößerten Pankreaskopf eine Einengung erfahren.

Infolge der großen Widerstandsfähigkeit der Langerhansschen Inseln lassen sich ausgesprochene *innersekretorische Störungen* nur bei einem Teil der Fälle nachweisen. Für diesen Nachweis sind die Zuckerbelastungsproben eine wertvolle Hilfe, da nur mitunter vorübergehend eine leichte Glycosurie auftritt. Der Endausgang der fortschreitenden Erkrankung in einen Diabetes mellitus ist, wie bereits erörtert, selten.

Bei richtiger Auswertung des klinischen Befundes und Verlaufes und unter Zuhilfenahme der funktionellen Untersuchungsverfahren ist die *Erkennung der Erkrankung* dem erfahrenen Untersucher durchaus möglich. Manchmal stehen allerdings die Störungen und Beschwerden des ursächlichen Leidens derart im Vordergrund, daß die Feinunterscheidung nicht gelingt oder an eine Pankreaserkrankung gar nicht gedacht wird. Die *Schmerzen* können ganz uncharakteristisch sein oder mehr für ein Magengeschwür oder eine Gallenwegserkrankung sprechen. Linksbetonte Schmerzausstrahlungen sind freilich immer verdächtig.

Ähnlich wie mit den Schmerzangaben des Kranken verhält es sich mit dem *Druckschmerz.* Vielfach läßt sich bei tiefem Eindrücken des Oberbauches ein ausgesprochener Schmerzpunkt im Bereich des Pankreaskopfes oder des Pankreaskörpers feststellen. Um den Druckpunkt genauer festzulegen, hat GULEKE vorgeschlagen, nach Kontrastfüllung des Magens vor dem Röntgenschirm erneut zu untersuchen. In manchen Fällen ermöglicht die Tastbarkeit des verdickten und verhärteten Organs, das als quergestellter Widerstand in der Tiefe des Leibes zu fühlen sein kann, die Diagnose. Bei leichten Formen der Erkrankung fehlt dieses Symptom jedoch, und bei korpulenten Kranken läßt die Abtastung meistens im Stich.

Sichere Hinweise können die erwähnten *Verdauungsstörungen* vermitteln. Namentlich Fettstühle sind beweiskräftig. Die begleitende *Gelbsucht* ist gleichfalls diagnostisch verwertbar, da sie im Gegensatz zum Verschlußikterus meist leicht und in wechselnder Stärke auftritt. Schwere Gelbsucht im Verein mit anderen, auf das Pankreas hindeutenden Krankheitszeichen weist dagegen auf einen Krebs des Bauchspeicheldrüsen kopfes hin.

Die *Röntgenuntersuchung* sollte nie unterlassen werden. Sie hat zunächst das Ziel, ein ursächliches Leiden festzustellen oder auszuschließen. Das gilt sowohl für das Gallensteinleiden wie für geschwürige oder narbige Veränderungen am Magen und Zwölffingerdarm. In zweiter Linie ist auf mittelbare Zeichen der vermuteten Pankreaserkrankung zu fahnden. Die Druckpunktprüfung wurde bereits erwähnt. Von Bedeutung sind ferner Formabweichungen des Zwölffingerdarms, dessen Schlinge durch die Verdickung des Pankreaskopfes entweder im ganzen gespreizt oder an der einen oder anderen Stelle eingeengt wird.

Da die chronische Pankreatitis kein dringliches Eingreifen erfordert, ist von den *Funktionsprüfungen* des Organs ausgiebig Gebrauch zu machen. Das kann in einfacher Weise durch Nahrungsbelastung geschehen. Fettreiche Mahlzeiten bei schon vorhandenem Widerwillen gegen Fett lassen die Pankreasbeschwerden häufig deutlicher hervortreten (G. KATSCH). Auch die Stuhlbeschaffenheit wird dadurch geändert und läßt infolgedessen Schlüsse zu.

Die Untersuchung des Stuhls auf Nahrungsausnutzung, tryptische Verdauung und Diastasegehalt ist nur bei positivem Ausfall verwertbar; ein negatives Ergebnis schließt einen Pankreasschaden nicht aus. Zuverlässiger und aufschlußreicher ist die Prüfung der fermentativen Kraft des Bauchspeichels, der auf Ätherreiz mit Hilfe der Duodenalsonde gewonnen wird. Bei hochgradiger *Verdauungsschwäche der Bauchspeicheldrüse* oder Verlegung des Speichelganges sind die Fermentwerte stark erniedrigt. Fermententgleisung wird ebenfalls, aber nicht regelmäßig beobachtet. Die Diastasebestimmung im Blut und im Harn ergibt nur selten erhöhte Werte. Häufige Wiederholung der Diastaseuntersuchung im Harn deckt jedoch mitunter einen plötzlichen, in der Regel rasch wieder abfallenden Anstieg auf (F. BERNHARD). Abnorm niedrige Harndiastasewerte kommen nicht nur bei Schrumpfung und Atrophie des azinösen Gewebes der Drüse, sondern auch bei verminderter Durchlässigkeit des Nierenfilters infolge Nephritis vor. Atoxylresistente Lipase im Serum ist bei chronischer Pankreatitis fast immer, häufig aber, wie BERNHARD nachwies, auch bei Gallenwegserkrankungen und Magen-Zwölffingerdarmgeschwüren vermehrt; infolgedessen besagt dieser Befund allein nicht viel.

Eine *Leistungsschwäche des Inselorganes* ist nur durch Belastung nachzuweisen. Da Glycosurie auch dann nicht regelmäßig auftritt, sind wiederholte Untersuchungen des Harns auf Zucker im Anschluß an kohlehydratreiche Mahlzeiten zu empfehlen. Genauere Aufschlüsse sind nur durch Nüchtern-Blutzuckerbestimmungen und Blutzuckerkurven nach Traubenzuckerbelastung zu gewinnen. Wie aus Abb. 24b ersichtlich, ist der Blutzuckeranstieg auf Zuckerbelastung bei der chronischen Pankreatitis steiler, der Abfall flacher als sonst, auch zeigt sich häufig eine leichte Glycosurie (JORNS.)

Differentialdiagnostisch kommt vor allem der Krebs der Bauchspeicheldrüse in Betracht. Ferner ist an die Möglichkeit des syphilitischen Ursprungs der Erkrankung zu denken. Die Pankreaslues kann in nicht zu späten Stadien der spezifischen Behandlung noch durchaus zugänglich sein.

In völlig ungeklärten Fällen mit fortbestehenden Beschwerden und zunehmendem Kräfteverfall ist der diagnostische *Probebauchschnitt* angezeigt. Aber selbst nach der Freilegung des Organs kann die Diagnose erhebliche Schwierigkeiten bereiten und zu Irrtümern Veranlassung geben. Wie erwähnt, ist die Beurteilung der tastbaren Veränderungen auch für den erfahrenen Chirurgen nicht einfach. Das geht sowohl aus persönlichen Erfahrungsberichten wie aus den weit auseinandergehenden Angaben über die Häufigkeit des Leidens hervor (GULEKE). Namentlich die Unterscheidung der chronischen Entzündung von einem Pankreaskrebs kann eine kaum zu lösende Aufgabe darstellen, wenn nicht die Herausnahme und Untersuchung einer veränderten Drüse Aufklärung bringt. Die Probeentnahme von Gewebe der Bauchspeicheldrüse zur feingewebigen Untersuchung kommt dagegen nur in Ausnahmefällen in Frage. Sie ist im allgemeinen wegen der Nachblutungsgefahr und der Möglichkeit einer sich anschließenden akuten Pankreasnekrose abzulehnen. Eingehender Revision bedürfen bei der Operation die tiefen Gallenwege und die Papilla Vateri. In dieser Hinsicht hat die Operationscholangiographie große diagnostische Fortschritte gebracht, wie F. BERNHARD u. a. gezeigt haben. Sie gibt ohne Frage den besten Aufschluß über die Veränderungen des Ductus choledochus, dessen intrapankreatischer Verlaufsabschnitt bei chronischer Pankreatitis charakteristische Abweichungen aufweist (MIRIZZI) und häufig stenosiert ist (Abb. 25).

Die *chirurgische Behandlung* der chronischen Pankreatitis, die in der weit überwiegenden Mehrzahl aller Krankheitsfälle sekundär entstanden ist, erhält ihre klare Ausrichtung durch die Ermittlung des Grundleidens; diese ist daher in jedem Falle anzustreben. Wie bereits dargelegt, pflegt die chronische Entzündung der Bauchspeicheldrüse mit der Beseitigung der ursächlichen, meist im Bereich der Gallenwege oder des Magen-Darmkanals gelegenen Störungsquellen von selbst zum Stillstand zu kommen und keine weiteren Beschwerden mehr zu machen. Deshalb ist stets, wenn das Grundleiden einer operativen Heilung zugänglich erscheint, auf die Vornahme des Eingriffes zu dringen, bevor die Veränderungen des Pankreas zu weit vorgeschritten sind und einen selbständigen Charakter angenommen haben. Aus dem gleichen Grunde ist davor zu warnen, die Behandlung der Erkrankung zu lange mit inneren Mitteln (s. u.) fortzusetzen oder alle Hoffnung auf eine Duodenalsondenkur zu setzen. Der richtige Zeitpunkt für die operativen Maßnahmen kann dadurch leicht versäumt werden.

Die fortgeschrittenen Krankheitsfälle geben erst recht eine Anzeige zur Operation ab. Anhaltende, mit dauernder Eßunlust und zunehmendem Gewichtsverlust verbundene

Beschwerden, sich steigernde und häufiger werdende Schmerzanfälle und Magen-Darmstörungen, vor allem aber das wiederholte Auftreten von Gelbsucht, sind Veranlassung genug, operativ einzugreifen. Von dieser Anzeige ist nur aus zwingenden Gründen abzugehen. Das Bestehen einer Zuckerkrankheit ist bei sachgemäßer Vorbehandlung des Kranken keine Gegenanzeige, eher ein Grund mehr, den Eingriff nicht aufzuschieben.

Die chirurgische Therapie verfolgt daher ein doppeltes Ziel: zunächst ist, wenn irgend möglich, die Quelle der Pankreaserkrankung aufzufinden und auszuschalten. Sodann sind die Veränderungen am Pankreas selbst auf den Nutzen operativer Maßnahmen hin zu untersuchen. Sie erweisen sich oft als um so notwendiger, als chronische Entzündungen der Bauchspeicheldrüse, die schon lange bestehen und eine schwere Form angenommen haben, durch die Bereinigung des ursächlichen Leidens erfahrungsgemäß nur wenig beeinflußt werden, sondern unaufhaltsam fortschreiten (N. GULEKE). Wenn man auch durch noch so weitgehende Eingriffe an der Bauchspeicheldrüse weder das verlorengegangene Gewebe ersetzen noch die stockende Bauchspeichelabsonderung wieder in Gang bringen kann, so ist es doch möglich, durch entlastende Einschnitte die Durchblutungsverhältnisse zu bessern und dadurch die fortschreitende Sklerosierung zumindest für längere Zeit aufzuhalten.

Die *Versorgung des Grundleidens* richtet sich in erster Linie gegen die Gallensteinkrankheit. Das Vorgehen im einzelnen ist von den angetroffenen Veränderungen abhängig zu machen. Finden sich lediglich Steine in der Gallenblase ohne Anhalt für eine Beteiligung der tiefen Gallenwege und liegt auch keine Gelbsucht vor, dann genügt die Herausnahme der Steingallenblase. Dabei bleibt jedoch die Frage offen, ob dieser Befund die chronische Pankreatitis hinreichend erklärt. Deshalb ist es in jedem Falle besser, den Choledochus zu eröffnen, auf Durchgängigkeit zu prüfen und vorhandene Steine zu entfernen. Ist der Choledochus erweitert, so empfiehlt es sich, eine Choledochoduodenostomie anzulegen. Die Cholezystektomie allein führt nicht immer zum Ziel. Das trifft wahrscheinlich besonders für die Fälle zu, bei denen noch andere Ursachen im Spiele sind oder die Entzündungsvorgänge im Pankreas selbständig weiterlaufen. Infolgedessen kann es noch nach Jahr und Tag zu erneuten Beschwerden und beim Befallensein des Pankreaskopfes zu Gelbsucht kommen. In Krankheitsfällen, die mit Steinen *und* Gelbsucht einhergehen, ist der Behandlungsweg klar vorgezeichnet. Die Steine müssen entfernt, die mischinfizierte Galle muß für längere Zeit oder dauernd abgeleitet werden. Die Gallenwegsdrainage bedeutet gleichzeitig eine mittelbare Entlastung der Bauchspeicheldrüse und ihres Sekretabflusses. Die früher bevorzugte äußere Drainage durch eine Gallenblasenfistel oder durch Einlegen eines T-Drains in den Ductus choledochus ist nicht rückfallsicher genug und deshalb abzulehnen. Die Anastomosierung der Gallenblase mit dem Magen oder Zwölffingerdarm läßt nach den vorliegenden Erfahrungen weniger eine von der Anastomose auf die Gallenblase übergreifende Infektion als eine Cholangitis befürchten. Vielfach ist aber auch die Entfernung der Gallenblase angezeigt. Deshalb ist es vorzuziehen, von vornherein die Cholezystektomie auszuführen und eine breite Choledochoduodenostomie anzulegen. Dadurch wird erneuten Stauungszuständen in den Gallenwegen und einer Verschlimmerung der Pankreatitis zweifellos am sichersten vorgebeugt. Die Verwendung einer versenkten Gummiprothese, wie sie u. a. DUVAL empfohlen hat, ist dabei nicht nur überflüssig, sondern geradezu nachteilig, da die häufige Verkrustung des nicht abgehenden Röhrchens erst recht eine Gallenabflußstockung nach sich zieht und dann einen zweiten Eingriff zur Entfernung der Prothese notwendig macht.

Mit Gelbsucht einhergehende Fälle, bei denen sich weder Steine in den Gallenwegen noch ein Papillenkarzinom nachweisen lasssen, erwecken stets den Verdacht auf ein Karzinom des Pankreaskopfes. Aus diesem Grunde verdient hier die Anlage einer inneren Fistel durch Verbindung der Gallenblase mit dem Magen oder Zwölffingerdarm den Vorzug, um dem Körper die Galle zu erhalten und zu verhüten, daß der Kranke an der sich wahrscheinlich nicht wieder schließenden äußeren Gallenfistel zugrunde geht.

Der begründete Verdacht, daß das Pankreasleiden durch ein Magen- oder Zwölffingerdarmgeschwür unterhalten wird, rechtfertigt an sich schon dessen operative Behandlung. Dabei erweist sich die Magenresektion nach Billroth II der Gastroenterostomie weit überlegen, da ein möglicherweise auftretendes Ulcus pepticum jejuni zu erneuten Beschwerden auch seitens des Pankreas Anlaß gibt (P. WALZEL). Eher kann man sich mit der einfachen GE begnügen, wenn, wie nicht selten, lediglich eine mechanische Einengung im Magenausgangsbereich oder im Verlauf des Zwölffingerdarmes vorliegt. Auf solche Veränderungen ist besonders zu achten, da sie ebenso wie die narbigen Verziehungen am Magen oder die Einengung des Zwölffingerdarmes auf Geschwürsgrundlage Abflußhindernisse und Entzündungsquellen für das Gangsystem der Bauchspeicheldrüse bedeuten können. Nach Beobachtungen von FINSTERER tritt infolgedessen mitunter trotz sachgemäßer Versorgung der Gallenwege erst dann eine Heilung der chronischen Pankreatitis ein, wenn die GE, die schon bei dem ersten Eingriff erforderlich gewesen wäre, nachträglich hinzugefügt wird.

Die Entscheidung, ob *Eingriffe am Pankreas* selbst vorzunehmen sind, ist von den angetroffenen Veränderungen des Organs abhängig zu machen. Als Folgezustand einer abgelaufenen akuten Pankreasnekrose oder einer eitrigen Pankreatitis finden sich zuweilen noch Resthöhlen mit angesammeltem Exsudat und Sekret. Ihre Eröffnung und Ableitung ist zur Vermeidung einer weiteren Schädigung der Drüse unbedingt angezeigt.

In anderen Fällen ist das Pankreas in ganzer Ausdehnung derart verdickt und schwielig verändert oder von derben Bindegewebsplatten umklammert, daß Kapselspaltungen, die das Drüsengewebe oft sichtbar von dem einengenden Druck der Schwielen befreien, oder sogar Einschnitte in das verhärtete Drüsengewebe zur Entlastung des schwergeschädigten Organs um so notwendiger sind, als gerade diese Kranken von besonders heftigen Schmerzen gequält werden.

PAYR und MARTINA haben über einen sehr eindrucksvollen Fall dieser Art berichtet, ebenso LÉRICHE. Auch GULEKE, BARTH, R. DOS SANTOS u. a. haben sich für dieses Vorgehen ausgesprochen, bei dem die Gefahr einer Pankreasfistel oder einer Nachblutung wegen der starken Verschwielung des Gewebes gering ist, wenn man sich bei Anlegung der Längsschnitte auf das sklerosierte Gewebe beschränkt und durch Auslassung des Pankreashalses eine Verletzung des Hauptausführungsganges vermeidet. Um sich vor dem Ausfließen von Pankreassekret in die Umgebung und damit vor dem Auftreten von Fettgewebsnekrosen und einer toxischen Peritonitis zu schützen, muß bei jeder Kapselspaltung oder Eröffnung des Drüsengewebes eine sorgfältige Tamponade erfolgen, die nicht zu früh entfernt werden darf.

Sind die Veränderungen lediglich auf den Schwanzteil des Pankreas beschränkt, dann kann auch einmal dessen Resektion in Betracht kommen. Nach ROUX läßt sich die Fortnahme der linken Hälfte der Bauchspeicheldrüse mit Hilfe des elektrischen Messers und bei sachgemäßer Versorgung des Stumpfes ohne wesentliche Schwierigkeiten und Gefahren durchführen. MALLET-GREY (1938) hat auf diese Weise vier Kranke geheilt, die ihrer starken Beschwerden wegen, doch unter Verkennung der Ursache bereits operiert worden waren. Im allgemeinen sind Eingriffe wie Exstirpation oder Resektion der erkrankten Drüsenteile jedoch als zu gefährlich und zu eingreifend abzulehnen. Für die Anlegung einer Pankreasgangfistel nach dem WITZELschen Verfahren gilt das gleiche. Die Eröffnung des Hauptausführungsganges ist nur zur Entfernung nachgewiesener Gangsteine als wahrscheinlicher Quelle der Pankreasveränderungen gerechtfertigt.

Erwähnt sei jedoch, daß MALLET-GUY sein Vorgehen, das er als „pankréatektomie gauche" bezeichnet, weiterentwickelt und 1948 bereits über 12 Kranke mit nur einem Todesfall und zwei Rückfällen berichtet hat. Selbst totale Pankreatektomien (WHIPPLE) und Duodenopankreatektomien wurden mehrfach wegen chronischer Pankreatitis ausgeführt, meist allerdings in der Annahme, daß es sich um ein Carcinom handele.

Von MALLET-GUY stammt ferner die Empfehlung der linksseitigen operativen Splanchnicusunterbrechung bei chronischer Pankreatitis; durch diesen Eingriff, den er bei 44 Kranken ausführte, konnte er fast immer Schmerzfreiheit erzielen. An Stelle der Operation kann die wiederholte Splanchnicusanästhesie herangezogen werden, um schwere Schmerzzustände zu beseitigen. Auch von der paravertebralen Novocainblockade des Brustgrenzstranges (D 4—9) wurden gute, wenn auch nicht anhaltende Erfolge gesehen (PIERI).

Alle Eingriffe, die wegen chronischer Pankreatitis ausgeführt werden, erfordern eine *Nachbehandlung*, die nach den Grundsätzen der internen Therapie leichter, die Operation nicht erheischender Krankheitsfälle zu erfolgen hat. Um das kranke Organ zu schonen und der bestehenden Nahrungsausnutzungsschwäche gerecht zu werden, sind diätetische Kostvorschriften notwendig. Die Nahrung soll vorwiegend aus Kohlehydraten und gut verträglichen Eiweißstoffen bestehen. Hinsichtlich der Fette ist dagegen Zurückhaltung am Platz, weil häufig ein Widerwille gegen Fett besteht. Um die Eiweißausnutzung zu steigern, sind die bekannten Pankreasfermentpräparate, Pankreon, Festal, Pankreasdispert usw. zu verordnen, sie sollen in nicht zu geringer Menge — 6—12 g auf die Mahlzeiten verteilt — gegeben werden. Zur Anregung der Bauchspeichelabsonderung sind Salzsäuregaben oder Azidol-Pepsin geeignet. Insulin ist nur bei nachgewiesenen Störungen der Zuckerverwertung angezeigt. Vielfach wird es auch angewandt, wenn weder eine Glycosurie noch eine Hyperglykämie vorhanden ist. Sein Nutzen in diesen Fällen ist umstritten. Atropin über längere Zeit nehmen zu lassen, hat sich namentlich bei den schmerzhaften Formen der chronischen Pankreatitis als zweckmäßig erwiesen. UMBER u. a. haben ferner die Verordnung von Jodkali oder anderen Jodpräparaten empfohlen, da sie zuweilen auch bei nicht luetischer Grundlage der Erkrankung zu anhaltenden Besserungen führen. Schwere Schmerzzustände werden durch Splanchnikusanaesthesie oder -resektion oft schlagartig behoben.

Pankreassteine

Die Kenntnis des *Steinvorkommens im Gangsystem der Bauchspeicheldrüse* reicht weit zurück. Schon R. DE GRAF (1664) teilte eine derartige Beobachtung mit. Die Erkrankung ist so selten, daß fast nur über einzelne Fälle berichtet wird. GULEKE sammelte bis 1914 aus dem gesamten Schrifttum 25 Berichte über operativ entfernte Pankreassteine, SCHMIEDEN 1927 weitere 20 Fälle, darunter 11 operierte. Leichenöffnungen in großer Zahl ergaben keine häufigeren Beobachtungen. CHIARI fand unter 10000 Sektionen nur einen Fall; VOGELEY gibt die Häufigkeit mit 0,37% an. Trotzdem ist ein etwas häufigeres Vorkommen wahrscheinlich. So beobachtete GRUBER Vorstufen der Steinbildung wesentlich öfter. Und bei den Röntgenuntersuchungen von M. LÜDIN und S. SCHEIDEGGER am Leichenpankreas waren Anzeichen einer Steinbildung in 5,5% der Fälle vorhanden. Diese Angaben stimmen mit der Ansicht der Kliniker überein, die Pankreassteine nicht für so extrem selten halten. Das öftere Auftreten von Speichelsteinen in den Ausführungsgängen der Mundspeicheldrüse spricht ebenfalls dafür. Seit die Aufmerksamkeit darauf gelenkt wurde, sind Pankreassteine auch beim Lebenden durch Röntgenuntersuchung des Magen-Darmkanals häufiger gefunden worden als nach den älteren Schrifttumsangaben anzunehmen war (Wolf und Tietze, G. Katsch, v. Pannewitz). Sie werden vorwiegend im mittleren Lebensalter beobachtet. Männer sind fünfmal so oft betroffen wie Frauen, bei denen sich auch die chronische Pankreatitis viel weniger häufig findet.

Die *Entstehung der Pankreassteine* ist umstritten. Entzündung und Sekretstauung wirken zusammen und beeinflussen sich wechselseitig. Welcher der beiden Vorgänge den ersten Anstoß gibt, läßt sich im Einzelfall kaum entscheiden. Als primär wird meist die Sialongitis pankreatica, also der steinbildende Katarrh des Ausführungsganges angesehen, der der Speichelstauung vorangeht (Oser, Albu, Möckel). Durch die Ganginfektion kommt es zu Verstopfungen der Ganglichtung mit entzündlichem Exsudat und eingedicktem Bauchspeichel. Der Speichelpfropfbildung folgt eine Ausbreitung der Entzündungsvorgänge und eine Erweiterung der gestauten Gangabschnitte. Durch die Eindickung der Pfröpfe, die Virchow bereits als „Konkretionen halbweichen Zustandes“ ansah, bahnt sich die Steinbildung an. Die begleitende und allmählich zunehmende Speichelstauung führt dabei alle Veränderungen der chronischen Pankreatitis, wie Bindegewebsvermehrung, Druckatrophien des Parenchyms und regeneratorische Knospung der kleinen Gänge herauf. Möglicherweise aber gehen der kanalikulären Entzündung auch erst Abflußhindernisse des Bauchspeichels im Mündungsgebiet der Ausführungsgänge oder in einem Gangabschnitt voraus und bereiten ihr den Weg, indem entweder fortgeleitet oder aufsteigend eine Infektion des Speichelganges hinzutritt. Für die nicht seltene Steinbildung auf dem Boden einer chronischen Pankreatitis, bei Pankreaszysten und beim Pankreaskarzinom kommt die ursächliche Verknüpfung und gegenseitige Beeinflussung von Sekretstauung, Gewebsschädigung und sekundärer Infektion wahrscheinlich in dieser Reihenfolge in Betracht. So konnte v. Pannewitz die Entstehung von Pankreassteinen bei chronischer Bauchspeicheldrüsenentzündung im Laufe mehrerer Jahre röntgenologisch verfolgen.

Wie die zeitliche Aufeinanderfolge auch sei, jedenfalls kommt *„ohne Sialongitis keine Sialolithiasis“* zustande (G. Katsch). Die Entzündung stellt nicht nur die Voraussetzung für die Gewebsveränderungen dar, sondern begünstigt offenbar die Konkrementbildung selbst, da der Bauchspeichel die Bestandteile, die dem Steinaufbau dienen, nur in geringer Menge enthält. Die eingedickten und mehrfach geschichteten Erstarrungsmassen des Bauchspeichels bilden die Grundlage für die schichtweise Anlagerung von Kalksalzen, aus denen der Stein hervorgeht. Die meisten Steine bestehen aus kohlensaurem Kalk in Verbindung mit phosphorsaurem Kalk. Reine Karbonatsteine sind ebenso selten wie der Steinaufbau aus organischer Substanz. Auch in den gelegentlich vorkommenden gemischten Steinen ist der Anteil organischer Substanzen an der Steinzusammensetzung gering. Inwieweit bei der Konkremententstehung eine abnorme Beschaffenheit des Bauchspeichels mitwirkt, ist eine noch offene Frage. Da vorwiegend Steine mit anorganischem Gerüst gebildet werden, sind sie in der Regel auch im Röntgenlicht gut zu erkennen.

Pankreassteine finden sich überwiegend im Kopfteil der Drüse, seltener im Schwanzabschnitt. Sie sind ockerfarben oder von weißgrauer bis hellgrau-rötlicher Farbe. Ihre *Form* weist große Unterschiede auf, desgleichen ihre *Größe*, die von mikroskopischer Kleinheit bis zu Walnußgröße reicht. Mitunter ist nur ein sandförmiger Niederschlag in den Gängen vorhanden. Die Steine werden nur ausnahmsweise in Einzahl gefunden, meist ist eine Vielzahl von ihnen vorhanden (Abb. 26). CARNOT zählte in einem Falle bis zu 300 Steinchen. Das Steingewicht schwankt je nach der Größe zwischen wenigen Milligramm und 60 Gramm (MÖCKEL); MONTANI fand einen Stein von 70 Gramm Gewicht. Die großen Steine haben rundliche, birnenähnliche Gestalt oder Walzenform. In größerer Zahl angetroffene Steine sind meist von rauher oder stachliger Oberfläche, selten glatt. Alle Steine weisen eine deutliche Schichtung auf.

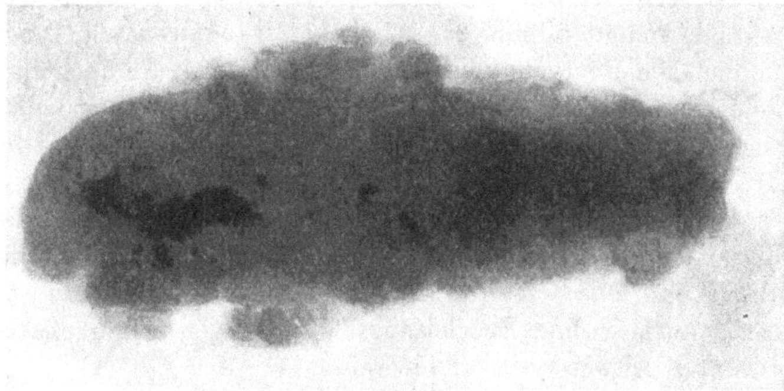

Abb. 26.
Röntgenaufnahme einer teilexstirpierten Bauchspeicheldrüse (Operationspräparat). Chronische Pankreatitis, Sialolithiasis des Pankreaskörpers (Eigene Beobachtung).

Da bei der Steinkrankheit der Bauchspeicheldrüse primäre und sekundäre Gewebsschäden ineinandergreifen, nimmt es nicht wunder, daß die *pathologisch-anatomischen Veränderungen* über die der chronischen Pankreatitis hinausgehen und ein buntes Bild zeigen. Vielfach finden sich noch nicht abgeklungene Entzündungserscheinungen. Um die Steine, die in Ausbuchtungen der Pankreasgänge liegen, bilden sich zuweilen Abszesse, die Oedem und entzündliche Vorgänge unterhalten. Auch Arrosionsblutungen kommen vor. Die Endausgänge sind dagegen einförmig. Größere Teile der Drüse veröden, das untergehende Parenchym wird teils durch Bindegewebe, teils durch Fettgewebe ersetzt. Am längsten widerstehen dem Druckschwund wiederum die Inseln. Die erhaltengebliebenen, zum Teil erweiterten Gangabschnitte zeigen Ansätze zu regeneratorischer Epithelwucherung.

Klinische Krankheitszeichen können fast ganz fehlen. Es gibt Pankreassteine, die ihrem Träger keinerlei Beschwerden machen, weil stärkere Grade der Infektion oder der Abflußstockung ausgeblieben sind. In anderen Fällen werden durch Oedem, Entzündung und Sekretstauung zeitweise sehr heftige Schmerzen ausgelöst. Mitunter treten auch richtige Steinkoliken auf. Die Schmerzen ähneln denen bei Gallensteinanfällen, strahlen aber vorwiegend nach der linken Oberbauchseite, der linken Schulter oder der linken Niere hin aus. Sie sind in der Regel von starkem Speichelfluß begleitet. *Im* Anfall kann infolge entzündlicher Anschwellung des Pankreaskopfes Gelbsucht auftreten. Die Absperrung des Pankreassekretes vom Darm führt mitunter zu Verdauungsstörungen und Fettstühlen. Glycosurien werden ebenfalls beobachtet. *Nach* den Anfällen, die einige Stunden bis Tage anhalten, kann monatelang Beschwerdefreiheit bestehen.

Der Gesamtverlauf erstreckt sich gewöhnlich über viele Jahre. Zeiten mit erheblichen Beschwerden wechseln mit fast beschwerdefreien Zeiträumen ab. Mit dem Fortschreiten der Veränderungen des Organs entwickelt sich mehr und mehr das Krankheitsbild der chronischen Pankreatitis, aber auch akute Verschlimmerungen im Sinne der Pankreasnekrose oder der Pankreatitis mit Abszeßbildung kommen im weiteren Verlauf vor.

Das Auftreten wiederholter schwerer Pankreaskoliken sollte stets an das mögliche Vorhandensein von Pankreassteinen denken lassen. Mit Sicherheit gelingt die *Erkennung* nur beim Abgang nichtfazettierter Steine im Stuhl oder durch den Nachweis der Steine im Röntgenlicht. Daß die Steine auf dem Darmwege abgehen, manchmal sogar in größerer Anzahl, kommt öfters vor. Durch häufige Anwendung des Stuhlsiebes kann man sie finden. Die Röntgenuntersuchung ist in jedem Verdachtsfalle heranzuziehen, obwohl keineswegs alle Steine zur Darstellung gebracht werden können (GLAESSNER). Die Verwechslungsmöglichkeiten mit Gallen- und Nierensteinen sowie mit verkalkten Mesenterialdrüsen sind dabei groß.

Während des Anfalles und im unmittelbaren Anschluß daran ist auf Störungen des Zuckerstoffwechsels, der Nahrungsausnutzung und auf Fermententgleisung zu achten. Fortgeschrittene Zerstörungen des Drüsengewebes gehen fast regelmäßig mit nachweisbaren Ausfalls- und Entgleisungserscheinungen einher. Sie können jedoch auch fehlen oder nur zeitweise vorhanden sein.

Die Diagnosestellung wird besonders dadurch erschwert, daß gleichzeitig ein Gallensteinleiden vorliegen und mit denen der Sialolithiasis des Pankreas sich überschneidende Krankheitsmerkmale hervorrufen kann. Das ist namentlich dann der Fall, wenn der Stein im Pankreaskopf sitzt und deshalb Schmerzen auslöst, die in der rechten Bauchseite lokalisiert werden und nach rechts in den Rücken und die Schulter ausstrahlen. Gleichartige Schmerzzustände können beim Krebs des Pankreaskopfes und bei schweren chronischen Entzündungen der Bauchspeicheldrüse ohne Konkrementbildung auftreten. Sie sind mithin in keiner Weise für das Vorhandensein von Pankreassteinen beweisend und bedürfen unbedingt der Ergänzung durch den autoptischen oder röntgenologischen Steinnachweis.

Auch bei feststehender Diagnose ist die *Anzeige zur operativen Entfernung der Pankreassteine* nur dann gegeben, wenn heftige, sich schon über Jahre hinziehende Schmerzanfälle aufgetreten sind. Hier wäre ein weiteres Zuwarten gefährlich, weil die Anwesenheit von Steinen durch Fortbestehen der Sekretstauungs- und Entzündungsvorgänge zu den ernstesten Folgen Anlaß geben kann: Ausbreitung der ursächlichen Entzündung auf weitere Drüsenabschnitte, Auftreten fermentativer Gewebsschäden und Erweichungsherde und Entwicklung eines sekundären Diabetes. Aus diesem Grunde kommt auch der Versuch einer Schmerzbeseitigung durch Splanchnikusanaesthesie oder -resektion nur ausnahmsweise in Frage.

Ruhende Pankreassteine dagegen bedürfen zunächst nicht der operativen Behandlung. Interne Maßnahmen genügen, solange weder Anzeichen einer fortschreitenden Infektion noch durch Sekretstauung bedingte Koliken bestehen. Wandelt sich aber das Krankheitsbild, dann sollte der Eingriff nicht allzulange aufgeschoben werden, damit es nicht erst zu nicht mehr ausheilungsfähigen Veränderungen des Organs kommt.

Die *operative Steinentfernung* gelingt mühelos, wenn der Stein in der freigelegten Bauchspeicheldrüse gut zu tasten ist und von einem kleinen Einschnitt aus, der am besten mit dem elektrischen Messer vorgenommen wird, herausgenommen werden kann. Die Wunde im Pankreas wird genäht oder tamponiert und neben dem Tampon ein Drain eingelegt. Da das Drüsengewebe aber häufig, namentlich in der Umgebung der Steine, verdickt und verhärtet ist, kann das Durchtasten der Konkremente sehr schwer, ja unmöglich sein. Mitunter gelingt es nur mit Hilfe von Probepunktionen und -inzisionen, auf den gesuchten Stein zu stoßen. Dabei ist trotz der Verschwielung Vorsicht und Zurückhaltung geboten, weil im Anschluß an derartige Eingriffe akute Pankreasnekrosen beobachtet wurden und außerdem stets die Entstehung einer Pankreasgangfistel möglich ist. Schwierig ist besonders das Auffinden kleiner, in der Mehrzahl vorhandener oder in verschiedenen Abschnitten des Organs gelegener Steine. Bei ihrer Entfernung ist vor allem darauf zu achten, daß keine Steinbröckel zurückgelassen werden; hinter einem größeren Gangstein, der entfernt wird, verbergen sich häufig noch zahlreiche kleinere Steine. Deshalb ist mitunter die Teilentfernung des hochgradig veränderten Organs angezeigt, wie es bei dem Kranken der Fall war, von dem Abb. 26 stammt.

Für die Herausnahme von Steinen, die im Pankreaskopf gelegen sind, ist die retroduodenale Aufsuchung durch Mobilisierung des Duodenums nach Kocher zu empfehlen. Steine im Papillenbereich können transduodenal entfernt werden.

Wie bei der chronischen Pankreatitis, so ist es auch bei diesen Operationen angebracht, gleichzeitig bestehende Gallenwegserkrankungen anzugehen, vorhandene Gallensteine zu entfernen und für eine Entlastung des großen Gallenganges durch Choledochusdrainage oder Choledochoduodenostomie zu sorgen, soweit der Allgemeinzustand des Kranken einen solchen Eingriff zuläßt. Diesen Maßnahmen kommt in vielen Fällen die Bedeutung einer kausalen Therapie zu.

Daß, wie Guleke u. a. feststellten, die Herausnahme eines oder mehrerer Pankreassteine nicht unbedingt vor Rückfällen schützt, ist bei der Art der Erkrankung nicht verwunderlich. Die *Rückfallgefahr* ist bei nicht völlig geglückter Steinentfernung besonders groß. Zahlenmäßige Angaben über die Rückfallhäufigkeit liegen freilich bei der Seltenheit des Leidens nicht vor. Im übrigen sind die Erfolge der operativen Behandlung in Ansehung der Tatsache, daß nur Kranke mit vorgeschrittenen Veränderungen der Bauchspeicheldrüse zur Operation kommen, durchaus befriedigend; auch die Sterblichkeit ist gering. Die Kranken verlieren ihre Beschwerden und erholen sich wieder. Ein Rückgang bereits eingetretener Störungen der äußeren und inneren Sekretion ist nicht regelmäßig zu erwarten, eher darf man hoffen, durch rechtzeitige Steinentfernung dem Ausgang in Zuckerkrankheit vorzubeugen.

Über *Dauererfolge* liegen bisher keine ausreichenden Angaben vor. Außer mit der Möglichkeit erneuter Steinbildung ist wohl für einen Teil der operierten Kranken damit zu rechnen, daß die schweren Veränderungen des Drüsengewebes sich trotz der Steinentfernung zwar langsam, aber unaufhaltsam verschlimmern und früher oder später zur völligen Verödung und Zerstörung des Organs führen.

Pankreaszysten

Die Chirurgie der Pankreaszysten, lange Zeit das „besterforschte Krankheitsbild der Pankreaspathologie“ (Schmieden), knüpft sich an die Namen zweier deutscher Chirurgen: Gussenbauer und Körte. Gussenbauer hat 1882 als erster eine Pankreaszyste erfolgreich operiert. Seine Mitteilung gab den Anstoß zur Beschäftigung mit den chirurgischen Pankreaserkrankungen. Auf W. Körte geht die Feststellung zurück, daß sich die echten Zysten durch eine epitheliale Wandauskleidung von den anderen zystischen Bildungen des Pankreas unterscheiden.

Von Körte stammt auch die jetzt noch gültige *Einteilung der Pankreaszysten*, deren Entstehung ganz verschiedene Grundlagen hat. Es werden Retentions-, Proliferations-, Degenerations- und Pseudozysten unterschieden. Dazu kommen die Echinococcuszysten des Pankreas, die sich vorwiegend im Kopfteil der Drüse ansiedeln.

Retentionszysten kommen durch Rückstauung des Bauchspeichels infolge Verschluß des Ausführungsganges oder Abschnürung von Drüsenteilen im Ablauf chronischer Pankreasentzündungen zustande. Schon KÖRTE unterschied zwischen Zysten des Hauptausführungsganges und multiplen Zysten der kleinen Ausführungsgänge und Drüsenendstücke. Erstere beschrieb VIRCHOW als Ranula, letztere KLEBS als Acne pankreatica. Als Abflußhindernisse werden Papillen- oder Pankreasgangsteine, Pankreaskopfkrebs und narbige Verengungen des Ausführungsganges angeschuldigt. Auffallend ist, daß die Gangunterbindung im Tierversuch zwar eine Gangerweiterung, aber keine Zystenbildung nach sich zieht. WEGELIN nimmt deshalb an, daß bei der Entstehung von Retentionszysten außer der einfachen Sekretstauung noch eine von den kleinen Ausführungsgängen ausgehende, an die Entzündung und Atrophie der Drüsenläppchen sich anschließende Epithelwucherung eine Rolle spielt. Für andere Formen multipler Pankreaszysten nimmt WEGELIN Entwicklungsstörungen als Grundlage an. Dafür spricht ihr Vorkommen bei Neugeborenen und die nicht seltene Vergesellschaftung mit Zystennieren und Zystenleber. Demnach gibt es auch ein *Zystenpankreas*, das nicht auf erworbener Abflußbehinderung, sondern auf angeborener Fehlentwicklung der Drüse beruht (Abb. 27).

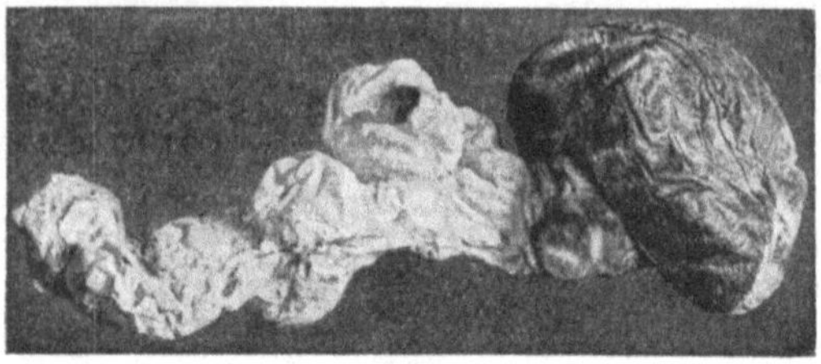

Abb. 27.
Zystenpankreas.
Rechts die Milz, links der Pankreaskopf.
(Nach WEGELIN.)

Eine gleichfalls connatale, im übrigen aber völlig andersartige Erkrankung stellt die sog. *zystische Pankreasfibrose* des Säuglings- und Kleinkindalters dar. Sie ist nur eine auffallende Teilerscheinung einer mehrere Drüsensysteme umfassenden Dysfunktion, die durch Bildung eines zähen, von dem normalen Bauchspeichel völlig abweichenden Sekretes am Pankreas zu chronischer Sekretstauung und in weiterer Folge zu Bindegewebsvermehrung, kleinzystischer Entartung des Parenchyms und lipomatöser Atrophie führt. Beim Neugeborenen kann das dadurch bedingte Fehlen des normalen Pankreassekretes eine Eindickung und Verhärtung des Kindspeches bewirken (Mekonium-Ileus). Da auch die Tracheobronchialdrüsen die gleichen Störungen aufweisen, kommt es bei Säuglingen und Kleinkindern ferner zur Entwicklung von Bronchiektasen; mitunter wird auf derselben Grundlage auch Lebercirrhose beobachtet. Dieses vielgestaltige Krankheitsbild, für das GLANZMANN die umfassendere Bezeichnung „Dysporia entero-broncho-pankreatica congenita familiaris" vorgeschlagen hat, kann bei Kenntnis der Krankheitsmerkmale sehr wohl diagnostiziert und auch therapeutisch beeinflußt werden.

Ganz anderer Natur sind die *Proliferationszysten*. Sie rechnen zu den echten Neubildungen und werden deshalb auch als *Zystadenome* bezeichnet. Neben einer ke[illegible]-zystischen Art (Abb. 28) gibt es eine großzystische Form, die durch Verschmelzung mehrerer Hohlräume zu einer einzigen Zyste zustande kommt. Die Zystadenome bevorzugen als Sitz den Pankreasschwanz und neigen ihrem Geschwulstcharakter gemäß zu fortschreitendem Wachstum. Auch Umschlag in bösartiges Wachstum kommt vor. Sie erreichen infolgedessen eine stärkere Größe als die Retentionszysten, deren Entwicklung von einer gewissen Ausdehnung an zum Stillstand zu kommen pflegt.

Diesen beiden echten Zysten, die innen von einer Lage kubischer oder zylindrischer Zellen ausgekleidet sind, stehen die „falschen Zysten" gegenüber. Die hergebrachte Trennung in Degenerationszysten und Pseudozysten ist nicht zwingend. Unter *Degenerations-*

zysten versteht man Zerfallshöhlen innerhalb der Bauchspeicheldrüse, die sich unter Mitwirkung des verdauungskräftigen Bauchspeichels in Form einer umschriebenen Pankreasnekrose entwickeln und nicht selten Pankreassequester enthalten. Blutungen und Nekrosen leiten den Vorgang ein, Selbstverdauung und Einschmelzung vollenden den Prozeß, zu dessen Entstehung Verletzungen, vom Gang aus aufsteigende oder fortgeleitete Infektionen und fermentative Schädigungen des Drüsengewebes den ersten Anstoß geben. Benachbartes, in einen Reizzustand versetztes Gewebe wird herangezogen und verstärkt die Wandung der Zerfallshöhle, die auf diese Weise in eine Zyste umgewandelt wird und sich durch den Druck des sich ansammelnden Pankreassekretes allmählich ausweitet.

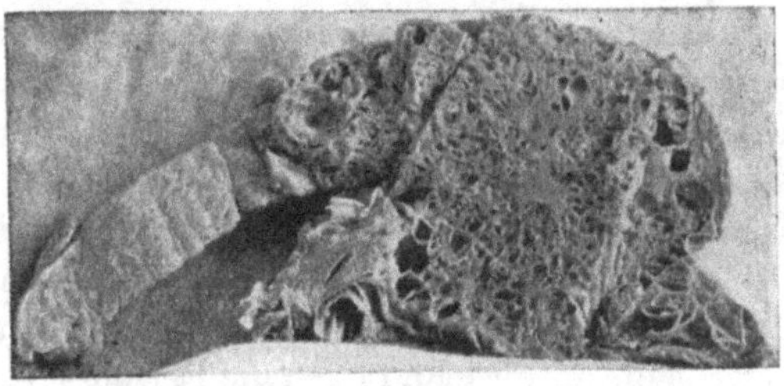

Abb. 28.
Zystadenom des Pankreas.
Rechts die zystische Geschwulst, links Körper und Schwanz des Pankreas.
(Nach WEGELIN.)

Von den Degenerationszysten unterscheiden sich die von allen Zystenbildungen des Organs am häufigsten angetroffenen *Pankreaspseudozysten* nur der Ausdehnung, nicht dem Wesen nach. Auch ihrer Entwicklung gehen vornehmlich Verletzungen oder akute Erkrankungen der Bauchspeicheldrüse voraus, die überwiegend als Zweitschäden im Gefolge des Gallensteinleidens auftreten. Die Zyste geht dabei nicht aus einem Einschmelzungsherd im Pankreas selbst, sondern aus dem begleitenden serösen Erguß hervor, der sich unter dem Bauchfellüberzug des Organs ansammelt und in die Bursa omentalis hinein vorwölbt (peripankreatische Zyste nach HONIGMANN) oder zwischen den beiden Blättern des Mesocolon transversum ausbreitet. Durch Einreißen oder Zerstörung der Pankreaskapsel kann die Bursa in die entstehende Zyste einbezogen werden, wobei es meist zu einem Verschluß des Foramen Winslowi kommt; Bauchfell und Bauchfellverklebungen grenzen den Hohlraum ab, der mithin überhaupt keinen eigentlichen Zystensack darstellt. An dieser Entstehungsweise hat also die Zerstörung des Drüsengewebes und die fermentative Einwirkung des Bauchspeichels einen wesentlich geringeren Anteil als bei dem Zustandekommen von Degenerationszysten. Infolgedessen sind die Heilungsaussichten der Pseudozysten im allgemeinen auch günstiger zu beurteilen.

Das *Vorkommen der Pseudozysten* ist mit den Fortschritten der Pankreaschirurgie seltener geworden, weil die ihnen zugrundeliegenden Erkrankungen und Verletzungen der Bauchspeicheldrüse häufiger als früher rechtzeitig operativ angegangen werden und dadurch als Entstehungsgrundlage ausscheiden. Traumatisch entstandene Pankreaszysten treten vorwiegend bei Männern im Alter von 20—50 Jahren in Erscheinung, während die übrigen Zysten hauptsächlich beim weiblichen Geschlecht beobachtet werden.

Die *Innenfläche* des zystischen Hohlraumes ist auch bei den Pseudozysten meist glatt. Sie wird stets von Bindegewebe gebildet, eine Epithelauskleidung fehlt. Häufig findet sich Pankreasgewebe in unmittelbarer Nachbarschaft der Zyste, mitunter bildet es sogar einen Teil der Wandung (GRUBER). So fand C. BLUMENSAAT bei einer traumatisch entstandenen Pseudozyste herdförmig angeordnetes, also offenbar durch das Trauma versprengtes oder mit der Blutung verschlepptes Pankreasgewebe sowie Fettgewebsnekrosen in der Zystenwand.

Der *Zysteninhalt* ist alkalisch, eiweißreich (1—3%) und fast nie hell, sondern infolge von Blutbeimengungen dunkel bis schokoladenfarben. Das spezifische Gewicht schwankt zwischen 1010 und 1028. Auch Blutungsreste in Form schwärzlicher Niederschläge finden sich gelegentlich. Die Blutungen rühren von dem ursprünglichen Trauma, dem Gewebszerfall und gelegentlich von Arrosionsblutungen her. Der Nachweis von Pankreasfermenten sichert die Diagnose Pankreaszyste, doch lassen sich nur selten alle drei Fermente in der Zystenflüssigkeit gleichzeitig nachweisen; meist finden sich nur Diastase und atoxylresistente Lipase, die beide erheblich vermehrt sein können (F. BERNHARD).

Die *Größe der Pankreaszysten* ist sehr unterschiedlich. Die kleinen, oft multiplen und vorzugsweise im Schwanzteil gelegenen Retentionszysten erreichen nur ausnahmsweise einen Durchmesser von 10—12 cm und enthalten im Höchstfall 500—600 ccm Flüssigkeit. Dagegen wachsen die Proliferations- und namentlich die Pseudozysten oft zu beträchtlicher Größe an; ihr Inhalt kann 2—3 Liter, ja 10—20 Liter betragen.

Auch die *Wachstumsgeschwindigkeit* der verschiedenen Zysten schwankt erheblich. Während sich die Retentions- und Proliferationszysten ganz allmählich im Laufe mehrerer Jahre entwickeln, führen die Pseudozysten in der Regel schon in wenigen Wochen oder Monaten zu erheblichen Verdrängungserscheinungen der benachbarten Organe. Die von C. BLUMENSAAT beschriebene, traumatisch entstandene Zyste hatte bei der 9 Wochen nach der Verletzung vorgenommenen Operation bereits „Mannskopfgröße" erlangt.

Wachstumsrichtung und -ausbreitung der Pankreaszysten ergeben sich aus den Lagebeziehungen des Pankreas zu seinen Nachbarorganen. Im wesentlichen sind es drei Räume, in die hinein sich die Zysten entwickeln; sie entsprechen den in Abb. 8 dargestellten operativen Zugangswegen zum Pankreas. Am häufigsten geht die Entwicklung in Richtung auf das Ligamentum gastrocolicum vor sich. Der Magen wird dabei nach vorn oben verdrängt, Omentum minus und Ligamentum gastrocolicum vorgewölbt und der Querdarm nach vorn unten vorgebuchtet (Abb. 29). Weniger häufig findet das Wachstum der Zysten in dem Raum zwischen Leber und Magen statt, der dadurch querdarmwärts verlagert, gelegentlich aber auch nach links verdrängt wird (Abb. 30). Nur selten entwickelt sich eine Zyste zwischen die beiden Blätter des Mesocolon, die dadurch stark auseinander gedrängt werden. Der Querdarm rückt dabei nach abwärts und verläuft je nach der Größe der Zyste entweder vor ihr oder an ihrem unteren Rande. Das ziemlich typische Verhalten von Magen und Darm gestattet in der Regel eine genaue Lagebestimmung der Pankreaszysten durch Perkussion und Röntgenuntersuchung.

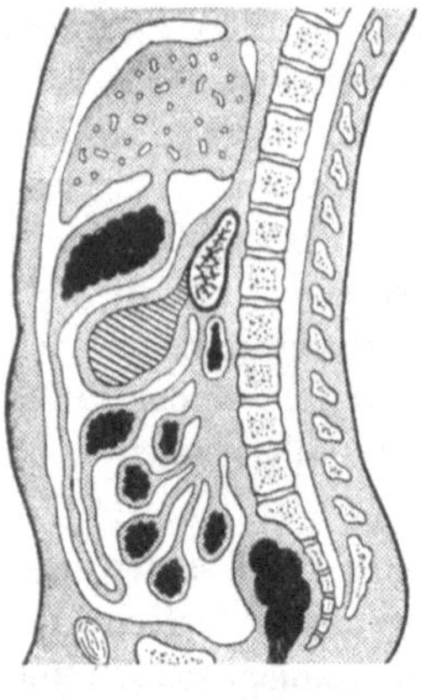

Abb. 29.
Pankreaszyste zwischen Magen und Querdarm.

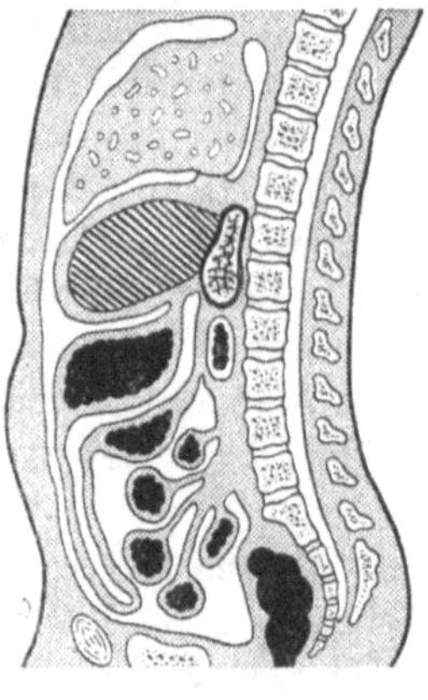

Abb. 30.
Pankreaszyste zwischen Leber und Magen.

Bemerkenswert ist der öfter zu beobachtende Wechsel der Größe oder, richtiger gesagt, der *Wechsel des Füllungszustandes* der Zysten. Durch Blutung in die Zyste kann eine Größenzunahme entstehen; häufiger wird eine Verkleinerung beobachtet, die bis zum völligen Verschwinden gehen kann. Dabei handelt es sich meist um Zysten, die ihren Sitz in der linken Pankreashälfte haben. Abgesehen von dem fast ausnahmslos tödlich ausgehenden Durchbruch in die freie Bauchhöhle kommt als Erklärung für das Verschwinden der Zyste die meist von Durchfällen begleitete Entstehung einer inneren Fistel mit dem Dünndarm oder einer Verbindung des Zystensackes mit dem Hauptausführungsgang des Pankreas in Betracht. Die Kommunikation mit dem Pankreasgang kann ventilartigen Charakter haben, so daß nur zeitweise eine Entleerung der Zyste infolge Lagewechsels oder Überdehnung der Zyste durch übermäßige Füllung eintritt. Eine Spontanheilung kommt auf diese Weise nicht zustande.

Dem Entstehungsvorgang gemäß geht dem Auftreten der meisten Pankreaszysten entweder eine traumatische oder operative Pankreasverletzung, eine akute Pankreaserkrankung oder ein schwerer Gallensteinanfall mit Beteiligung der Bauchspeicheldrüse voraus. Selbst die frühzeitige operative Versorgung des ursächlichen Leidens schließt die Entstehung einer Zyste nicht aus, wenngleich sie die Häufigkeit des Auftretens von Degenerations- und Pseudozysten zweifellos erheblich einschränkt. Erneute Krankheitserscheinungen nach vorübergehender Beschwerdefreiheit müssen daher stets an diese Nachkrankheit denken lassen.

Die ersten *Krankheitszeichen* bestehen in Störungen des Allgemeinbefindens, Eßunlust, Übelkeit, Brechneigung und Magenschmerzen, die besonders nach dem Essen oder nachts auftreten und in die linke Bauchseite oder in die linke Schulter ausstrahlen. Im weiteren Verlauf stehen die von der wachsenden Zyste ausgehenden Druck- und Verdrängungserscheinungen im Vordergrund. Die Kranken magern ab und zeigen eine grauweiße Gesichtsfarbe. Schon kleine Mahlzeiten rufen Völlegefühl hervor. Häufig wird über Blähungsbeschwerden und Verstopfung geklagt; auch Erbrechen tritt auf. Stärkere Ausnutzungsstörungen der Nahrung fehlen zumeist, nur selten stellen sich Fettstühle ein.

Die Abtastung des Leibes ergibt in der Regel eine Resistenz im Oberbauch in Form eines gut abgrenzbaren „Tumors" von prallelastischer Beschaffenheit; häufig ist Fluktuation nachweisbar. Größere Zysten wölben den Oberbauch stark vor. Je nach ihrer Lage lassen sich durch Betastung die Beziehungen der Zyste zu den benachbarten Bauchorganen klären. Die vom Schwanzteil ausgehenden Zysten weisen meist eine gewisse Verschieblichkeit auf. Große Zysten, die sich nach dem Zwerchfell zu entwickelt haben, machen sich durch Kurzatmigkeit bemerkbar. Druck auf die Pfortader führt gelegentlich zum Auftreten eines Stauungstranssudates in der Bauchhöhle. Venöse Stauung infolge Druck auf die Vena cava ruft Oedeme an den unteren Gliedmaßen hervor.

Auf Grund der Vorgeschichte und des örtlichen Befundes besteht im allgemeinen kein Zweifel an der *Diagnose*, die in den meisten Fällen schon vor der Operation gestellt oder wenigstens vermutet wird. Sitz und Ausdehnung der zystischen Geschwulst sowie deren Beziehungen zur Umgebung, die sich durch *Röntgenkontrastfüllung* des Magens und Dickdarmes mit ziemlicher Genauigkeit festlegen lassen, sprechen für das Vorliegen einer Pankreaszyste. Häufig sind auch die röntgenologisch erkennbaren Veränderungen am Zwölffingerdarm kennzeichnend: die Passage ist verlangsamt, der untere Schenkel des Duodenums infolge der Druckwirkung der Zyste auf die Flexura duodenojejunalis deutlich gestaut. Differentialdiagnostisch ist in erster Linie an intra- und retroperitoneale

Zysten anderer Herkunft zu denken. Neben Mesenterial- und Netzzysten kommen vor allem Lymph- und Dermoidzysten, ferner Echinokokkuszysten sowie Zystenbildungen der Milz und der linken Niere in Frage.

Verständlicherweise wird in Zweifelsfällen, zu denen besonders die nach abwärts in das Mesocolon transversum hinein wachsenden Pankreaszysten gehören, weil sie die genaue Lagebestimmung erschweren, immer wieder der Wunsch wach, durch Punktion der Zyste und Untersuchung des Zysteninhaltes zu einer klaren Diagnose zu gelangen. Angesichts der Gefahren aber, die damit verbunden sind und schon mehrfach durch nachträgliches Ausfließen des fermenthaltigen Zysteninhaltes in die Bauchhöhle oder durch Blutungen zum Tode geführt haben, muß mit GULEKE eindringlich von jeder *Probepunktion* durch die Bauchdecken hindurch nachdrücklichst gewarnt werden. Es kommt hinzu, daß nur der Nachweis von zwei oder drei Pankreasfermenten in der Zystenflüssigkeit verwertbar ist; das Fehlen oder Vorhandensein allein des diastasischen Fermentes hat keine genügende Beweiskraft. Infolgedessen ist es besser, von jeder Punktion abzusehen und sich mit der *Fahndung auf Störungen der äußeren und inneren Sekretion* als Ausdruck einer Pankreaserkrankung zu begnügen. Allerdings lassen diese Untersuchungen öfter im Stich. Ausfallserscheinungen sind nur bei vorgeschrittenen Veränderungen des Organs zu erwarten; Fermententgleisung wird demgemäß nur gelegentlich beobachtet. Die Diastase im Harn ist meist nicht vermehrt. Glycosurie tritt nur in etwa 5% der Fälle auf. Der Nüchternblutzucker pflegt nicht erhöht zu sein (v. REDWITZ, H. MÜLLER) und auch die Traubenzuckerbelastung versagt nach F. BERNHARD häufig.

Daß die *Behandlung der Pankreaszysten* nur eine operative sein kann, liegt auf der Hand. Mit einer Selbstheilung ist bei keiner Form der Zysten zu rechnen. Daß sich spontan eine innere Fistel mit einem Hohlorgan ausbildet und die Zyste dadurch zur Ausheilung kommt, gehört zu den größten Seltenheiten. In der Regel füllt sich auch die vorübergehend kleiner gewordene oder scheinbar verschwundene Zyste allmählich wieder und erreicht bald ihre frühere Größe.

Die Zahl der bisher bekanntgewordenen operierten Pankreaszysten ist nicht allzu groß. SCHMIEDEN stellte 1927 aus dem Schrifttum 128 Fälle zusammen. Seitdem dürfte diese Zahl auf das Doppelte angewachsen sein.

Das am meisten geübte Operationsverfahren bestand lange Zeit in der zuerst von GUSSENBAUER angewendeten *Einnähung der Zyste in die vordere Bauchwand* mit anschließender Eröffnung und Drainage. Dieser, als *Marsupialisation* bezeichnete Eingriff stellt zugleich die erste am Pankreas überhaupt ausgeführte Operation dar.

Bei ihrer Vornahme wird die Zyste durch einen Längsschnitt über ihrem Scheitelpunkt übersichtlich freigelegt und in einem Bezirk von 5 cm Durchmesser in die Bauchfellwunde eingenäht, wenn sich herausstellt, daß eine Exstirpation nicht in Frage kommt. Bei der Einnähung ist es mitunter notwendig, die Zyste zu punktieren, damit die Naht ohne Spannung und Einreißen der Zystenwand angelegt werden kann. Die gut eingenähte Zyste wird sofort eröffnet und durch Spülung vollkommen entleert. Gelöste Pankreassequester werden dabei herausgespült. An die Entleerung schließt sich die Drainage und Abdichtung der Wundränder mit Gazestreifen an. Nur wenn die Zystenwand sehr blutgefäßreich ist oder die Einnähung nicht sicher genug erscheint, wird die Eröffnung nach KÖRTEs Vorschlag erst später vorgenommen.

In den auf die Operation folgenden Tagen pflegt die Absonderung sehr beträchtlich zu sein, bald aber nachzulassen, wobei das Sekret heller wird. Um Verhaltungen und Rückfällen vorzubeugen, ist die Drainage längere Zeit zu belassen. Dabei sind möglichst weiche Drains zu verwenden, um der Gefahr von Arrosionsblutungen vorzubeugen. Jeder

Verbandwechsel hat unter aseptischen Kautelen zu erfolgen, da Infektionen des Zystensackes zu den schwersten Verwicklungen des postoperativen Verlaufes gehören.

Die GUSSENBAUERsche Operation besitzt zwar eine geringe Mortalität — nur 4% bis 5% — und bietet bei traumatischen Zysten gute Aussichten auf Dauerheilung, hat aber den großen Nachteil, daß die Fistel bei einem Teil der Fälle monate-, ja jahrelang bestehen bleibt, ohne daß eine Heilung eintritt. Da die Absonderung späterhin aus reinem Bauchspeichel besteht, pflegt die Haut mit der Zeit schwer geschädigt zu werden und der Kranke durch den ständigen Sekretverlust stark abzumagern. Die Spätausgänge solcher Fälle sind infolgedessen oft sehr ungünstig. So fand EXNER bei der Nachuntersuchung von sechs in dieser Weise operierten Kranken nur einen geheilt, während einer noch mit einer Dauerfistel lebte und die übrigen vier an Spätfolgen des Eingriffs — Nachblutung, Darmverschluß, Sekundärinfektion der Fistel — gestorben waren.

Nach monatelangem Bestehen solcher Fisteln ist es deshalb angezeigt, den Fistelkanal nach dem Vorgang von DOYEN, KEHR, MICHON u. a. herauszupräparieren und eine Verbindung zwischen diesem und dem Magen, dem Dünndarm oder der Gallenblase herzustellen. Die Anzahl der bisher in dieser Weise ausgeführten Nacheingriffe umfaßt nach einer Zusammenstellung von H. GRIESSMANN (1948) 28 Fälle.

Eine weitere und zwingende Anzeige zu erneutem operativen Eingreifen stellt das nicht ganz selten beobachtete Auftreten eines *Strang- oder Verwachsungs-Ileus* nach Zysteneinnähung dar. Auch *Rückfälle* können zu Wiederholungseingriffen Veranlassung geben, sei es, daß ein Zystadenom weiterwächst, sei es, daß sich erneut Bauchspeichel in dem entleerten, aber nicht gänzlich verödeten Zystensack ansammelt.

Der Marsupialisation gegenüber würde die *Exstirpation der Zysten* nach KÖRTEs Ausspruch zweifellos das „einzig richtige" Verfahren darstellen, wenn sie sich öfter und leichter ausführen ließe. Die Totalexstirpation ist jedoch nur bei einem Teil der echten Pankreaszysten, also noch nicht einmal bei $^1/_5$ aller auftretenden Zysten, anwendbar und zudem mit einer hohen Sterblichkeit belastet. Die häufigen Pseudozysten können überhaupt nicht im ganzen entfernt werden, weil ihnen eine eigentliche Zystenwand fehlt.

Am ehesten lassen sich gut gestielte Zysten mit eigener Wandung im ganzen ausschälen. Die Ausschälung sollte immer versucht werden, wenn es sich um Proliferationszysten, also um wirkliche und bei unvollständiger Entfernung rezidivierende Neubildungen handelt. Dabei kann mitunter der Pankreasschwanz, von dem die echten Zysten ja mit Vorliebe ausgehen, mit exstirpiert werden. Nach KERSCHNER und WALZEL ist der Eingriff in etwa 10%, nach JUDD und H. MÜLLER in 16—19% der Fälle durchführbar. Wiederholt konnte die Bauchhöhle dabei sogar ohne Drain geschlossen werden (ENDERLEN, HEYMANN u. a.). Die Sterblichkeit der Eingriffe, bei denen die Ausschälung gelingt, beträgt nach GOEBELL 12,2%.

Um das Mehrfache höher aber ist die Mortalität, wenn sich während der Operation die Unmöglichkeit der totalen Entfernung herausstellt und eine Notlösung gefunden werden muß. Nach GOEBELL sterben 55,5 dieser Kranken! Bevor an den Versuch der Exstirpation einer Pankreaszyste herangegangen wird, ist es daher unbedingt erforderlich, sich von der Durchführbarkeit des Eingriffes zu überzeugen. Die wichtige Unterscheidung, ob eine Pseudozyste oder ein Zystadenom vorliegt, wird nach KÖRTE dadurch erleichtert, daß erstere eine ganz dünne, leicht einreißende, letztere eine derbe feste Wandung besitzen. Auch die Größenunterschiede seien hier erwähnt.

Die oft unbefriedigenden Ergebnisse der Zysteneinnähung und Drainage und die auf verhältnismäßig wenige Krankheitsfälle beschränkte Durchführbarkeit der Totalexstirpation waren die Veranlassung, einen dritten Behandlungsweg zu erschließen. Seit etwa zwei Jahrzehnten wird in zunehmendem Maße eine *innere Anastomose zwischen der Zyste und einem benachbarten Hohlorgan* hergestellt. Über einzelne in dieser Weise operierte Fälle haben schon früher OMBRÉDANNE (1911), WALZEL (1917) und HAHN (1927) berichtet. Auch JEDLICKA empfahl auf Grund der guten Ergebnisse der Fisteloperationen die Einnähung des Zystenstieles oder des nicht entfernbaren Zystenrestes in den Magen oder den oberen Dünndarm als Verfahren der Wahl für die primäre Operation der nicht für die Exstirpation geeigneten Pankreaszysten. Bis jetzt dürften insgesamt 50 derartige Operationen ausgeführt worden sein, größtenteils als Ersteingriff, bei einer Minderzahl von Kranken auch als Zweiteingriff nach vorausgegangener Einnähung und Drainage der Zyste.

Das Vorgehen bezweckt die Herstellung einer breiten Verbindung zwischen dem zystischen Hohlraum und einem Hohlorgan zur dauernden, bis zur Verödung der Höhle bestehenbleibenden Ableitung des Pankreassekretes. Für die Anastomose kommen Magen, Duodenum, oberes Jejunum und Gallenblase in Betracht. Die Zweckmäßigkeit der Wahl dieses oder jenes Organs ist noch umstritten. Nach dem Vorgang von JEDLICKA und JURASZ wurde bisher am häufigsten die Verbindung mit dem Magen vorgenommen, am nächsthäufigsten die mit dem oberen Jejunum. Physiologisch gesehen erscheint die Ableitung in den Zwölffingerdarm oder den oberen Dünndarm am richtigsten. Gegen die Wahl des Magens wurden mehrfach Bedenken geäußert (KAFKA, GRIESSMANN, HELLNER), die sich auf den Übertritt des verdauungskräftigen Magensaftes in die Zyste und die damit verbundene Infektions- und Andauungsgefahr beziehen. GOLD, G. ZEHRER u. a. sahen hiervon jedoch keinerlei Nachteile. Die Wahl des Hohlorgans, das zur Anastomose herangezogen wird, ist deshalb wohl in erster Linie davon abhängig zu machen, wie sich die Anlage der Verbindung im Einzelfall am einfachsten und sichersten gestalten läßt. Da sich die Mehrzahl der Zysten in die Bursa omentalis hinein bzw. in Richtung auf das Ligamentum gastrocolicum entwickelt, wobei oft ausgedehnte Verwachsungen mit der Hinterwand des Magens oder des Zwölffingerdarmes eintreten, bietet sich die Anastomosierung mit diesen Organen, vor allem in Form der transventriculären oder transduodenalen Anastomose, häufig geradezu von selbst an. In dieser Weise läßt sich der Eingriff nach den bisher vorliegenden Erfahrungen (JURASZ, KERSCHNER, R. ERDÉLY, MASKE, ZEHRER) besonders schnell und einfach ausführen. Für das nicht transintestinale Vorgehen sind lagemäßig Magen und Jejunum meist gleich gut geeignet, während die Zyste selten so günstig zum Zwölffingerdarm gelegen ist, daß sich die Verbindung mit diesem ohne Mühe herstellen läßt. Der Zysto-Gastrostomie gegenüber hat die Verbindung der Zyste mit dem Jejunum den Nachteil des größeren Eingriffes, da hierzu die Ausschaltung der zur Anastomose vorgesehenen Jejunalschlinge notwendig ist. Den technisch schwierigsten Eingriff, der bisher auch am wenigsten oft ausgeführt wurde, stellt die Verbindung mit der Gallenblase dar. Bei diesem Eingriff ist außerdem an das Auftreten von Fermentschäden in den Gallenwegen durch Einfließen von Pankreassaft (Aktivierung durch Galle!) zu denken. WALZEL durchtrennte und unterband deshalb gleichzeitig den Zystikus, während NEUFFER im Gegenteil die Durchgängigkeit des Zystikus fordert, um des Abflusses aus der Gallenblase sicher zu sein und einer aufsteigenden Infektion der Zyste vorzubeugen.

Die *Ergebnisse der Pankreatozystanastomosen* sind sowohl in Bezug auf die Sterblichkeit als auch hinsichtlich der erzielten Dauererfolge als außerordentlich günstig zu bezeichnen. Die Zusammenstellung H. GRIESSMANNS (1948), die 31 Fälle, darunter die ersten Operationen dieser Art, umfaßt, weist nur 3 Todesfälle auf. Die Heilung erfolgt durch Schrumpfung und allmähliche Verödung des Zystensackes, wie HAAK und WALZEL bei Wiederholungseingriffen und KERSCHNER bei der Sektion eines Falles feststellen konnten. P. MÜLLER fand bei einer Leichenöffnung, die fast 7 Jahre nach Herstellung einer inneren Anastomose vorgenommen wurde, keine Spur der operierten großen Pseudozyste mehr; selbst die zwischen Zyste und Duodenum angelegte Verbindung war nicht mehr nachzuweisen. Demnach scheint die innere Anastomose bei allen Pankreaszysten, die sich nicht, wie ein Teil der echten Zysten, ohne Schwierigkeiten im ganzen entfernen lassen, das Verfahren der Wahl zu sein.

Eine Ausnahmestellung nehmen in dieser Hinsicht die verhältnismäßig selten beobachteten *Echinokokkuszysten* des Pankreas ein. Ergibt sich diese Diagnose bei einer Zystenoperation, so ist die vollständige Herausnahme der *uneröffneten* Zyste das Verfahren der Wahl. Gestielte und wenig verwachsene Zysten dieser Art lassen sich oft leicht entfernen, u. U. mitsamt dem Pankreasschwanz; zuweilen ist es auch möglich, die Mutterblase geschlossen aus der fibrösen Kapsel herauszulösen. Die zurückbleibende Kapsel braucht dann nur mit Formalinlösung ausgewaschen und vernäht zu werden. Nicht entfernbare Echinokokkuszysten werden dagegen in die Bauchwand eingenäht und erst in zweiter Zeit eröffnet und entleert. Die Einnähung muß aber sorgfältig geschehen, um eine Aussaat der Keime in der Bauchhöhle sicher zu vermeiden. Aus dem gleichen Grunde wird die Zyste *vor* der Eröffnung und Drainage durch Punktion entleert und zur Abtötung der Echinokokkuskeime für 5 Minuten mit 1%iger Formalinlösung (Dévé und Madelung) angefüllt.

Mit der Heilung der Pankreaszyste sind für den Kranken nicht alle Gefahren behoben. Außer den selten beobachteten Rückfällen, die namentlich bei echten Zysten durch Weiterwachsen der nichtentfernten Zystadenome möglich sind, droht das spätere Auftreten einer akuten Pankreasnekrose. Ferner kann eine bestehende chronische Pankreatitis fortschreiten und zu weiterer Verödung mit Ausgang in Diabetes führen. Mit dieser Möglichkeit ist stets und besonders dann zu rechnen, wenn schon vor der Operation Störungen der inneren Pankreasfunktion bestanden. Sie gehen nach den vorliegenden Erfahrungen häufig nicht zurück. Körte, Walzel u. a. haben allerdings auch über den Rückgang praeoperativer Glykosurien berichtet. Obwohl die Zuckerkrankheit als Endausgang verhältnismäßig selten zu sein scheint, denn unter den von H. Griessmann zusammengestellten 31 Krankheitsfällen trat dieses Ereignis nur einmal ein, so empfiehlt es sich doch, nach erfolgreicher operativer Behandlung einer Pankreaszyste das weitere Schicksal des geheilten Kranken zu überwachen.

Pankreasfisteln

Die systematische *Einteilung* unterscheidet äußere und innere sowie spontan und operativ-traumatisch entstandene Fisteln. Praktische Bedeutung besitzen nur die *äußeren postoperativen Pankreasfisteln.*

Zu ihrer *Entstehung* können alle Eingriffe am Pankreas und an seinen Nachbarorganen führen. Dringliche Eingriffe, die wegen Verletzungen oder akuter Erkrankungen des Organs ausgeführt werden, hinterlassen weniger häufig eine Fistel, als Operationen bei chronischen Leiden, wie Zysten und Pseudozysten, chronischer Pankreatitis und Pankreasgeschwülsten. Die Häufigkeit postoperativer Fisteln nach Eingriffen wegen akuter Pankreasnekrose wird auf 10% geschätzt. Nach Entfernung von Pankreassteinen kommen Pankreasgangfisteln seltener zur Beobachtung, häufiger dagegen nach unbeabsichtigter Verletzung des Ausführungsganges bei ausgedehnten Duodenalresektionen. In der Regel weist die vorausgegangene Tamponade oder Drainage der entstehenden Fistel den Weg. Zuweilen tritt zunächst ein abgesackter Erguß auf, dessen Durchbruch nach außen oder dessen nachträgliche Eröffnung und Ableitung die Fistelbildung nach sich zieht.

Von einer Pankreasfistel spricht man erst, wenn sich ein vom Pankreas bis zu den Bauchdecken reichender *Fistelkanal* gebildet hat und die Absonderung des Bauchspeichels über Wochen und Monate anhält. Der Fistelgang kann bis zu 20 cm lang und 1 cm weit sein; er besitzt kein wandauskleidendes Epithel.

Die meisten Fisteln schließen sich nach einigen Wochen von selbst, andere trotzen jeder Behandlung und bleiben als *Pankreasdauerfisteln* bestehen. Ihr Auftreten setzt weniger eine Behinderung des Bauchspeichelabflusses in den Zwölffingerdarm als das Erhaltensein losgelöster, das Fistelsekret hervorbringender Drüsenteile voraus. Das ist auch die Erklärung dafür, daß Pankreasfisteln häufiger nach Gangverletzungen, traumatischen Schäden und Zystenoperationen als nach akuter Pankreasnekrose oder eitriger Pankreatitis beobachtet werden, in deren Ablauf das Drüsengewebe oft weitgehend zerstört wird und die Sekretion infolge fortschreitender Vernarbung des Organs meist rasch versiegt.

Das *klinische Bild der Pankreasdauerfistel* ist durch die starke Absonderung, die schädigende Einwirkung des Fistelsekretes auf die umgebende Haut und durch den auf die Dauer nicht aufzuhaltenden Kräfteverfall des Fistelträgers gekennzeichnet. Die Stärke der Absonderung wechselt oft erheblich; an manchen Tagen kann die Saftmenge bis zu 1 Liter und mehr betragen. Sie ist in den ersten Wochen meist besonders groß, wahrscheinlich auf Grund der Beimengung entzündlichen Exsudates oder als Folge entzündlicher Reizzustände im Drüsengewebe. Von der vierten Woche an pflegt die *Absonderung* dann ziemlich gleich zu bleiben; sie ist nüchtern am geringsten, 3—4 Stunden nach der Nahrungsaufnahme am stärksten. Kohlehydratreiche Kost regt den Saftabfluß stark, Fleisch- und Fettnahrung weniger stark an. Atropin hemmt, Pilokarpin steigert die Sekretion, jedoch nur im Nüchternzustand; stärkeren Einfluß hat Salzsäure!

Das Fistelsekret ist klar oder leicht getrübt, seine Reaktion alkalisch. Zwischen Sekretmenge und Fermentkonzentration besteht keine Übereinstimmung. Auch der Gehalt an Trockensubstanz und Salzen unterliegt täglichen Schwankungen. Schon KULENKAMPFF (1882) konnte im Sekret alle drei Pankreasfermente nachweisen.

Die Andauung der Haut durch das tryptische Ferment ist je nach dem Grad der Fistelabsonderung verschieden stark und ausgedehnt. Den Kranken belästigen Hautreizungen, Durst und die ständig durchnäßten Verbände aufs schwerste; mancher von ihnen wurde dadurch zum Selbstmord getrieben.

Der *Kräftezustand* wird durch die dauernde Fistelabsonderung ebenfalls stark beeinträchtigt. Namentlich in den ersten Wochen kommt es zu allgemeiner Schwäche und starker Abmagerung. Daran trägt die ungenügende Nahrungsausnutzung jedoch die geringste Schuld. Das Fehlen verdauungskräftigen Bauchspeichels im Darm wird ja erfahrungsgemäß ohne große Nachteile vertragen, auch steht nach den Beobachtungen GULEKES u. a. fest, daß zur Erhaltung des Lebens ein verschwindend kleiner Rest der Bauchspeicheldrüse ausreicht. Allenfalls leidet die Fettverdauung, was sich gelegentlich in Fettstühlen bemerkbar macht. Der Kräfteverfall beruht auch weniger auf dem ständigen Flüssigkeitsverlust, als vielmehr auf der Verarmung des Körpers an Eiweiß und Salzen, die mit der Fistelabsonderung verbunden ist und durch die Nahrung nicht ausgeglichen wird. Bei Tieren mit kompletter äußerer Pankreasfistel wurde neben einer hochgradigen Entwässerung des Organismus eine Verarmung des Blutes an Cl, K, Na und Ca nachgewiesen (BOTTIN). Der Kochsalzmangel bewirkt eine Erhöhung des Reststickstoffes im Blut und eine chloroprive Azotaemie.

Störungen der Zuckerverwertung, die im Verlauf des Fistelzustandes auftreten, sind teils auf die ursprüngliche Erkrankung des Organs, teils auf fortschreitende Verändetungen im Sinne der Verödung des Drüsengewebes zurückzuführen. Sie erreichen selten stärkere Grade. Glykosurie wird infolgedessen fast nie gefunden, auch nicht nach kohlehydratreicher Nahrung oder Zuckerbelastung. Der Ausgang in Diabetes, wie ihn KÖRTE und EXNER nach Jahren beobachteten, gehört daher zu den Ausnahmen.

Im weiteren Verlauf drohen mancherlei *Verwicklungen*. Außer zu Arrosionsblutungen und Abszedierungen kommt es durch narbige Schrumpfung der äußeren Fistelöffnung oder durch Verstopfung des Fistelkanals mit einem abgelösten Drüsensequester häufig zu Sekretverhaltungen und in deren Auswirkung zu starken Schmerzen, Fieber, Schüttelfrösten und Aufflackern der Entzündungsvorgänge innerhalb der Drüse. Infolgedessen ist es vielfach notwendig, die Fistelöffnung stumpf oder scharf zu erweitern, um dem Sekret wieder genügenden Abfluß zu verschaffen.

An der *Diagnose* Pankreasfistel bestehen auf Grund der Vorgeschichte in der Regel keine Zweifel; sie wird durch den Nachweis der Pankreasfermente im Fistelsekret gesichert. Dagegen stößt die den Fistelverlauf klärende Kontrastdarstellung des Fistelkanals mit Jodöl oft auf Schwierigkeiten, weil der Saftstrom die Füllung des Fistelgrundes verhindert. Die Frage nach dem möglichen Zusammenhang der Fistel mit dem Hauptausführungsgang bleibt infolgedessen oft unbeantwortet. Die Fistelfüllung birgt ohne Frage auch gewisse Gefahren, die in der Richtung einer vorübergehenden Verschlimmerung der Entzündungsvorgänge liegen.

Die *Behandlung* hat vor allem dem Allgemeinzustand des Kranken und dem Verhalten der Fistel und ihrer Umgebung Rechnung zu tragen. Am günstigsten ist es, wenn das Fistelsekret stets guten Abfluß nach außen hat. Die Haut ist durch häufigen Wechsel des Verbandes und Zinköl oder Tierkohle vor der Andauung zu schützen. Um die Absonderung einzuschränken und allmählich zum Versiegen zu bringen, ist neben Flüssigkeitsentziehung (CAHN) ein Versuch mit der antidiabetischen Kost nach WOHLGEMUTH anzuraten, da kohlehydratreiche Nahrung die Pankreassekretion nachweislich steigert. Guten Erfolgen mit diesem Vorgehen stehen jedoch viele Versager gegenüber. GULEKE z. B. sah bei keinem seiner Fälle einen entscheidenden Umschwung. Man wird das Verfahren deshalb wohl heranziehen, aber wieder abbrechen, wenn nach 2 Wochen noch kein Nachlassen der Absonderung festzustellen ist; länger als 6 Wochen ist es keinesfalls fortzusetzen. Eines Versuches wert ist ferner die von KROISS angegebene Kostform, die trotz des Bauchspeichelausfalles für die Verdauung erfahrungsgemäß gut ausgenutzt wird und sich deshalb besonders für stark geschwächte Kranke eignet. Ihr Hauptbestandteil ist ein tief abgebautes Eiweiß (Erepton), das in Milchreis, Milchgrieß oder Spinat gegeben wird. Diese Kostform enthält im Gegensatz zur WOHLGEMUTH-Kost reichlich Kohlehydrate. KROISS selbst, v. HABERER u. a. erzielten mit ihr gute Erfolge; zumindesten gelang es, den Kräfteverfall aufzuhalten. Sehr zu empfehlen sind Gaben von Natrium bicarbonicum vor und nach jeder Mahlzeit, um die den Bauchspeichelfluß anregende Salzsäure des Magens zu neutralisieren. Die gleiche Absicht verfolgt der Vorschlag von ANSCHÜTZ und GRAF, die Kranken nur rektal zu ernähren. Durch Atropinverordnung wird der Fermentgehalt des Fistelsekretes verringert; auch dadurch kann die Fistelheilung angebahnt werden. Insulin wurde gleichfalls versucht; sein mitunter günstiger Einfluß ist wahrscheinlich auf das Wasserbindungsvermögen dieses Hormons zurückzuführen. Um die Nahrungsausnutzung zu steigern, sind Pankreongaben zweckmäßig. Flüssigkeitsverlust und Verdauungsschwäche werden aber am besten dadurch bekämpft, daß man den Kranken das Fistelsekret per os wieder zuführt. Das läßt sich allerdings meist nur kurze Zeit durchführen, weil der Widerwille gegen dieses Getränk zu groß ist, aber als Vorbereitung zur Operation kann die auf diese Weise erreichbare Kräftigung des Kranken von großem Wert sein.

Örtliche Maßnahmen mit dem Ziel, den Fistelgang zur Verödung zu bringen, wurden in großer Zahl angewendet. Auskratzung, Kurettage, Kauterisation des Fistelgrundes, Einspritzung adstringierender Flüssigkeiten, Anwendung BECKscher Paste u. ä. wurden versucht. Diese Verfahren sind jedoch im Erfolg sehr unsicher und außerdem nur mit großer Vorsicht anwendbar. Sie gehen nicht nur an der Ursache des Fistelzustandes vorbei, sondern beschwören die Gefahr von Verhaltungen und Blutungen herauf. Wo sie Erfolg haben, hätte sich die Fistel wahrscheinlich von selbst geschlossen; wo das nicht der Fall ist, können sie durch vorzeitigen Fistelschluß der Entstehung einer Retentionszyste Vorschub leisten und, soweit sie auf eine Verödung des Drüsengewebes abzielen, gefährden sie die Aufrechterhaltung der Funktion und ziehen unter Umständen einen Diabetes nach sich. Das gleiche ist von der Anwendung der Röntgen- und Radiumbestrahlung zu sagen, die verschiedentlich zur vorübergehenden Stillegung der äußeren Pankreassekretion empfohlen wurde (CULLEN, HAMILTON, v. REDWITZ).

Wie erwähnt, sind die dem Auftreten und Fortbestehen der Fistel zugrunde liegenden anatomischen Veränderungen in den seltensten Fällen bekannt oder, z. B. durch Kontrastdarstellung des Fistelganges, zu ermitteln. Infolgedessen sind die *Aussichten auf eine spontane Heilung der Fistel* im Einzelfall schwer zu beurteilen. Das Versiegen der Fistelabsonderung pflegt sich durch Nachlassen der Fermentbildung anzukündigen. Anhaltend starke Absonderung und unverminderter Fermentgehalt des Fistelsekretes lassen nur geringe Erwartungen auf eine Spontanheilung aufkommen. Erfahrungsgemäß schließen sich die postoperativen Pankreasfisteln zwar zu $^{9}/_{10}$ nach kürzerem oder längerem Bestehen, die meisten innerhalb von 3 Monaten, von selbst, sei es, daß die Abgangsstelle des Fistelkanales im Pankreas vernarbt, sei es, daß der ausgeschaltete Drüsenteil verödet. Beruht die Fistel jedoch auf einer primären Verletzung des Pankreasganges oder einer nachträglich entstandenen Verbindung mit dem Hauptausführungsgang der Drüse, so kommt es fast niemals zu einer Selbstheilung. Auch nach irrtümlicher Einnähung und Drainage einer echten Zyste bleibt die Heilung, wie nicht anders zu erwarten, fast immer aus.

Mit J. HOHLBAUM wird deshalb bei Fisteln, die drei Monate nach ihrem Auftreten noch unverändert fortbestehen, die *Anzeige zur operativen Beseitigung* für gegeben erachtet, um den Kranken von seinem qualvollen und gefährlichen Zustande zu erlösen und den fortschreitenden Veränderungen des Organs vorzubeugen, die zwar noch nach Jahren mit einer Fistelheilung enden können, aber die hormonale Funktion der Bauchspeicheldrüse ernstlich gefährden. Eine längere Wartezeit läßt sich um so weniger vertreten, als die *Ergebnisse des operativen Vorgehens* ausgezeichnete sind. Es besteht in der Einpflanzung des herauspräparierten und bis auf einen zentralen Stumpf resezierten Fistelganges in den Magen-Darmkanal. Dieses von DOYEN angeregte Vorgehen hat sich seit etwa 1924 auf Grund der bei Zystenoperationen gewonnenen Erfahrungen (S. 114) mehr und mehr durchgesetzt. H. KEHR hatte bereits 1904 eine derartige Verbindung mit der Gallenblase hergestellt. Je nach Lage und Verlauf der Fistel wird zur Anastomosierung die Vorder- oder Hinterwand des Magens oder eine hochgezogene, an ihrem Fußpunkt durch Enteroanastomose verbundene, oder auch eine einseitig ausgeschaltete Dünndarmschlinge benutzt. Die bisher durchgeführten Eingriffe dieser Art waren fast ausnahmslos von Erfolg gekrönt; auch anscheinend hoffnungslose Fälle konnten auf diese Weise geheilt werden. Dagegen ist die KEHR sche Vereinigung mit der Gallenblase wegen der Möglichkeit schwerer fermentativer Schädigungen der Gallenwege abzulehnen. Auch die Exstirpation des Fistelkanales ist heute trotz guter Ergebnisse in einigen Fällen mit Recht verlassen, weil die dabei notwendige Versorgung des Pankreas durch Vernähung der Abgangsstelle der Fistel technisch meist sehr schwierig ist und eine hohe Sterblichkeit besitzt.

Pankreasgeschwülste

Gutartige Geschwülste

Mit alleiniger Ausnahme des Inselzelladenoms, auf das ich später (S. 130) zurückkomme, gelangen gutartige Geschwülste der Bauchspeicheldrüse derart selten zur Beobachtung, daß ihr Vorkommen hier nur kurz erwähnt werden braucht. Neben Fibromen, Fibroadenomen und kleinzystischen Adenomen werden gelegentlich versprengte Hypernephrome, hyaline Endotheliome, Lymphangiome und Angiome angetroffen; sie wurden z. T. auch der operativen Entfernung zugeführt. Da sie nur selten eine beträchtliche Größe erreichen, lassen sie sich in der Regel leicht ausschälen. Ihre Erkennung wird mitunter dadurch leicht gemacht, daß sie durch die Bauchdecken hindurch zu tasten sind. Auch die Röntgenuntersuchung gibt zuweilen Aufschluß, während die klinischen Erscheinungen — Druckgefühl in der Magengegend und unbestimmte Schmerzen im Oberbauch — meist uncharakteristisch sind. Nur ein Fall (BIONDI) ist bekannt, bei dem ein hühnereigroßes Fibroadenom des Pankreaskopfes durch Einengung des Ductus choledochus zu leichter Gelbsucht und durch Druck auf den Ductus Wirsungianus zu Störungen der äußeren Pankreassekretion geführt hatte.

Sarkom

Das Pankreassarkom ist gleichfalls eine sehr selten vorkommende Geschwulst. Im Schrifttum finden sich nicht mehr als ein halbes Hundert Fälle verzeichnet; die wenigsten von ihnen wurden operiert. Am häufigsten scheinen noch Lymphosarkome im Pankreas aufzutreten, doch finden sich gelegentlich auch Riesenzell-, Spindelzell- und Rundzellensarkome. Sie stellen sich teils als solide, vorwiegend aber als zystische Geschwülste dar, von denen EHRLICH annahm, daß es sich um primäre Zysten mit sarkomatöser Degeneration der Wandung handele.

Die Sarkomentstehung ergreift entweder den größten Teil der Drüse, wobei Metastasen in der Regel fehlen, oder geht von einem umschriebenen Gewebsbezirk aus, von dem sie auf die Umgebung übergreift und zu Ablegern führt. Das Sarkom breitet sich vornehmlich in den bindegewebigen Septen zwischen Läppchen und Drüsenendstücken aus. Mit zunehmender Geschwulstentwicklung wird das absondernde Gewebe allmählich erdrückt. Die LANGERHANS schen Inseln widerstehen dem Druckschwund am längsten. Störungen des Zuckerstoffwechsels sind infolgedessen selten.

Unter den klinischen Erscheinungen herrscht der Schmerz vor. Auf die Bösartigkeit des meist rasch verlaufenden Leidens weisen die starke Abmagerung und der zunehmende Kräfteverfall des Kranken hin. Gelbsucht wird nur bei Befallensein des Pankreaskopfes beobachtet. Ein tastbarer Tumor wird häufig vermißt. In den vorgeschrittenen Fällen kommt es durch den Druck der wachsenden Geschwulst auf die Pfortader häufig zu

Aszites. Die Diagnose läßt sich unter Zuhilfenahme der Röntgenuntersuchung vermutungsweise stellen. Die meisten laparotomierten Kranken wurden in der Annahme operiert, daß es sich um Pankreaszysten handele. Der Operation ist ein Erfolg nur beschieden, wenn sich eine gut abgegrenzte, meist zystische Geschwulst findet, die sich unter Einschluß eines Teiles der Bauchspeicheldrüse im Gesunden entfernen läßt. So konnte TRENDELENBURG bereits im Jahre 1882 einen Tumor des Pankreasschwanzes durch Teilexstirpation des Organs entfernen, der sich histologisch als Sarkom erwies. Von sechs Kranken, die MONDOR operierte, starben drei nach dem Eingriff, zwei gingen innerhalb eines Jahres am Rezidiv zugrunde, das Schicksal des dritten konnte nicht ermittelt werden. Von Röntgenbestrahlungen wurde bisher kein Nutzen gesehen.

Karzinom

Der Krebs weist von allen Geschwülsten der Bauchspeicheldrüse die größte *Häufigkeit* auf. Nach Sektionsstatistiken (LUBARSCH, GRUBER) entfallen auf 100 Krebse 2—3 Karzinome des Pankreas. Der Pankreaskrebs kommt bei Männern fast doppelt so häufig wie bei Frauen vor und tritt vorwiegend zwischen dem 40. und 70. Lebensjahr auf. Von dem dritten Lebensjahrzehnt scheint das Vorkommen seltener als das anderer Krebserkrankungen zu sein. Vorzugsweise ist der Pankreaskopf befallen, sehr viel seltener der Körper und am seltensten der Schwanz der Bauchspeicheldrüse. Die Ursachen der Krebsentstehung sind in Dunkel gehüllt, am ehesten können die verschiedenen Formen der chronischen Pankreatitis als Grundlage angesehen werden. Zu den primären Pankreaskarzinomen gesellen sich in verhältnismäßig großer Häufigkeit Krebse, die vom Magen, Zwölffingerdarm oder den Gallenwegen auf die Bauchspeicheldrüse übergreifen.

Wegen der untrennbaren Zusammengehörigkeit von Duodenum und Pankreas, namentlich in operativ-technischer, aber auch in diagnostisch-klinischer Hinsicht, werden heute die Krebse der Bauchspeicheldrüse mit dem Krebs der Papilla Vateri und der Ampulle unter dem Begriff der *Tumoren des Duodenopankreas* zusammengefaßt. Das in diese gemeinsame Gruppe aufgenommene *Ampullenkarzinom* hat unter den an sich seltenen Krebsen des Zwölffingerdarmes das häufigste Vorkommen. Es tritt meist als Adenokarzinom, seltener als Scirrhus oder Plattenepithelkarzinom auf und führt verständlicherweise fast ausnahmslos zur Gelbsucht, die das hervorstechendste und vielfach auch das initiale Symptom darstellt. Als wichtigstes, auch differentialdiagnostisch wertvolles Zeichen gilt der Nachweis von Blut im Duodenalsaft oder okkultem Blut im Stuhl. Mitunter ist der Papillentumor auch röntgenologisch erkennbar.

Das Pankreaskarzinom erreicht im allgemeinen keine große *Ausdehnung*. Mitunter kommt es allerdings zur Entwicklung großer höckriger Geschwülste mit starker Verdrängung der Nachbarorgane, auf die der Krebs nicht selten auch übergreift. Die Geschwulst besitzt eine weißliche Farbe, fühlt sich derb und höckrig an und greift nicht selten auf die Umgebung über. Der Krebs des Pankreaskopfes entwickelt sich vorwiegend nach dem Zwölffingerdarm zu, der dadurch starke Form- und Lageveränderungen erfährt und gelegentlich in die Krebsgeschwulst einbezogen wird. Auch auf den Magen kann der Pankreaskrebs übergreifen. Als weitere Folgen der Krebsausbreitung werden Einengung und Verdrängung des Magens, Pförtnerverlegung, Einengung des Querdarmes, Druckerscheinungen seitens der lienalen und portalen Gefäße und vor allem Druck auf den Choledochus beobachtet. Durch Druck auf den Pankreasausführungsgang kommt es zur Sekretstauung und damit zu Veränderungen des Organs im Sinne einer chronischen Pankreatitis. Absiedlungen treten zunächst in den benachbarten Lymphdrüsen, bei fortschreitendem Krebswachstum in fast allen Organen, namentlich aber in der Leber auf.

In der Regel geht die Krebsentwicklung vom Epithel kleinerer Ausführungsgänge weniger häufig von Drüsenzellen und nur selten von Zellen der LANGERHANSschen Inseln aus. *Pathologisch-anatomisch* werden demgemäß verschiedene Krebsarten unterschieden. Die weitaus häufigste Krebsform ist der Scirrhus, der mit starker Bindegewebsvermehrung einhergeht und infiltrierend in das Parenchym einwächst, das dabei zugrunde geht (Abb. 31); bedeutend weniger häufig werden der Markschwamm und der Gallertkrebs beobachtet. Die gewebigen Veränderungen besitzen, namentlich makroskopisch, viel Ähnlichkeit mit denen der chronischen Pankreatitis, die sich auch in den Teilen der Drüse vorfindet, die vom Krebswachstum nicht unmittelbar ergriffen sind. Wie bei der gutartigen Pankreassklerose, so bleiben die LANGERHANSschen Inseln selbst mitten im Krebsgewebe (Abb. 32) oft lange Zeit unverändert erhalten.

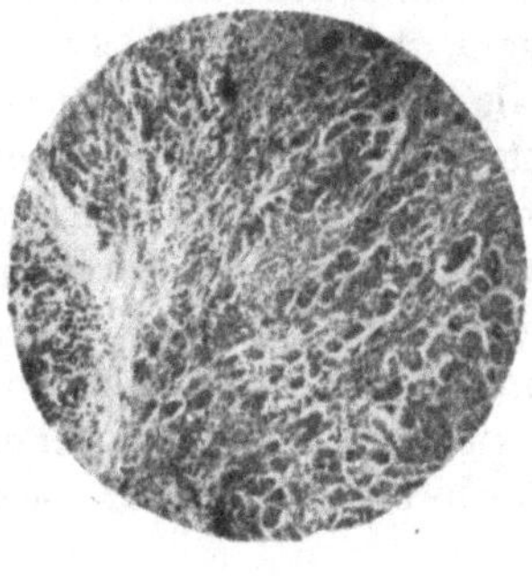

Abb. 31.
Pankreaskarzinom (Scirrhus). Infiltrierend wachsendes Krebsgewebe.

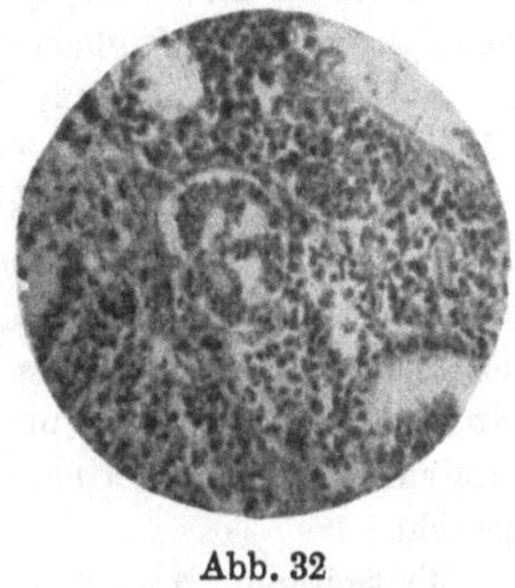

Abb. 32
Derselbe Fall wie Abbildung 31. Guterhaltene LANGERHANSsche Insel inmitten des Krebsgewebes.

Die *klinischen Krankheitserscheinungen* sind zu Beginn des Leidens sehr verschiedener Art. Alle bekannten Pankreaszeichen kommen vor. Ihr Auftreten ist von Sitz und Ausbreitung der Krebsgeschwulst abhängig. Als Vorboten machen sich oft Verdauungsstörungen bemerkbar: Eßunlust, häufige Übelkeit, gelegentliches Erbrechen. Verstopfung, begleitet von Blähungsbeschwerden, ist anfangs häufiger vorhanden als öftere Stuhlentleerung. Widerwille gegen fette Speisen wird ebenfalls manchmal angegeben. Später treten nicht selten Durchfälle auf, auch Fettstühle und Kreatorrhoe werden beobachtet. Fortbestehen und geringe Beeinflußbarkeit dieser Erscheinungen im Verein mit der in der Regel erheblichen Gewichtsabnahme der Kranken lassen meist schon vermuten, daß es sich nicht um eine einfache Verdauungsschwäche handelt. Aus den gleichen Gründen ist eher an einen Pankreaskrebs als an eine chronische Pankreatitis zu denken.

Da der Pankreaskrebs den Kopfteil des Organs bevorzugt, kann als auffälliges Krankheitszeichen schon frühzeitig *Gelbsucht* auftreten, ohne daß Koliken vorausgegangen sind. Die Gelbfärbung pflegt allmählich und stetig zuzunehmen; sie ist zuerst gelblich, später bronzefarben bis dunkelgrün. Sie ist eine Folge des Druckes, den die wachsende Geschwulst auf den Ductus choledochus ausübt, der in den meisten Fällen erst nach Verlegung des Ductus Wirsungianus zusammengedrückt wird. Erstreckt sich die Gallenstauung auch auf den Ductus zysticus, so kann das COURVOISIERsche Zeichen positiv sein, d. h. die prallgefüllte und vergrößerte Gallenblase ist deutlich zu tasten. Dieses Zeichen ist jedoch weder konstant noch untrüglich, da es bei gleichzeitigem Gallensteinleiden meist fehlt. Auch sind Gallenabflußstörung und Gelbsucht keineswegs immer ein Frühzeichen des Pankreaskopfkrebses, denn wenn sich das Karzinom zunächst an der Oberfläche des Organs oder in einiger Entfernung vom großen Gallengang entwickelt, kommt es erst spät dazu und klärt dann allerdings die bis dahin unübersichtliche Krankheitslage. Ein tastbarer Tumor des Pankreas wird, namentlich in den ersten Monaten des Leidens, oft vermißt. Später aber kann die große, höckrige und nur wenig verschiebliche Geschwulst deutlich zu tasten sein. Mitunter lassen sich nur metastatische Geschwülste in der Leber nachweisen, die trotz Gallenstauung nur mäßig vergrößert zu sein pflegt.

Während beim Kopfkrebs *Schmerzen* selten ganz fehlen, sich aber doch nur ausnahmsweise zu großer Heftigkeit steigern, stehen beim Krebs des Pankreaskörpers Schmerzzustände im Vordergrund, die als vernichtend bezeichnet werden. Sie kommen wahrscheinlich durch Druck der Geschwulst auf das Ganglion coeliacum zustande. Im Gegensatz zur akuten Pankreasnekrose werden die Schmerzausstrahlungen weniger in die linke Schulter oder Flanke als in den Rücken angegeben. Bei Sitz vor der Wirbelsäule kann die Geschwulst des Pankreaskörpers früher und deutlicher zu tasten sein als der Krebs des Kopfes oder Schwanzes. Namentlich der Schwanzkrebs entzieht sich der Palpation oft lange Zeit und bleibt um so leichter unerkannt, als er sich im allgemeinen nur langsam entwickelt und geringere Beschwerden als die Krebse des Kopfes und Körpers verursacht.

Mit weiterem *Wachstum* pflegen die Verdauungsstörungen zuzunehmen. Infolge der Absperrung des Bauchspeichels und — bei Gelbsucht — auch des Gallenzuflusses zum Darm, kommt es in Verbindung mit der krebsbedingten Entkräftung zu rapider Abmagerung und raschem Verfall des Kranken. Wegsamkeitsstörungen des Magenausganges und Zwölffingerdarmes und dadurch ausgelöstes Erbrechen tragen erst recht dazu bei. Nur selten bleibt eine oft auffallend starke sekundäre Anämie aus. Durch Druck des Krebses auf die Pfortader gesellt sich das Bild der Pfortaderstauung hinzu. Auch eine Stauung der unteren Hohlvene kann eintreten. Auf Grund dieser Begleit- und Folgeerscheinungen und der schweren Funktionsausfälle des Organs ist die Krankheitsdauer beim Pankreaskrebs für gewöhnlich wesentlich kürzer als bei anderen Krebserkrankungen; das trifft in erster Linie für das Karzinom des Pankreaskopfes zu. Die Kranken werden äußerst rasch kachektisch und sterben durchschnittlich 5—6 Monate nach dem Auftreten der ersten Krankheitszeichen. Dagegen ist der Ausgang in diabetisches Koma selten, wohl deshalb, weil es infolge des raschen Verlaufes gar nicht erst zu einer völligen Zerstörung der Bauchspeicheldrüse kommt.

Nur fortgeschrittene Krebse der Bauchspeicheldrüse lassen sich mit einiger Wahrscheinlichkeit diagnostizieren; die frühzeitige *Erkennung* ist selten möglich. Am ehesten bringt ein palpabler *Tumor* auf die richtige Fährte. Das ist jedoch meist erst bei erheblicher Ausdehnung der Krebsgeschwulst der Fall, da sich das in der Tiefe des Oberbauches entwickelnde Karzinom lange Zeit der tastenden Hand entzieht. So wiesen von 31 operierten oder sezierten, also bereits vorgeschrittenen Pankreaskrebsen, über die FUTSCHER berichtet hat, nur 12 eine tastbare Geschwulst auf. Um so wichtiger ist es deshalb, auf indirekte Zeichen der wachsenden Geschwulst, also auf Druck- und Verdrängungserscheinungen zu achten. Hierher gehören außer den Schmerzen die Wegsamkeitsstörungen und Lageveränderungen des Magens und Zwölffingerdarmes sowie die Gelbsucht.

In dieser Hinsicht kann vor allem der „*röntgendarstellbare Pankreasraum*" (HARING) wichtige Aufschlüsse geben. Am Magen zeigt sich das Bild eines „extragastralen Tumors", der beim Sitz im Pankreaskopf den Pförtnerabschnitt einengt und nach links verdrängt, während der Krebs des Pankreaskörpers häufig eine Eindellung der Magenhinterwand, der das Pankreasschwanzes eine Eindellung auf der Rückseite des Magenkörpers hervorruft. Auch am Zwölffingerdarm finden sich Verdrängungs- und Kompressionserscheinungen. Typisch ist die *Ausweitung der Duodenalschleife* durch das wachsende Pankreaskopfkarzinom (Abb. 21a). Das Duodenum umfaßt dabei den Tumor in C-Form und bildet zusammen mit dem Füllungsdefekt im Pförtnerteil des Magens eine der Ausdehnung des Kopfkrebses entsprechende, nahezu kreisförmige Aussparung. Je nach Sitz und Größe der Geschwulst kann es ferner zu einer hochgradigen *Verengerung der Pars descendens duodeni* kommen. Selbst die Gallenblase und ebenso das Colon transversum werden zuweilen verlagert. Wiederholt ist es auch gelungen, einen Pankreaskopfkrebs durch das *Pneumoperitoneum* nachzuweisen. Bei kleinen Geschwülsten ist die Röntgenuntersuchung allerdings häufig unergiebig, so daß in Verdachtsfällen Wiederholungsuntersuchungen angezeigt sind.

Die Erwartung, angesichts der diffus erfolgenden und große Abschnitte der Drüse zerstörenden Ausbreitung des Pankreaskrebses schwere Störungen der äußeren und inneren Sekretion anzutreffen, geht in den meisten Fällen fehl. Die *Nahrungsausnutzung* pflegt weniger gestört zu sein als bei der chronischen Pankreatitis. Genaue Prüfungen ergeben allerdings häufig das Fehlen von Diastase im Duodenalsaft und im Stuhl. Ungenügende Fettspaltung und mangelhafte Eiweißverdauung sind gleichfalls öfter nachweisbar und weisen zumindest auf eine Abflußstockung oder verminderte Bildung des Bauchspeichels infolge Parenchymschwund hin.

Fermentverarmung dürfte auch der Grund dafür sein, daß eine Diastaseentgleisung trotz der sicher häufigen Stauungszustände in großen oder kleineren Gangabschnitten der Bauchspeicheldrüse in der Regel vermißt wird. Wie BERNHARD nachwies, ist mit einer Diastasevermehrung nur bei Frühfällen zu rechnen; später finden sich überwiegend normale oder sogar erniedrigte Diastasewerte im Blut und im Harn. Da zeitliche Schwankungen vorkommen, empfiehlt BERNHARD mehrfach wiederholte Diastasebestimmungen an verschiedenen Tagen. Die atoxylresistente Lipase im Serum ist dagegen nach den Beobachtungen BERNHARDs fast stets vermehrt.

Die *Inselfunktion* des Pankreas wird infolge der großen Widerstandskraft des Inselgewebes lange Zeit auffallend wenig in Mitleidenschaft gezogen. Glykosurie tritt in der Regel weder spontan noch alimentär auf. Durch Zuckerbelastung läßt sich jedoch fast immer eine Leistungsschwäche des Inselorgans feststellen, einem hohen Blutzuckeranstieg folgt ein stark verzögerter Abfall sowohl bei primären wie bei sekundären Pankreaskarzinomen (WALZEL, JORNS u. a.).

Die Gesamtheit der funktionell wie der klinisch und röntgenologisch nachweisbaren Krankheitserscheinungen, insbesondere die Verdauungsstörungen, die Anämie, die rasche Abmagerung und der häufige Ikterus geben also, wenn auch nicht zu Beginn, so doch im weiteren Verlauf des Leidens zahlreiche Hinweise auf seine Natur und erleichtern damit die diagnostische *Feinunterscheidung* von anderen Erkrankungen. Von inneren Krankheiten spielt namentlich die Arteriosklerose der Bauchgefäße differentialdiagnostisch eine Rolle; anfallsweise auftretende Pankreasschmerzen werden nicht selten als „Angina abdominalis" gedeutet (G. KATSCH). Chirurgisch bereitet die Abgrenzung gegen den Magenkrebs oft Schwierigkeiten, vornehmlich dann, wenn die Magengeschwulst auf die Bauchspeicheldrüse übergegriffen hat und infolgedessen nicht mehr so gut verschieblich ist wie sonst. Schwer, ja oft unmöglich ist die Unterscheidung vom Papillenkrebs, da sich die Krankheitszeichen beider Leiden weitgehend überschneiden. Das ist auch der Fall, wenn gleichzeitig ein altes Gallensteinleiden mit Gelbsucht und sekundärer Pankreasbeteiligung vorliegt. Der chronischen Pankreatitis gegenüber, die alle Erscheinungen des Pankreaskrebses hervorrufen kann, ist der schnellere Kräfteverfall und die hochgradige Blutarmut diagnostisch verwertbar. In vielen Fällen wird die Diagnose trotz aller angestellten Erwägungen erst durch den *Probebauchschnitt* geklärt, dessen Berechtigung sich meist schon allein aus der Schwere des Krankheitsbildes ergibt.

Die *chirurgische Behandlung des Pankreaskarzinoms* ist wenig aussichtsreich. Sie kann nur dann wirklich erfolgreich sein, wenn es gelingt, die Krebsgeschwulst *vollständig* zu entfernen. Ein radikales Vorgehen ist aber nur in den seltensten Fällen möglich. Vielfach sind so ausgedehnte Verwachsungen mit der Umgebung oder bereits Leber- und Drüsenabsiedlungen vorhanden, daß an eine vollständige Herausnahme nicht mehr gedacht werden kann. Außerdem pflegt es selbst bei der Operation schwierig zu sein, die Grenzen der Krebsausdehnung im Pankreas mit Sicherheit festzustellen.

Diese Tatsache vor allem und das mit ihr zusammenhängende frühzeitige Auftreten von Rezidiven bei unvollständiger Entfernung der Krebsgeschwulst veranlaßten KÖRTE u. a., die Forderung nach der *Totalexstirpation* des krebsbefallenen Pankreas zu erheben. Aber wenn es heute auch möglich erscheint, den völligen Ausfall des Organs durch Fermentpräparate und laufende Insulingaben zu ersetzen, so bleibt es doch fraglich, ob der Verlust der ganzen Bauchspeicheldrüse auf die Dauer mit dem Leben vereinbar ist. Aus diesem Grunde kommen vorwiegend *subtotale Exstirpationen des Pankreas* beim Krebs in Betracht. Sichere Totalexstirpationen des Pankreas wurden bisher nur selten ausgeführt. Der einzig und oft angezogene Fall FRANKEs (1901) aus dem älteren Schrifttum ist in dieser Hinsicht umstritten. Dagegen enthält das amerikanische Schrifttum insgesamt 18 Fälle von totaler Pankreasexstirpation, von denen 8 den Eingriff überstanden. Über die auftretenden postoperativen Funktionsstörungen haben J. G. GRENNFIELD und J. H. SANDER eingehende Untersuchungen mitgeteilt.

Die totale Pankreatektomie wurde erstmalig von BRUNSCHWIG (1944) ausgeführt. In der Folge wurde der Eingriff nicht nur bei Pankreaskrebs, sondern auch wegen chronischer Pankreatitis und Spontanhyperglykämie vorgenommen.

Am einfachsten läßt sich der krebsig veränderte Pankreasschwanz entfernen (E. ENDERLEN u. a.). Beim Krebs des Pankreaskörpers kann je nach Sitz und Ausdehnung der Geschwulst entweder der Pankreaskopf oder der Pankreasschwanz zurückgelassen werden. So erzielte GREKOW durch eine sehr ausgedehnte Resektion, bei der nur ein 3 cm breites Stück der Drüse zurückblieb, eine 9jährige Dauerheilung. Auch Querresektionen des Pankreas wurden mehrfach erfolgreich ausgeführt (EHRHARDT, WIRSING). Nach den vorliegenden Erfahrungen gehen jedoch fast alle in dieser Weise operierten Kranken innerhalb eines Jahres an Rezidiven zugrunde.

Weitaus schwieriger gestaltet sich die *Resektion des Pankreaskopfes*, der bekanntlich am häufigsten Sitz eines Karzinoms ist. Die Fortnahme des gesamten Kopfteiles der Drüse ist nur unter teilweiser Mitentfernung des Zwölffingerdarmes möglich (Duodenopankreatektomie). Nach dem von DESJARDINS und SAUVÉ vorgeschlagenen, auf KROENLEIN zurückgehenden Operationsverfahren hat erstmalig KAUSCH 1909 ein in den Pankreaskopf eingebrochenes Papillenkarzinom radikal entfernt. KAUSCH ging dabei zweizeitig vor. Im ersten Akt legte er zur Beseitigung der bestehenden Gelbsucht eine Cholezystenterostomie an. KEHR hält demgegenüber eine möglichst weit vom Pylorus entfernt angelegte Cholezystgastrostomie für zweckmäßiger, weil dadurch der Zugang zum Duodenum beim zweiten Eingriff erleichtert wird; er riet außerdem dazu, die bei der Resektion des Duodenums notwendige hintere GE (Abb. 33a) bereits beim ersten Akt anzulegen. Der Haupteingriff, den KAUSCH 8 Wochen nach der Voroperation ausführte, soll erst nach Erholung des Kranken und Rückgang der Gelbsucht vorgenommen werden. Er beginnt mit der Mobilisierung des Zwölffingerdarms nach KOCHER. Erweist sich dabei die radikale Entfernung des Pankreaskrebses als durchführbar, so wird zunächst der Zwölffingerdarm durchtrennt und sein oraler Stumpf verschlossen. Anschließend wird der Ductus choledochus durchtrennt und unterbunden. Es folgt die quere Durchtrennung des Pankreaskopfes jenseits

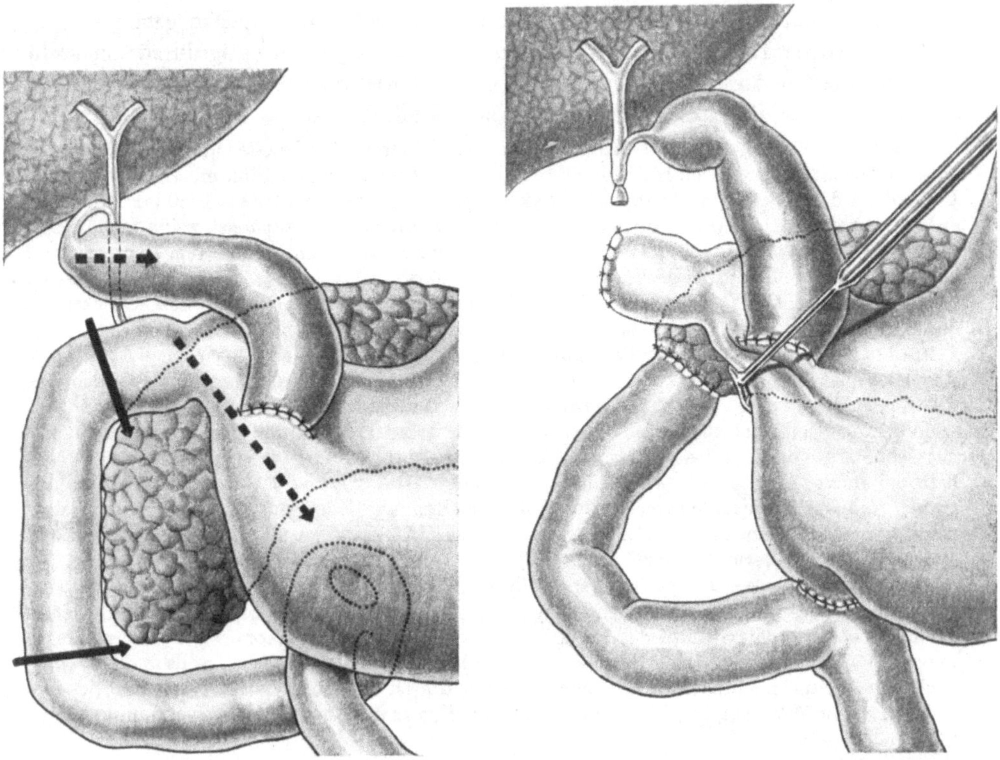

a *b*

Abb. 33a und b.

Schematische Darstellung der Duodenopankreatektomie bei Tumoren des Duodenopankreas. (Nach KAUSCH, in der Abänderung von KEHR.)

a: Anastomose zwischen Gallenblase und Magen sowie zwischen Magen und oberem Dünndarm. Pfeile: Resektionslinien.

b: Nach Resektion des Duodenopankreas. Blindverschluß des Gallenganges, des oralen Zwölffingerdarmstumpfes und Einstülpung des Pankreasrestes in den aboralen Duodenalstumpf.

des Krebssitzes mittels Schmelzschnitt. Nach Unterbindung der Arteriae gastro- und pankreatico-duodenalis läßt sich nun im Zusammenhang mit dem Pankreaskopf die Auslösung des Duodenums vornehmen, das rechts von der Arteria und Vena mesenterica superior durchtrennt wird. Den Stumpf des Pankreaskörpers stülpte KAUSCH in den aboralen Duodenalstumpf ein (Abb. 33b). Für diesen Teil des Eingriffs kann nach Verschluß des Duodenums auch eine ausgeschaltete Dünndarmschlinge benutzt werden

(Coffey, Furkiss), während das Operationsverfahren von Whipple - Parsons-Mullins, das Orator in einem Fall erfolgreich anwendete, die lumbale Drainage des möglichst in sich vernähten Pankreasstumpfes vorsieht.

Über derart ausgedehnte Teilentfernungen des Pankreas wurde bisher nur in geringer Zahl berichtet. Die primäre Sterblichkeit nach dem Eingriff ist hoch, sie beläuft sich auf rund 50%. Die überlebenden Kranken erliegen größtenteils bald ihrem Rezidiv. Dauerheilungen wurden bisher nicht erzielt. Seit etwa 10 Jahren werden jedoch aus Amerika in zunehmendem Maße Erfolge mit dem radikalen Vorgehen gemeldet (Ch. Child). Whipple führt den Eingriff neuerdings überwiegend einzeitig durch; er stellt allerdings höchste Anforderungen nicht nur an die Operationsvorbereitung und -technik, sondern auch an Schockvorbeuge und Nachbehandlung.

Das von Whipple-Parsons-Mullins für die Tumoren des Duodenopankreas 1935 entwickelte Operationsverfahren hat seitdem mannigfache Abänderungen erfahren. Eine eingehende Darstellung der operativen Technik findet sich in dem Buch von W. Hess (1950). Hier sei nur auf einige wesentliche Punkte eingegangen. Whipple verzichtete zunächst völlig auf die Ableitung des Bauchspeichels, indem er den Hauptausführungsgang unterband, den Drüsenstumpf in sich vernähte und lumbal drainierte. Nach 1942 kehrten Orr, Child, Whipple u. a. wieder zur Einpflanzung des Pankreasstumpfes in den Darmkanal zurück, um die äußere Sekretion des Organs zu erhalten. Damit standen erneut die drei Grundprobleme der alten, von Desjardins an der Leiche ausgearbeiteten und von Kausch erstmalig am Menschen ausgeführten Resektionsmethode zur Debatte, nämlich die Verbindung des Pankreaskopfes, der Gallenwege und des Magenstumpfes mit dem Darmkanal. Jede dieser Aufgaben ist technisch in der verschiedensten Weise gelöst worden. Heute wird zur Wiedervereinigung des Pankreasstumpfes mit dem Darm vorzugsweise die Einnähung allein des Ausführungsganges in das Jejunum oberhalb der entweder ante- oder retrocolisch angelegten GE angewendet. Die Gallenableitung geschieht nicht mehr wie früher durch Cholezysto-, sondern durch Choledochoenterostomie. Weitere Modifikationen, deren Zahl v. Redwitz auf 68 beziffert, ergeben sich aus der Art der Anastomosen (termino-terminal, termino-lateral).

In ganz anderer Weise ging in einem Falle A. Senff erfolgreich vor: er resezierte den karzinomatösen Pankreaskopf unter Schonung der Art. gastro-duodenalis und Erhaltung des Duodenums, vernähte den Stumpf des Pankreaskörpers in sich und anastomosierte den zuvor gekappten Pankreasschwanz nach Herausnahme der Milz und Einlegen eines Drains in das aborale Ende des Ductus pankreaticus mit einer ausgeschalteten Jejunumschlinge End zu End. Bei Erscheinen der Mitteilung, 4 Jahre nach dem Eingriff, war die Kranke noch gesund und arbeitsfähig.

Insgesamt wurden seit 1935 rund 200 Duodenopankreatektomien ausgeführt; W. Hess hat sie zusammengestellt. Whipple selbst berichtete bereits 1942 über 64, Orr 1944 über 39 eigene Fälle. Die Sterblichkeit konnte trotz des immer häufiger ausgeführten einzeitigen Vorgehens von etwa 50% auf durchschnittlich 30% gesenkt werden. Einzelne Autoren (Brunschwig, Child, Waugh) geben noch weit niedrigere Zahlen an. Dauerheilungen sind jedoch bisher kaum bekanntgeworden.

Es bleibt noch übrig, die Möglichkeit *palliativer Eingriffe* zu erörtern. Der weitaus größte Teil der Pankreaskrebse gelangt erst in einem weit vorgeschritttenen Stadium zur Behandlung. Ein radikales Vorgehen ist infolgedessen nicht mehr möglich. Sehr häufig hat der Krebs bereits auf die Nachbarorgane übergegriffen oder Absiedlungen in den Lymphdrüsen und namentlich in der Leber gesetzt. Dazu kommt der frühzeitige körperliche Verfall der meisten Kranken und die bei vorhandenem Ikterus stets bestehende Blutungsgefahr. Aus diesen Gründen erhebt sich die Frage, ob unter den genannten Voraussetzungen überhaupt noch ein Eingriff im Sinne palliativer Maßnahmen gerechtfertigt ist.

Als solche kommt einmal die *Entlastung der Gallenwege* durch eine Verbindung der erhaltenen, häufig vergrößerten und gestauten Gallenblase mit dem Magen oder, falls auch die Gallenblase krankhaft verändert ist, des Ductus choledochus mit dem Zwölffingerdarm in Frage. Von der Anlegung einer äußeren Gallenblasenfistel ist man dagegen völlig abgekommen. Bei Behinderung der Magen-Darmpassage durch die Krebsgeschwulst ist ferner die Anlage einer *Gastroenterostomie* angezeigt. Namentlich die Einengung des absteigenden Zwölffingerdarmes wird beim Pankreaskopfkrebs öfter — in etwa 10% der Fälle — angetroffen und sollte deshalb nach Möglichkeit schon vor dem Entschluß zum operativen Eingreifen durch genaue Röntgenkontrolle des Magens und Zwölffingerdarms festgestellt oder ausgeschlossen werden.

Im Gegensatz zu dem ablehnenden Standpunkt einzelner Autoren vertritt die Mehrzahl der Chirurgen die Auffassung, den bedauernswerten Kranken die Vorteile entlastender Eingriffe nicht vorzuenthalten, selbst wenn sie nur einen kurzen Aufschub bedeuten. Im Durchschnitt wird das Leben der Kranken durch palliative Operationen zwar nur um wenige Monate verlängert, aber doch fast immer wesentlich erträglicher gestaltet. In nicht wenigen Krankheitsfällen wurden sogar wesentliche Besserungen mit nahezu völliger Beschwerdefreiheit für die Dauer von zwei und mehr Jahren erzielt. Das Vorhandensein einer Gelbsucht rechtfertigt daher wohl stets die Herstellung einer Verbindung zwischen den Gallenwegen und dem Magen-Darmkanal. Die operative Sterblichkeit bei diesen Eingriffen beträgt bei Durchführung in örtlicher Betäubung nur etwa 10%. Der Gedanke an einen Behelfseingriff sollte auch deshalb nicht von vornherein der Ablehnung verfallen, weil mitunter gar kein Krebs, sondern nur eine chronische Pankreatitis vorliegt, bei der die Heilungsaussichten natürlich wesentlich günstiger liegen.

Besonderer Wert ist auf die *Nachbehandlung* zu legen. Die Kachexie der Kranken beruht nur zum Teil auf dem Krebsleiden; zum Teil ist sie durch die Ausfallserscheinungen der äußeren Pankreassekretion bedingt und daher durch medikamentöse und diätetische Maßnahmen bis zu einem gewissen Grade besserungsfähig und beeinflußbar. Zuckerstoffwechselstörungen werden besser durch Insulingaben als durch eine Einschränkung der Kohlehydrate in der Kost behandelt, um den Kranken bei Kräften zu halten. Bei fortbestehenden heftigen Schmerzen sind Opiate dem Kranken um so weniger vorzuenthalten, als eine Suchtgefahr bei dem zumeist raschen Verlauf des Leidens kaum besteht.

Krankheiten des Hormonorgans

Die Zuckerkrankheit (Hypoinsulinismus)

Ansätze zu einer chirurgisch-operativen Behandlung der Zuckerkrankheit gibt es schon lange. Sie gehen davon aus, daß der pankreatogene Diabetes mellitus auf einer angeborenen oder erworbenen Leistungsschwäche des Inselorgans beruht, die durch eine funktionelle Minderwertigkeit der Inseln meist im Verein mit einer zahlenmäßigen Verminderung der LANGERHANSschen Inseln bedingt ist.

Versuche, den Inselausfall durch *freie Verpflanzung von Pankreasgewebe* wettzumachen, schlugen fehl. Das überpflanzte Drüsengewebe wird durch seine eigenen Fermente zerstört. Selbst die Transplantation von Pankreasgewebe, dessen exkretorischer Anteil durch vorausgegangene Ausführungsgangunterbindung zum Schwinden gebracht ist, dessen Inseln aber erhalten sind, erweist sich im Tierversuch als unzureichend; das überpflanzte Inselgewebe widersteht der eintretenden Sklerosierung nur wenige Monate (Jorns).

Aussichtsreicher erschien die *Verpflanzung von Inseladenomgewebe*. Der Gedanke lag um so näher, als Zuckerkrankheit und Zuckermangelkrankheit genau entgegengesetzte Krankheitsbilder darstellen. Die Zuckerkrankheit beruht auf einem Hypoinsulinismus, die Zuckermangelkrankheit auf einem organischen Hyperinsulinismus, dem eine fast ausschließlich aus insulinbereitenden B-Zellen aufgebaute Inselzellgeschwulst zugrunde liegt (S. 130). Verpflanztes Adenomgewebe müßte deshalb, wenigstens theoretisch, geeignet sein, die ungenügende Insulinbildung des Diabetikerpankreas wenigstens bis zu einem gewissen Grade auszugleichen. Auffallenderweise sind bisher aber alle Versuche in dieser Richtung fehlgeschlagen. An der Gießener Chirurgischen Klinik (F. Bernhard) wurde in zwei Fällen Adenomgewebe auf blutgruppengleiche Diabetiker übertragen; ein anhaltender Erfolg blieb jedoch, wie bei den von anderen Chirurgen operierten Kranken, aus (Becher).

Die in Gangunterbindungsversuchen am Tier beobachteten Veränderungen der Bauchspeicheldrüse bildeten die Grundlage des weiteren Vorschlages, die Zuckerkrankheit des Menschen durch Unterbindung des Hauptausführungsganges oder durch *Teilabschnürung des Pankreas* günstig zu beeinflussen. Bekanntlich führt die Rückstauung des Bauchspeichels nach Verlegung seines Abflusses in den Darm nicht nur zur Verödung des absondernden Drüsengewebes, sondern auch zu einer Vergrößerung und Vermehrung der Inseln durch regeneratorische Neubildung von Inselgewebe (G. Herxheimer, Moldenhauer, Ssobolew, Pende, Clark u. a.). Strittig war lange Zeit nur die Frage der Herkunft des neugebildeten Inselgewebes. Sie ist heute wohl zugunsten des Epithels der kleinen Ausführungsgänge und der zentroazinären Zellen entschieden. Sehr bald tauchte die weitere Frage auf, ob mit der Hyperplasie der Inseln ein entsprechender Hyperinsulinismus verbunden ist. Herxheimer und Carpentier bestimmten den Insulingehalt des gangunterbundenen Pankreas beim Huhn und fanden ihn bis zum Fünffachen vermehrt. Auch Funktionsprüfungen und Belastungsproben nach Ausführungsgangunterbindung wurden bei Tieren in ausgedehntem Maße angestellt. Sie hatten uneinheitliche, z. T. sogar gegensätzliche Ergebnisse (Demel und Kramer, Nather, Priesel und Wagner, Jorns, Galher u. a.). Dagegen erzielte Mansfeld bei Hunden durch Abschnürung des insulinreichen Pankreasschwanzes regelmäßig eine der sich ausbildenden Inselhypertrophie parallel gehende, anhaltende Steigerung der Insulinbereitung, was ihn zur Empfehlung dieses Eingriffes bei Diabetikern veranlaßte.

Den experimentellen Befunden Mansfelds lassen sich einige Beobachtungen aus der menschlichen Pathologie an die Seite stellen: Berblinger u. Benoit fanden bei der Sektion eines an hypoglykämischen Krämpfen gestorbenen Kindes die Inseln — wie sie annahmen, als Folge einer angeborenen Atresie des Ductus pankreaticus — stark vermehrt und vergrößert. Im Jahre 1928 konnte ich über einen Kranken berichten, bei dem gelegentlich einer Magenresektion nach Billroth I der Ductus Santorini unterbunden worden war und in der Folge eine erhöhte Toleranz bei Zuckerbelastung in Erscheinung trat (Abb. 33). Gleichartige Beobachtungen wurden von mir u. a. bei abgelaufenen akuten Pankreasnekrosen und chronischen Pankreatitiden gemacht. Und schließlich beweisen die zu Hyperinsulinismus führenden gut- und bösartigen Inselzelladenome das Zusammentreffen von Vermehrung und echter Mehrleistung des Inselgewebes.

Im Diabetiker-Pankreas treten als Sekretstauungsfolge die gleichen morphologischen Veränderungen ein wie im gesunden tierischen Pankreas nach Gangunterbindung oder

Teilabschnürung, also Vermehrung des Bindegewebes, Verödung der Drüsenläppchen und Vergrößerung und Vermehrung der Inseln, die größtenteils unverändert erhalten bleiben (TH. HÜTTL). Als erster führte W. LINHARDT (Graz) auf die Empfehlung MANSFELDs hin bei 10 Zuckerkranken — 7 Erwachsenen und 3 Kindern — die Umschnürung des Schwanzteiles der Bauchspeicheldrüse aus; alle Eingriffe verliefen völlig glatt. Über die Ergebnisse im Hinblick auf den Zuckerstoffwechsel ist jedoch nichts Näheres bekanntgeworden. Der Amerikaner G. DE TAKATS schnürte bei zwei schweren jugendlichen Zuckerkranken den Pankreasschwanz mit einem Faszienstreifen ab und erzielte dadurch eine mehrere Monate anhaltende Toleranzsteigerung. Dagegen konnte TH. HÜTTL, der die gleiche Operation an vier erwachsenen Zuckerkranken ausführte, keine Besserung der Stoffwechsellage beobachten; in allen vier Fällen verschlimmerte sich das Leiden vielmehr nach dem Eingriff.

Über den Wert und die Berechtigung derartiger Eingriffe an der menschlichen Bauchspeicheldrüse zur Beeinflussung der Zuckerkrankheit wird ein endgültiges Urteil erst möglich sein, wenn eingehende Untersuchungen über die Zellzusammensetzung der vergrößerten und neugebildeten Inseln des sklerotischen Pankreas vorliegen. Offenbar ist es ein Trugschluß, allein aus der Größenzunahme und der regeneratorischen Neubildung LANGERHANSscher Inseln aus dem wuchernden Epithel kleiner Gänge bereits auf eine funktionelle Mehrleistung des Inselorgans zu schließen. Nach dem gegenwärtigen Stand unserer Kenntnisse kommt es vielmehr darauf an, festzustellen, ob die Regenerationsvorgänge bis zur wirklichen Ausreifung der Inseln gehen bzw. ob sich in dem neugebildeten Inselgewebe genügend viel junge, wahrscheinlich erst Vorstufen darstellende Inselzellen in reife, insulinbereitende Zellen umwandeln. Solche Untersuchungen stehen noch aus.

Ganz ähnliche Veränderungen, wie sie in abgeschnürten Pankreasteilen gefunden werden, treten nach *Röntgenbestrahlung der Bauchspeicheldrüse* auf; A. TERBRÜGGEN und HEINLEIN beobachteten dabei am Tier nicht nur Blutzuckererniedrigung, sondern auch die klinischen Zeichen vermehrter Insulinausschüttung. Eigene Untersuchungen zu dieser Frage sind noch nicht abgeschlossen.

Eine zweite Gruppe chirurgischer Eingriffe bei Zuckerkranken greift in den *Regulationsapparat des Zuckerstoffwechsels* ein, um eine Hemmung antagonistischer Einflüsse zu bewirken. Im Mittelpunkt dieser Bemühungen steht das Adrenalsystem.

Wiederholt wurde die einseitige Nebennierenentfernung ausgeführt. Namentlich JENTZER, empfahl diesen Eingriff in schweren Fällen von sicher adrenogenbedingtem Diabetes und glaubt Erfolge gesehen zu haben. Auf DONATI geht der Vorschlag der doppelseitigen Nebennierenentnervung zurück. Mehrfach wurde über gute Ergebnisse berichtet (CRILE u. a.). Die häufigste Anwendung fand die von PENDE empfohlene einseitige Splanchnicusunterbrechung. JENTZER, DE TAKATS, LÉRICHE, FONTAINE u. a. haben über eindeutige Besserungen berichtet.

Die Zuckermangelkrankheit (Hyperinsulinismus)

Dies auch als **Spontanhypoglykämie** bezeichnete Krankheitsbild stellt das genaue Gegenteil des pankreatogenen Diabetes dar: es beruht auf einer Hyperfunktion des endokrinen Apparates der Bauchspeicheldrüse. Mit der Entdeckung des Insulins und der Kenntnis der insulinbedingten Hpyoglykämie (HARRIS) wurden auch die dem Insulinschock entsprechenden Krankheitserscheinungen des Hyperinsulinismus verständlich. Seitdem wurden mannigfache Ursachen des hyperglykämischen Symptomenkomplexes aufgedeckt. Man unterscheidet allgemein eine organische (primäre), auf Inselzellvermehrung beruhende, und eine funktionelle (sekundäre) Form des Hyperinsulinismus; letzterer liegen vorwiegend gegenregulatorische Störungen zugrunde. Zusammenfassende Darstellungen der Zuckermangelkrankheit finden sich u. a. bei M. ROSENBERG und H. SCHNETZ.

Für den Chirurgen sind nur die *pankreasbedingten organischen Formen des Hyperinsulinismus* von Belang. Dabei kann es sich um ganz verschiedenartige Veränderungen und Vorgänge in der Bauchspeicheldrüse handeln. So wird bei Infektpankreatitis und akuter Pankreasnekrose gelegentlich ein vorübergehend gesteigerter Blutzuckerabfall beobachtet, sei es, daß nur eine vermehrte Ausschüttung von Insulin, sei es, daß eine echte Mehrleistung des Inselorgans vorliegt. Man spricht in solchen Fällen von einem „Reizpankreas". UMBER hat z. B. über einen mittelschweren Diabetiker berichtet, der zweimal im Anschluß an eine Lungenentzündung eine an Heilung grenzende, vorübergehende Besserung der Zuckerstoffwechselstörung aufwies.

Weiter sind hier die gelegentlich auftretenden Zustände von Hyperinsulinismus im Gefolge sklerosierender Pankreasveränderungen zu nennen; sie wurden bereits früher erwähnt (S. 44). Bei ihnen geht die chronische Pankreatitis mit regenerativer Hypertrophie und Hyperplasie der LANGERHANSschen Inseln einher und führt auf diese Weise zur Hypoglykämie. Nach STAEMMLER und TERBRÜGGEN können aus den hyperplastischen Vorgängen am Inselorgan ausnahmsweise sogar Inseladenome entstehen. F. BERNHARD hat über fünf derartige Behandlungen berichtet; bei vier Kranken führte er Teilabtragungen des Pankreas (s. u.) durch.

Am häufigsten liegen den organisch bedingten hypoglykämischen Zuständen *Inselzellgeschwülste* zugrunde. Ihr Vorhandensein erklärt ohne weiteres die funktionelle Mehrleistung des Inselorgans. Neben den sehr seltenen *Inselzellkarzinomen* werden vornehmlich gutartige *Inselzelladenome* beobachtet. Etwa 20 Fälle sind bis jetzt bekanntgeworden. Nach den bisherigen Beobachtungen kommt auf etwa fünf gutartige Geschwülste ein bösartiges Insulom.

Die erste derartige Geschwulst, ein aus Inselzellen bestehendes Pankreaskarzinom, das mit den Erscheinungen des Spontanhyperinsulinismus einherging und Leberabsiedlungen gesetzt hatte, aus denen reichlich Insulin gewonnen werden konnte, wurde 1926 in der MAYO-Klinik operiert (R. WILDER). Seitdem wurde eine ganze Reihe weiterer Fälle veröffentlicht. Besonders gehäuft haben sich die Mitteilungen über gutartige Inselzellgeschwülste.

Die *Adenome* oder Insulome kommen in allen Lebensaltern vor, werden vorzugsweise beim weiblichen Geschlecht beobachtet und erreichen eine sehr verschiedene Größe. Während z. B. WOMACK ein Inselzelladenom entfernte, das nur 0,5 cm im Durchmesser aufwies, aber mit schweren hypoglykämischen Erscheinungen einherging, die nach der operativen Entfernung völlig ausblieben, operierte H. KILLIAN jüngst ein Adenom von 7 × 5 cm Größe, das vom Schwanzteil der Bauchspeicheldrüse ausging und gestielt war. Die Adenome fühlen sich meist, aber nicht immer, derber an als das umgebende Pankreasgewebe und unterscheiden sich von ihm auch in der Farbe, die mehr ins Bräunliche oder Rötliche spielt. Sie treten sowohl in der Einzahl wie in der Mehrzahl auf, werden teils inmitten des Drüsengewebes, teils an der Oberfläche und sogar gestielt angetroffen und besitzen eine bindegewebige Kapsel. Alle Abschnitte der Bauchspeicheldrüse können Sitz eines Adenoms sein; überwiegend ist der Schwanzteil befallen.

Feingewebig bestehen die Geschwülste aus adenomartig angeordneten Inselzellen (Abb. 34). Soweit schon darauf gerichtete Untersuchungen vorliegen, setzen sie sich fast ausschließlich aus insulinbereitenden B-Zellen zusammen (H. FERNER, A. TERBRÜGGEN) und enthalten reichlich Insulin; im Falle LUPS 8,3 Einheiten und im Falle WINDFELD 20 Insulineinheiten pro 1 g Gewebe. Möglicherweise gibt es auch vorwiegend aus A-Zellen aufgebaute Adenome, da sichere Fälle von Inselzelladenomen *ohne* Hyperinsulinismus, beobachtet wurden (BÜCHNER).

Außerdem werden sog. *intermediäre Inselzellgeschwülste* (v. FRANTZ) unterschieden, die histologisch als fraglich bösartig erscheinen und häufig insulininaktiv sind. Ihrer Häufigkeit nach machen sie etwa $^1/_3$ aller Insulinome aus; sie sind klinisch als gutartig anzusehen. J. BAYER hält die intermediären Inselzellgeschwülste wie die meisten Inselzelladenome für umschriebene Hyperplasien des Inselgewebes. Geschwulstcharakter erkennt er nur den größeren, unter Verdrängung der Umgebung wachsenden Adenomen zu.

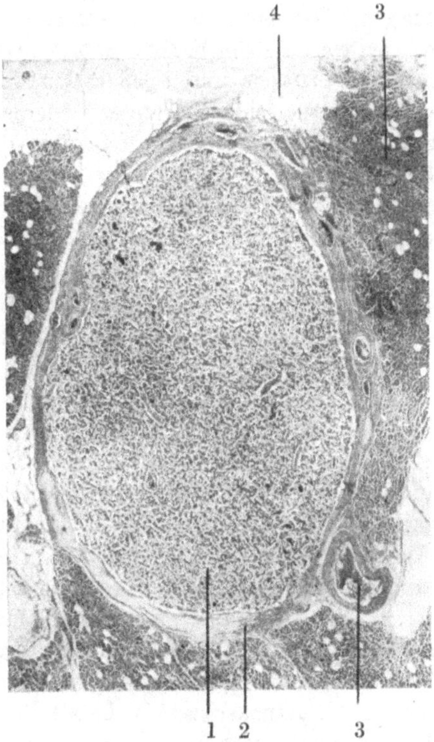

Abb. 34.
Inselzelladenom der Bauchspeicheldrüse mit bindegewebiger Kapsel:
1: Adenom.
2: Bindegewebskapsel.
3: Parenchym.
4: Fettgewebe.
5: Gefäß.
(Nach F. FEYRTER.)

Das *Inselzellkarzinom* läßt nach den vorliegenden Beobachtungen die Unterscheidung in *zwei Arten* zu. Bei der einen Art treten frühzeitig Absiedlungen auf, der Verlauf ist infolgedessen fast ausnahmslos tödlich; bei der anderen, etwas häufigeren Art pflegen Metastasen zu fehlen, doch weist der örtliche Befund und vor allem die feingewebliche Untersuchung, die Durchbruch durch die Kapsel, Einwachsen in die Umgebung und in Blutgefäße ergibt, auf die Bösartigkeit dieser Geschwülste hin.

Die *klinischen Erscheinungen des Hyperinsulinismus* entsprechen denen der Insulinüberdosierung. Im Mittelpunkt des Krankheitsbildes steht der *hypoglykämische Anfall*. In diesem Punkt sind die Angaben der Kranken meist typisch. Sie erkranken anfallsweise aus völligem Wohlbefinden heraus. Urplötzlich treten Mattigkeit, Hunger- und Schwindelgefühl auf. Unruhe, Schweißausbruch und beschleunigte Atmung leiten den hypoglykämischen Anfall ein, der anfangs leichter Natur ist, mit der Zeit aber immer schwerer wird und bis zu tiefer Bewußtlosigkeit mit epileptiformen Krämpfen führen kann. Im Anfall schreien die Kranken häufig laut auf; der Puls ist klein und beschleunigt, die Pupillen weit und starr, der Blutdruck erhöht. Nach dem Anfall, der eine retrograde Amnesie hinterläßt, fühlen sich die Kranken dagegen wieder vollkommen wohl. Vielfach läßt sich bei ihnen eine ausgesprochene Anfallbereitschaft erkennen; sie ist auf eine Verarmung des Körpers an Zucker zurückzuführen. Dementsprechend treten die Anfälle vornehmlich morgens im Nüchternzustand oder bei körperlichen Anstrengungen nach längerer Nahrungskarenz in Erscheinung. Das Aufhören der Anfälle beruht wahrscheinlich auf einer zentral-nervösen Gegensteuerung mit gesteigerter Adrenalinabgabe an das Blut und dadurch bedingter Zuckermobilisierung.

Mit jedem Anfall pflegen die komatösen Zustände schwerer aufzutreten und immer längere Zeit anzuhalten. Unbehandelt nimmt die Krankheit fast stets einen tödlichen Ausgang. Dem zunehmend schwereren Verlauf und den begleitenden klinischen Erscheinungen wird die von F. MEYTHALER gewählte Einteilung in drei Stadien am besten gerecht. MEYTHALER unterscheidet den kleinen hypoglykämischen Anfall, der vorwiegend mit vasomotorischen Störungen einhergeht, den mittleren hypoglykämischen Anfall, bei dem neben den vegetativen Symptomen auch zentral-nervöse Erscheinungen (Aphasie, Sprachstörungen, Doppelbilder) hervortreten, und schließlich den großen hypoglykämischen Anfall, bei dem sich völlige Bewußtlosigkeit, Krämpfe, Trismus, echte Lähmungen, Verwirrtheitszustände u. ä. einstellen.

Die Erkennung der Hypoglykämie ist keineswegs einfach. Namentlich die leichten Formen der Zuckermangelkrankheit werden oft lange Zeit verkannt und als Neurasthenie oder Simulation gedeutet. In fortgeschrittenen Krankheitsfällen führen die begleitenden zentralnervösen Störungen häufig zu diagnostischen Täuschungen. Die meisten Kranken gelangen infolgedessen zunächst in nervenfachärztliche Behandlung oder werden wegen Verdacht auf eine Hirngeschwulst oder Epilepsie in eine Krankenanstalt eingewiesen. Eine genaue neurologische Befunderhebung und die Kenntnis der Symptome des Hyperinsulinismus in Verbindung mit der oft aufschlußreichen Vorgeschichte führt allerdings meist auf die richtige Diagnose. Die Angabe mancher Kranker, daß sie den herannahenden Anfall durch regelmäßig, auch nachts eingenommene Süßigkeiten bannen können, ist besonders geeignet, einen diagnostischen Hinweis zu geben. Gelingt es darüber hinaus durch orale oder intravenöse Verabfolgung von Traubenzucker, die krankhaften Erscheinungen zum Verschwinden zu bringen, dann kann die Diagnose Spontanhypoglykämie als so gut wie gesichert angesehen werden. Das gleiche gilt für den Nachweis abnorm niedriger Blutzuckerwerte im Anfall. Der Blutzucker kann bis auf 30, ja 10 mg absinken. Das ist jedoch nicht immer der Fall, da bei längerem Bestehen eines Hyperinsulinismus und dauernder Zufuhr großer Kohlehydratmengen nicht selten höhere, ja selbst annähernd normale Blutzuckerwerte gefunden werden. In Zweifels- und Verdachtsfällen sind deshalb wiederholte Blutzuckerbestimmungen nicht nur im Anfall, sondern auch morgens nüchtern sowie nach körperlicher Anstrengung angezeigt. Auch das Verhalten der Blutzuckerkurve nach Traubenzuckerbelastung (50 g) oder im STAUB-TRAUGOTTschen Doppelbelastungsversuch ist häufig sehr aufschlußreich, desgleichen die schon von WILDER herangezogene Hungerprobe, bei der die Kranken nur kurze Zeit die Kohlehydratzufuhr entbehren können, ohne hypoglykämische Erscheinungen zu bekommen.

Diese Untersuchungsverfahren, zu denen noch der Adrenalin- und der Insulinbelastungsversuch kommen, gestatten im allgemeinen auch die sichere *Feinunterscheidung* gegenüber den nicht pankreasbedingten Formen des Hyperinsulinismus. Die ihnen zugrunde liegenden primären Störungen des innersekretorischen Apparates kommen zudem erfahrungsgemäß viel weniger häufig zur Beobachtung, als der durch ein Pankreasadenom oder andere organische Pankreasveränderungen ausgelöste Hyperinsulinismus. Die Differentialdiagnose des Inseladenoms erleichtert nachstehende Übersicht von H. KÄMMERER u. H. MICHEL.

Noch völlig rätselhaft sind bislang Beobachtungen, wonach die Erscheinungen des auf dem Vorhandensein eines Inseladenoms beruhenden Hyperinsulinismus bei Eintritt einer Schwangerschaft völlig verschwinden, um etwa 6 Wochen nach der Entbindung wiederzukehren. G. Katsch und F. Bernhard haben je einen Fall dieser Art mitgeteilt.

Allenfalls bei leichten Graden der organisch bedingten Zuckermangelkrankheit ist ein Versuch mit internen Behandlungsmaßnahmen erlaubt. Die *interne Behandlung* allzulange hinauszuziehen oder auf schwere Krankheitsfälle auszudehnen, ist nach den vorliegenden Erfahrungen unbedingt abzulehnen, da das Leiden ohne chirurgischen Eingriff unter zunehmender Verschlimmerung unabwendbar zum Tode führt.

Wie erwähnt, werden die Anfälle meist von Mal zu Mal schwerer. Jeder hypoglykämische Schock bedeutet außerdem eine ernste Belastung für Herz und Kreislauf und zieht Schädigungen der Ganglienzellen des Großhirns nach sich, die zu psychischen Veränderungen der Kranken führen und, wie Wohlwill, Scheller u. a. feststellten, mit der Zeit irreparabel werden. Dazu kommt die Unmöglichkeit, gutartige von bösartigen metastasierenden Inselzellgeschwülsten unterscheiden zu können, sowie die mit schweren langdauernden Schockzuständen stets verbundene Gefahr für das Leben der Kranken. Deshalb ist bei allen Kranken, die eine organische Grundlage ihres Hyperinsulinismus vermuten lassen, die Anzeige zum operativen Vorgehen zu stellen.

Diese Anzeigestellung dürfte auch durch die Verwendung zytolytischer Stoffe, von denen das *Alloxan* beim Pankreasadenom versucht wurde, keine Änderung erfahren. Alloxan bewirkt zwar, auch in der menschlichen Bauchspeicheldrüse, nachweislich eine Zerstörung des Inselgewebes, wobei es selektiv an den insulinbereitenden B-Zellen angreift (Alloxan-Diabetes), bleibt aber auf Inselzelladenome, wahrscheinlich wegen der vollkommenen Abkapselung dieser Geschwülste, ohne Einfluß (W. Conn und L. Hinermann). Diese Feststellung erklärt, daß Cran bei einem Kranken mit organischem Hyperinsulinismus, der mit Alloxan vergeblich vorbehandelt worden war, nach der daraufhin vorgenommenen Herausnahme des Adenoms einen schweren Diabetes auftreten sah. Die Vorbehandlung mit Alloxan, die außerdem eine starke Gefährdung der Nieren mit sich bringt, schließt also das operative Vorgehen, welches in einem hohen Prozentsatz völlige Heilung der Kranken erwarten läßt, wegen der Gefahr eines nachfolgenden Diabetes aus und ist deshalb bei Adenomfällen abzulehnen. Sie wäre allenfalls bei Kranken in Erwägung zu ziehen, bei denen keine Inselzellgeschwulst, sondern eine Inselhyperplasie vorliegt. Das läßt sich aber in keinem Fall mit Bestimmtheit vorher sagen.

Die *chirurgische Behandlung* sieht sich verschiedenen Schwierigkeiten gegenüber. Wenig ins Gewicht fällt die Tatsache, daß manche Kranke eine auffallende Fettleibigkeit (Insulinmast!) aufweisen. Schwerer wiegt der Umstand, daß man vor dem Eingriff nie weiß, welcher Art die Veränderungen der Bauchspeicheldrüse sein werden; es kann sich um ein oder mehrere Adenome mit Sitz im Kopf, Körper oder Schwanz des Organs, aber auch um eine diffuse Inselhyperplasie handeln. Deshalb ist stets die übersichtliche Freilegung der ganzen Bauchspeicheldrüse erforderlich. Bernhard empfiehlt dazu den bogenförmigen Whipleschen Querschnitt oberhalb des Nabels. Bei Wahl des Mittelschnittes muß diesem notfalls ein Querschnitt in Nabelhöhe aufgesetzt werden. Zunächst ist das Pankreas genau auf das Vorhandensein eines, möglicherweise aber auch mehrerer Adenome abzusuchen. Die Entfernung eines einwandfrei festgestellten gutartigen *Adenoms*, das sich fast stets härter als das umgebende Drüsengewebe anfühlt und in der Regel gut abgegrenzt ist, stößt selbst bei tiefer Lage im Pankreas selten auf größere Schwierigkeiten. Die Ausschälung stellt in diesen Fällen das Verfahren der Wahl dar. Nach sicherer Versorgung der Pankreaswunde durch Naht kann die Bauchhöhle in der Regel ohne Drain und Tampon primär geschlossen werden.

In anderen Fällen ist sehr zu überlegen, ob die Ausschälung ausreicht und nicht die Teilentfernung des Pankreas vorzuziehen ist, was namentlich bei Sitz des Tumors im

Schwanzteil zu erwägen ist. Das kommt in erster Linie bei Verdacht auf Vorliegen eines *Inselzellkarzinoms* in Betracht. Die Entscheidung kann im wesentlichen nur auf Grund des örtlichen Befundes getroffen werden, da diese Geschwulstart im Gegensatz zu Krebsen anderer Organe meist mit einer Gewichtszunahme einhergeht und auch die das gewöhnliche Pankreaskarzinom häufig begleitende Gelbsucht fast immer vermißt wird. F. BERNHARD hält darüber hinaus die Teilabtragung der Bauchspeicheldrüse in den Fällen für erwägenswert, bei denen sich neben einem gutartigen Adenom Veränderungen finden, die für weitere kleine Adenome oder für eine gleichzeitige Hyperplasie und Hypertrophie des Inselgewebes sprechen.

Die Frage der Teilentfernung stellt sich auch dann, wenn selbst die genaueste Absuchung der Bauchspeicheldrüse kein Adenom ergibt, obwohl klinisch eindeutig das Krankheitsbild des schweren organischen Hyperinsulinismus besteht. Unter diesen Umständen halten J. H. BERRY und F. BERNHARD u. a. die Abtragung des inselreichen Schwanzteiles und des größten Teiles der übrigen Bauchspeicheldrüse mitsamt der Milz für angezeigt, um die Insulinproduktion des Organs weitgehend einzuschränken. Hierfür ist nach BERNHARD die Entfernung von mindestens $^2/_3$ des Organs und mitunter, wenn die bereits vorangegangene ausgiebige Teilentfernung des Pankreas erfolglos geblieben ist, sogar die möglichst vollständige Herausnahme der Drüse erforderlich, da wohl ein Pankreasdiabetes mit dem Leben vereinbar ist, nicht jedoch ein unaufhaltsam fortschreitender „perniziöser Hyperinsulinismus" (G. KATSCH). Auch E. A. GRAHAM u. a. nehmen aus gleicher Anzeige die subtotale Exstirpation des Pankreas vor.

Diese Schlußfolgerungen, die zu einem immer gründlicherem operativen Vorgehen geführt haben, sind zweifellos berechtigt, wenn den hypoglykämischen Anfällen eine Hypertrophie und Hyperplasie des Inselgewebes zugrunde liegt. Derartige Fälle sind von BERNHARD u. a. einwandfrei beobachtet worden. Das schließt aber in keiner Weise aus, daß in anderen Fällen trotz der Nichtauffindbarkeit doch ein verborgenes Adenom vorliegt. WOMACK und Mitarbeiter wollen deshalb einen allein durch vermehrtes Inselgewebe bedingten Hyperinsulinismus nur dann gelten lassen, wenn auch die sorgfältigste anatomische Untersuchung des Organs, wie sie allein die Sektion gestattet, keinen Anhalt für ein Adenom ergibt; sie sind der Ansicht, daß den meisten Krankheitsfällen doch eine, wenn auch bei der Operation nicht auffindbare Inselzellgeschwulst zugrunde liegt. In diesem Sinne spricht auch die Beobachtung von LOPEZ-KRÜGER u. DOCKERTY, die über einen Fall berichteten, bei dem in drei aufeinanderfolgenden Eingriffen die ganze Bauchspeicheldrüse ohne Adenomnachweis und ohne Besserung des bestehenden Hyperinsulinismus entfernt wurde, die 18 Jahre nach dem letzten Eingriff vorgenommene Obduktion jedoch das Vorhandensein eines Inseladenoms in einem versprengten Pankreaskeim aufdeckte! Demnach schützt selbst die ausgedehnteste Abtragung des Pankreas nicht davor, daß in der Tiefe des Pankreaskopfes oder in einem Nebenpankreas doch ein Adenom zurückbleibt. Manche Mißerfolge des operativen Vorgehens sind offenbar hierauf zurückzuführen.

Bisher wurden annähernd 150 Inselzellgeschwülste operativ entfernt. Allein das amerikanische Schrifttum weist bis 1948 56 operierte Inseladenome aus. Von deutscher Seite wurde über insgesamt 21 erfolgreiche Fälle berichtet, erstmals von HARNAPP und KRAUSS über ein von SAUERBRUCH operiertes 3jähriges Kind, danach von REITER, PARADE-KINDLER (K. H. BAUER), RIEDER, KALBFLEISCH (SCHMIEDEN), WACHS, KYRLE, KILLIAN, R. STICH und H. KÄMMERER und H. MICHEL (SCHEICHER) über je einen Fall, von H. KRAUSS über zwei eigene Fälle sowie von F. SAUERBRUCH, J. HELLWIG (GULEKE) und BECKER (F. BERNHARD) über je drei Fälle. Mehrere Fälle enthält ferner das niederländische und das skandinavische Schrifttum.

Die Operationsgefahren sind, wie schon erwähnt, bei der einfachen Ausschälung verhältnismäßig gering, die Sterblichkeit ist niedrig. Von den bekanntgewordenen 21 deutschen Krankheitsfällen starben zwei nach der Operation infolge Kreislaufversagens; in dem einen Fall ergab die Sektion noch vier nichtgetastete Inseladenome. Von den 56 Fällen des amerikanischen Schrifttums starben nach WHIPPLE sechs. Von E. AKERBERG u. a. wurde über einige Fälle berichtet, an deren Operation sich eine tödlich verlaufende Pankreasnekrose oder eitrige Pankreatitis anschloß. Daß der Ausschälung eines oder mehrerer Adenome aus dem Pankreas eine entzündliche Gewebsreaktion folgt, ist ohne weiteres verständlich. Mit der Reaktion des Gewebes auf den Eingriff hängt es wohl auch zusammen, daß der Blutzuckerspiegel bei fast allen operierten Fällen unmittelbar nach dem Eingriff erheblich in die Höhe schnellt und erst nach und nach zu normalen Werten absinkt. Zu einer fermentativen Selbstverdauung oder gar zu einer Infektion dürfte es jedoch bei nur einigermaßen schonendem Vorgehen nur ausnahmsweise kommen.

Die überlebenden Kranken werden durch den Eingriff schlagartig von ihrem Leiden befreit. Vom Operationstage an bleiben sie völlig beschwerde- und anfallsfrei, ohne daß irgendwelche diätetischen oder medikamentösen Maßnahmen erforderlich sind. Eine bessere Begründung für die Folgerichtigkeit des operativen Vorgehens bei der auf Inseladenomen beruhenden Zuckerkrankheit kann es also gar nicht geben!

Die mit Teilentfernung behandelten Fälle von Hyperinsulinismus sind dagegen begreiflicherweise nicht nur mit einer höheren postoperativen Sterblichkeit belastet, sondern auch im Erfolg unsicher, wie u. a. die Mitteilungen von JUST und seinen Mitarbeitern zeigen. Die Gründe für die aufgetretenen Mißerfolge wurden bereits erörtert; sie sind offenbar darauf zurückzuführen, daß ein nicht genügend großer Teil der Bauchspeicheldrüse entfernt oder in dem Restteil ein Inseladenom zurückgelassen wurde. Immerhin wurden aber durch das Resektionsverfahren wiederholt Heilungen oder zumindest wesentliche Besserungen der Zuckermangelkrankheit erzielt. So haben HOLMANN und REIZBACH, F. BERNHARD (4 Fälle) u. a. über gute Ergebnisse mit der Teilexstirpation des Pankreas bei Hyperinsulinismus ohne nachweisbare Adenombildung berichtet.

Wie für die Erkennung und differentialdiagnostische Abgrenzung des Hyperinsulinismus, so ist begreiflicherweise auch bei der Auswahl der Kranken für die operative Behandlung die Mitwirkung eines erfahrenen Internisten unentbehrlich. Überhaupt gehen die mit der inneren Sekretion der Bauchspeicheldrüse verknüpften Probleme weit über den Rahmen des chirurgischen Aufgabengebietes hinaus. Deshalb ist für diesen jüngsten Zweig der Pankreaschirurgie, der auf operativem Wege eine therapeutische Beeinflussung der pathologischen Abweichungen der endokrinen Pankreasfunktion anstrebt, die enge Zusammenarbeit mit allen Fachgebieten ein unbedingtes Erfordernis. Nur auf diese Weise werden sowohl bei der Zuckerkrankheit wie bei der Zuckermangelkrankheit die zahlreichen noch offenen Fragen einer Klärung zugeführt und weitere eindrucksvolle Ergebnisse mit dem operativen Vorgehen erzielt werden können.

Schrifttum

Eine umfassende Zusammenstellung des Schrifttums bis 1942 findet sich in dem von F. BERNHARD verfaßten Beitrag „Die Chirurgie der Bauchspeicheldrüse" in der von M. KIRSCHNER und O. NORDMANN herausgegebenen „Chirurgie", Verlag Urban & Schwarzenberg, 2. Auflage 1942. Ich führe deshalb nur nach 1942 erschienene Veröffentlichungen sowie von F. BERNHARD nicht angeführte, von mir aber benutzte Schriften auf.

A.

D. H. ANDERSEN: „Gegenwärtige Diagnose und Therapie der zystischen Pankreasfibrose". Proc. Soc. med. Lond. 42, 25 (1949) (Ref. D. M. W. 1950, 693).

ANNOTATIONS: „Total Pancreatectomy". Brit. med. J. *4492*, Febr. 8., S. 229 (1947). „Totale Pankreatektomie". Ref. Zbl. Chir. 1947, S. 1353.

B.

W. BARGMANN: „Inkretorische Drüsen". I. Hdb. d. mikrosk. Anatomie d. Menschen, Berlin 1939.

W. BECKERT u. E. WACHS: „Die Spontanhypoglykämie". Zbl. Chir. 1942, H. 21.

W. BELZ: „Zum Krankheitsbild der Pankreaslues". Zbl. Chir. 1941, Nr. 5, S. 194.

W. BELZ: „Verkalkte Pankreasgummen im Röntgenbild". Röntgenpraxis *14*, H. 3 (1942). Ref. Zbl. Chir. 1947, H. 1.

F. BERNHARD: „Erkennung und Behandlung des Hyperinsulinismus". D. M. W. 1949, H. 35.

H. BINHOLD: „Über die Pankreasnekrose und den bei ihr auftretenden Kreislaufkollaps". Z. exp. Med. *109*, H. 2. Ref. Zbl. Chir. 1942, S. 2018.

J. D. BISGARD u. Ch. P. BAKER: „Studien über die Pathogenese der Cholecystitis, Cholelithiasis und der akuten Pankreatitis". Ann. Surg. *112*, Nr 6 (1940). Ref. Zbl. Chir. 1941, Nr. 30.

C. BLUMENSAAT: „Die Behandlungsanzeige der isolierten stumpfen Bauchspeicheldrüsenverletzung". Chirurg 1943, H. 10, *15*, S. 281.

H. BOENIG: „Leitfaden der Entwicklungsgeschichte des Menschen". 2. Aufl. G. Thieme, Leipzig 1942.

J. BRINCK u. M. GÜLZOW: „Fermententgleisung". Zbl. klin. Med., *131*, H. 6, 1937.

J. BRINCK: „Hyper- und Hypoglykämie bei Pankreatitis". Zschr. klin. Med. 127, H. 4 (1934).

P. BROCQET u. P. ABOULKER: „Traitement chirurgical des fistules pancréatiques". „Die chirurgische Behandlung der Pankreasfisteln". J. de Chir. *56*, 129 (1940). Ref. Chir. 1942, H. 24, S. 760.

L. BURKHARDT: „Lipomatöse Pankreasatrophie bei Bronchiektasen". Schweiz. Z. Path. u. Bakt. 12, 203 (1949).

J. BÜCKER: „Der Pelotteneffekt am Bulbus duodeni, ein Symptom des Pankreaskopfkarcinoms". Fortschr. Röntgenstr. *63*, H. 5.

O. BRUCKSCHWAIGER: „Neues zur operativen Behandlung der Pankreasabscesse". Wien. klin. Wschr. 1949, 227.

C.

D. CALZAVARA (Padua): „Die akute hochgradige Hyperglykämie als charakteristisches Frühsymptom bei experimentell erzeugten Pankreasnekrosen". Zbl. Chir. 1924, Nr. 26.

Ch. G. CHILD: „Pancreaticojejunostomy and other problems associated with the surgical management of carcinoma incolving the head of the pancreas". Ref. Chirurg *17/18*, H. 7, S. 336 (1947). „Pankreaticojejunostomie und andere Probleme, die mit der chirurgischen Behandlung des den Pankreaskopf einschließenden Carcinoms in Verbindung stehen". Ann. Surg. *119*, 845 (1944).

W. CONN u. L. D. HINERMANN: „Wirkung von Alloxan auf Funktion und Struktur normaler und neoplastischer Pankreasinselzellen beim Menschen". Amer. J. Path. *24*, 429 (1948).

D.

R. DEMEL: „Der derzeitige Standpunkt in der Behandlung der akuten Pankreasnekrose". Med. Klin. 1941, I, 404, Ref. Chir. *15*, H. 17, S. 532.
H. J. DOHMEN: „Pankreas und Diastase". D. Zschr. Chir. *244*, H. 9 (1935).

E.

J. ERDÉLY: „Eine mit der Kerschner-Juraszschen Methode geheilte Pankreaszyste". Zbl. Chir. 1941 H. 26, S. 1186.

F.

L. FALIN: „Langerhanssche Inseln und Blutzucker nach Unterbindung der Ausführungsgänge der Bauchspeicheldrüse". Virch. Arch. *284*, H. 3, 1932.
L. S. FALLIS: „Resultate der konservativen Pancreatitis-acuta-Behandlung". Ann. Surg. *113*, 1070/1071, 1941.
H. FERNER: „Beiträge zur Histobiologie der Langerhansschen Inseln des Menschen mit besonderer Berücksichtigung der Silberzellen und ihrer Beziehung zum Pankreasdiabetes". Virch. Arch. 1942, S. 87.
F. FEYRTER: „Über diffuse epitheliale Organe". J. A. Barth, Leipzig 1938.
FRANKE: „Zur Frage der inneren Anastomosierung der Pankreaszysten". Vortragsref. Zbl. Chir. 1949, H. 1, S. 80 und H. 5.

G.

J. GREENFIELD u. J. H. SANDER: „Totale Pankreasresektion mit postoperativen physiologischen Untersuchungen". Surg. (Am) *25*, 1949, 6:824, Ref. D. M. W. 1949, H. 47, S. 1449.
H. GRIESSMANN: „Pankreassaftuntersuchungen bei einem Fall von Pankreasfistel nach Magenresektion". Chirurg *15*, H. 3 (1943).
H. GRIESSMANN: „Zur Behandlung der Pankreaszysten". Chirurg 1948, H. 7, S. 302, *19*.
J. W. GROTT: „Über die chronische Bauchspeicheldrüsenentzündung während der Schwangerschaft". Mschr. Geburtsh. 112, 77 (1941), Ref. Chir. *15*, H. 17, S. 533.
N. GULEKE: „Operationen am Pankreas in Stich/Makkas, Fehler und Gefahren bei chirurgischen Operationen". G. Fischer, Jena 1932, 2. Aufl.

H.

H. HANKE: „Innere Sekretion und Chirurgie". Springer 1937.
M. HASENKAMP: „Über Operationen an sog. Pankreaszysten". Zbl. inn. Med. 1941, 425, 441, Ref. Zbl. Chir. 1942, 401.
I. HELLWIG: „Über das Inseladenom der Bauchspeicheldrüse". Zbl. Chir. 1947, H. 12a.
O. HENRICH: „Beitrag zur Operation der Pankreaszyste durch Pankreato-Gastrostomie". Zbl. Chir. 1942, H. 16, S. 666.
J. HOFHAUSER: „Über die Entstehung der einfachen Gallenblasen- und Pankreasnekrose (Experimente und Klinik). Arch. Klin. Chir. *182*, H. 3, S. 443, 1935.
O. Fr. HOLM: „Über den Wert der Röntgenuntersuchung des Pankreas". Acta radiol. (Stockholm) *22*, 620 (1941), Ref. Chirurg 1943, H. 17, S. 532.
Th. HÜTTL: „Versuche zur operativen Behandlung der Zuckerkrankheit". Bruns Beiträge *163*, 206, 1936.

J.

A. JENTZER (Genf): „Die chirurgische Behandlung der Zuckerkrankheit und der diabetischen Gangrän" D. Zschr. Chir. *258* H. 9—12, S. 511—539, 1944.
G. JORNS: „Menschliches Hungerpankreas". D. M. W. 1927, Nr. 32.

K.

H. KÄMMERER u. H. MICHEL: „Über den Umschlag von Diabetes in protahierte Spontanhypoglykämie sowie über Diagnostik und Therapie der Inseladenome". Ärztl. Forschung 1947, H. 1, S. 22.

KALIEBE u. HOFFMANN: „Pankreaskoliken bei Pankreassteinen". D. M. W. 1941, Nr. 51, Ref. Zbl. Chir. 1943, 189.

G. KATSCH u. J. BRINK: „Die Krankheiten der Bauchspeicheldrüse". Hdb. inn. Med. 3. Aufl. Bd. 3, Springer 1938.

D. v. KEISER: „Das Nebenpankreas unter dem Bilde benigner Magentumoren". Chirurg. *19*, H. 4, S. 154 (1948).

H. KILLIAN: „Insulom". Zbl. Chir. 1948, H. 1.

J. KNOFLACH: „Pankreasatrophie und Lipomatose". Virch. Arch. Path. Anat. u. Physiol. *261*, H. 3 (1926).

E. KÖNIG: „Die innere Anastomose in der Behandlung der Pankreaszyste". Chirurg *17/18*, H. 1, S. 24 (1946).

E. G. KRIEG: „Pylorusobstruktion durch heterotropes Pankreasgewebe". Ann. Surg. *113*, 364/370 (1941), Ref. Zbl. Chir. 1942, 401.

L.

H. O. LAGERLÖF: (Stockholm) „Die Funktion der Bauchspeicheldrüse und Bauchspeicheldrüsenerkrankungen". P. A. Nordstedt & Söhne, Stockh. 1942, Ref. Zbl. Chir. 1943, S. 775.

L. LEGER u. Cl. OLIVIER: „Die malignen Zysten des Pankreas". Rev. de Chir 1941, H. 7/9 Ref. Zbl. Chir. 1947, H. 1.

R. LÉRICHE u. H. SCHNEIDER: „Deux pancréatectomies pour hyperinsulinisme"; „Zwei Pankreatektomien wegen Hyperinsulinismus". Presse méd. 1941, I, 569, Ref. Chir. H. 17, 533.

E. J. LESSER: „Die innere Sekretion des Pankreas". G. Fischer, Jena 1924.

R. LOHSE: „Reflektorische Krankheitszeichen und hyperalgetische Zonen bei Milz- und Pankreaserkrankungen". D. M. W. 1950, 663 u. 703.

H. LUDWIG: „Beitrag zur Kasuistik der isolierten Pankreasruptur". Zbl. Chir. 1944, 936.

M. LÜDIN u. S. SCHEIDEGGER (Basel): „Über Pankreaskonkremente" (Röntgenologisch-pathologisch-anatomische Untersuchungen). Klin. Wschr. 1941, 690. Ref. Zbl. Chir. 1942, 401.

M.

A. MAHNER: „Erfahrungen mit akuten Pankreaserkrankungen". Arch. klin. Chir. *187*, H. 4, S. 691, 1937.

P. MALLET-GUY, J. FEROLDI, E. REBOUL: „Experimentelle pathogenetische Untersuchungen der akuten Pankreatitis". Lyon Chir. *44* (1949), 3:281, Ref. D. M. W. 1949, H. 35.

H. MARKAS: „Zur Frage der inneren Anastomosierung der Pankreaszysten". Zbl. Chir. 1950, 657.

E. MELCHIOR: „Das therapeutische Problem der akuten Pankreatitis". D. M. W. 1949, H. 33/34 u. 35/36.

K. A. MEYER, L. AMTMANN u. L. PERLMANN (Chikago): „Inselzellengeschwülste des Pankreas. Bericht über einen Fall." J. amer. med. Assoc. 117, Nr. 1 (1941), Ref. Zbl. Chir. 1942, S. 2019.

F. MEYTHALER: „Pankreas in Rost/Neageli, Patholog. Physiologie chirurgischer Erkrankungen". Springer 1938.

E. MILLBOURN: „Wie entsteht in der Regel die akute Pankreasaffektion bei Choledochussteinleiden?" Chirurg 1943, H. 10, S. 289.

P. MÜLLER: „Anastomose einer Pankreaszyste mit dem Duodenum". Chirurg *19*, H. 7, S. 309 (1948).

P.

H. PETERSEN: „Grundriß der Histologie". Springer, Berlin 1936.

G. PIERI (Udine): „Zur Behandlung der Pankreaskoliken mittels Anästhesie des Sympathicus". Policlinico Sez. prat. 1942, H. 20, Ref. Zbl. Chir. 1947, 1.

Ch. PUESTOW, B., M. D., William LOOBY, B., M. D. Capt. Th. RISLY, S., M. D.: „Acute Pankreatitis". Am. J. Surg. *72*, Nr. 6 (1946), Ref. Zbl. Chir. 1947, 899.

R.

M. ROSENBERG: „Über artefiziellen und spontanen Hyperinsulinismus". Klin. Wschr. 1932, Nr. 51, S. 2097, 2103.

S.

F. SAUERBRUCH: „Die chirurgische Behandlung der durch Inseladenom bedingten hypoglykämischen Zustände". Schweiz. med. Wschr. 1940, Nr. 25, Ref. Zbl. Chir. 1941, Nr. 7, S. 332.

J. V. SCOTT: „Über Pankreaszysten". Arch. Surg. (Am.) 59, 6: 1304 (1949).

A. SENFF: „Zur Chirurgie des Pankreaskopf-Carcinoms". D. M. Rundschau *3*, 1949, H. 29.

C. SEYFARTH: „Neue Beiträge zur Kenntnis der Langerhansschen Inseln im menschlichen Pankreas." G. Fischer, Jena 1920.

H. B. SHUMACKER: „Akute Pankreatitis und Diabetes". Ann. Surg. *112*, Nr. 2 (1940), Ref. Zbl. Chir. 1941, Nr. 28, S. 1327.

V. H. SILLER u. J. H. WULSTEIN: „Akute Pankreatitis". J. amer. med. Assoc. 142, 2: 78 (1950).

H. v. SCHLEYER: „Über Pankreaszysten und ihre Behandlung". Berl. med. Zschr. 1950, 380.

W. SCHMITT: „Zur Röntgendiagnose der Tumoren des Pankreasraumes". Zbl. Chir. 1947, H. 7, S. 694.

H. SCHNETZ: „Spontanhypoglycämie". Neue Deutsch. Klinik, 7. Ergänz.-Bd. Urban & Schwarzenberg 1940.

H. SCHRANK: „Neue Beobachtungen bei einer Pseudozyste des Pankreas". Der Chirurg 1949, H. 9, S. 500.

R. STICH: „Zur chirurgischen Behandlung hypoglykämischer Zustände". Zbl. Chir. 1950, 529.

T.

A. TERBRÜGGEN: „Zur pathologischen Anatomie des Inselapparates; Spontanhypoglycämie und Diabetes mellitus". Vortr. Ref. aus Klin. Wschr. 1944, H. 31/39, S. 345.

A. TERBRÜGGEN: „Die Bedeutung der Zelltypen des menschlichen Inselapparates für Inselfunktion und Diabetes mellitus". Klin. Wschr. *24/25*, H. 27/28, S. 434 (1947).

W.

E. WACHS: „Zur Klinik und Therapie des Pankreasadenoms". Zbl. Chir. 1941, Nr. 48, S. 2252.

WEGELIN (Bern): „Zur Genese und Einteilung der Pankreaszysten". Verhandlg. der Deutsch. Patholog. Gesellsch. 18. Tag. in Jena, April 1921.

K. WESTPHAL: „Die durch Dyskinese der Ausführungsgänge bedingten Pankreasfermentschädigungen an den Gallenwegen und der Leber". Klin. Med. *109*, H. 1 u. 2, S. 55, 1928.

J. WILDER: „Klinik und Therapie der Zuckermangelkrankheit". Wien-Leipzig-Bern 1936.

P. WINDFELD: „Three cases of hyperinsulinism with hypoglycemia treated by the removal of adenoms from the Pancreas". Acta chir. scand (Stockh.) *84*, 155 (1940) (engl.).

P. WINDFELD: „Drei Fälle von Hyperinsulinismus mit Hypoglycämie behandelt durch Entfernung eines Pankreasadenoms". Ref. Zbl. Chir. 1941, Nr. 7, S. 331.

P. WINDFELD: „Hyperinsulinismus. Die chirurgische Behandlung insulinproduzierender Pankreasadenome (Insulome)". Ugeskr. Laeg. (dän.) *103*, 353 (1941).

W. WÖHRMANN: „Diabetes bei und nach Gallenblasenerkrankungen". Klin. Med. *108*, H. 5 u. 6, S. 646, 1928.

O. WUSTMANN: „Die Behandlung der akuten Pankreasnekrose mit pankreotropem Hypophysenvorderlappenhormon". Zbl. Chir. 1944, 1130.

Z.

G. ZEHRER: „Zur operativen Behandlung der Pankreaszysten". Chirurg 1948, H. 7, S. 306, *19*.

Nachtrag zum Schrifttumsverzeichnis

J. Bethke: „Pankreassteinbildungen". Med. Welt, 1951, Nr. 33/34.

R. Boller: „Zur Diagnose und Therapie der entzündlichen Pankreaserkrankungen." Wiener Med. Wschr. 1951, Nr. 32.

J. Bayer: „Zur Frage der sog. intermediären Inselzellgeschwülste". Arch. klin. Chir. *264*, 158 (1950).

A. Crone-Münzebrock: „Experimentelle Untersuchungen zur Pankreasfermentinaktivierung mit Penicillin, Klin. Wschr. 1951, H. 15.

A. Engels: „Zur Röntgendiagnose der Pankreascysten." Zbl. Chir. 1950, 1599.

R. Frey: „Zur Differentialdiagnose der Insulinome". Arch. klin. Chir. *264*, 165 (1950).

H. E. Grewe: „Experimenteller Beitrag zur Frage der Therapie und der Todesursache bei der akuten hämorrhagischen Pankreasnekrose". Zbl. Chir. 1950, 1537.

H. Griessmann: „Über Pankreastumoren". Zbl. Chir. 1950, 1325.

W. Hess: „Chirurgie des Pankreas". Schwabe & Co., Basel 1950 (mit Auslandsliteratur).

Fr. Kuhlmann: Fortschr. Röntgenstrahlen *57*, 629 (1938).

O. Orth: „Ein Beitrag zur Pankreaschirurgie." Zbl. Chir. 1950, 1379.

A. Senff: „Neue vereinfachte Resektionsmethoden beim Pankreaskopf-Carcinom". Arch. klin. Chir. *264*, 446 (1950).

Stotz: „Radikaloperation von Pankreastumoren". Arch. klin. Chir. *264*, 540 (1950).

W. Sehmisch: „Über die operative Versorgung der Pankreaszyste". Zbl. Chir. 1950, 1251.

Zur Differentialdiagnose des Inseladenoms

Symptome	*Funktionelle* (konstitutionelle, sekundäre) *Hypoglykämie*	*Inselzellen-Adenom*	*Inselzellen-Carcinom*	*Hypoglykämie bei primärem* (meist schwerem) *Leber-parenchymleiden*
Verlauf	relativ leicht	schwer progredient	schwer progredient	progredient
Nüchtern-blutzucker	normal oder untere Normgrenze	wesentlich erniedrigt	wesentlich erniedrigt	wesentlich erniedrigt
Dauer	wechselnd, oft konstitutionell bedingt	lang	kurz	verschieden
Blutsenkung	nicht beschleunigt	nicht beschleunigt	beschleunigt	meist beschleunigt
Kachexie	keine	keine	vorhanden	oft vorhanden
Vegetative Neurose	meist vorhanden	—	—	—
Anfälle	auch bei relativ hohem Blutzucker, auch ohne Zuckerzufuhr verschwindend meist langsam einsetzend	nur mit Zuckerzufuhr verschwindend, meist rasch und heftig einsetzend	do. do.	do. do.
Dextrose-belastung	starke reaktive Hyperglykämie und starke hypoglykämische Nachschwankung	meist keine Hyperglykämie, starke hypoglykämische Nachschwankung	do.	Kurve flach, niedriges Niveau, protrahiert
Adrenalin	starke Hyperglykämie (aber nach BECKERT und WACHS langsame, abgeschwächte Kurve)	keine Hyperglykämie	do.	
Insulin	kein wesentlicher Blutzuckerabfall	verstärkter Insulineffekt	do.	

Sachverzeichnis

MIX
Papier | Fördert gute Waldnutzung
FSC® C083411

Zeitfracht Medien GmbH
Ferdinand-Jühlke-Straße 7
99095 Erfurt, Deutschland
produktsicherheit@kolibri360.de